职业教育智慧健康养老服务与管理专业模块化教材

老年人康复服务技术

主　编　李发恩　李　莉　张婷婷
副主编　张云柯　李丽娟　孙　璇　李文秀

中国财富出版社有限公司

图书在版编目（CIP）数据

老年人康复服务技术 / 李发恩，李莉，张婷婷主编．—北京：中国财富出版社有限公司，2024.6

（职业教育智慧健康养老服务与管理专业模块化教材）

ISBN 978－7－5047－7954－0

Ⅰ.①老…　Ⅱ.①李…②李…③张…　Ⅲ.①老年病—康复服务—教材　Ⅳ.①R592.09

中国国家版本馆 CIP 数据核字（2023）第 114399 号

策划编辑	孟　杨	责任编辑	敬　东　张　婷	版权编辑	李　洋
责任印制	尚立业	责任校对	孙丽丽	责任发行	董　倩

出版发行	中国财富出版社有限公司		
社　址	北京市丰台区南四环西路 188 号 5 区 20 楼	邮政编码	100070
电　话	010－52227588 转 2098（发行部）		010－52227588 转 321（总编室）
	010－52227566（24 小时读者服务）		010－52227588 转 305（质检部）
网　址	http://www.cfpress.com.cn	排　版	宝蕾元
经　销	新华书店	印　刷	宝蕾元仁浩（天津）印刷有限公司
书　号	ISBN 978－7－5047－7954－0/R·0105		
开　本	787mm×1092mm　1/16	版　次	2024 年 9 月第 1 版
印　张	17.75	印　次	2024 年 9 月第 1 次印刷
字　数	431 千字	定　价	52.00 元

编委会

总主编

王　燕　潍坊护理职业学院

主　编

李发恩　潍坊护理职业学院

李　莉　重庆城市管理职业学院

张婷婷　潍坊市中医院

副主编

张云柯　淄博师范高等专科学校

李丽娟　济南护理职业学院

孙　璇　江苏民康老年服务中心

李文秀　潍坊护理职业学院

编　委

王　丹　滨州职业学院

王久雨　临沂市理工学校

肖　迪　山东欣悦健康科技有限公司

阿依热·贾尔肯　乌鲁木齐职业大学

温　暖　潍坊护理职业学院

魏　玮　山东圣翰财贸职业学院

李甲锋　潍坊馨悦养老服务有限公司

主　审

滕丽丽　上海市第一社会福利院

谭美青　青岛市长期照护协会

总策划

李彩琴　中国财富出版社有限公司

前　言

党的十八大以来，以习近平同志为核心的党中央高度重视老龄工作，多次对老龄工作作出一系列重要指示批示，体现了对世情、国情的深刻把握，体现了时代性、规律性、创新性的有机统一，是今后一个时期我国加快老龄事业高质量发展的指导思想。党的二十大报告提出实施积极应对人口老龄化国家战略，发展养老事业和养老产业，优化孤寡老人服务，推动实现全体老年人享有基本养老服务。实施积极应对人口老龄化国家战略，必须坚持人才是第一资源，坚持人才引领驱动。2020 年，中共中央、国务院印发的《深化新时代教育评价改革总体方案》明确提出，教育评价事关教育发展方向，有什么样的评价指挥棒，就有什么样的办学导向；2021 年，《中共中央 国务院关于加强新时代老龄工作的意见》要求，加快建设适应新时代老龄工作需要的专业技术、社会服务、经营管理、科学研究人才和志愿者队伍。为落实国家职业教育改革实施方案中的“三教”改革，教育部办公厅印发了《“十四五”职业教育规划教材建设实施方案》，明确指出开发服务国家战略和民生需求紧缺领域专业教材。

养老服务人才队伍是推进养老服务高质量发展的重要支撑。我国自进入人口老龄化社会以来，中共中央、国务院、国家部委及地方各级政府部门发布涉老法规政策文件逾千项，涉及法律法规、政策文件、养老标准等。智慧健康养老服务与管理专业涉及医学、护理学、管理学、心理学、社会学、经济学、法学等学科。如何从浩瀚的多学科知识体系中提炼出符合智慧健康养老服务与管理专业学生所需要的岗位能力框架，搭建由浅入深、由易到难、岗位能力梯级递进的知识体系，本书编写组总结十余年教学及参加各类大赛的经验，形成了《养老服务政策与法规》《老年人能力评估》《老年人生活照护理论》《老年人生活照护技术》《老年人基础照护理论》《老年人基础照护技术》《老年人康复服务理论》《老年社会工作》《老年社会工作实务》《养老机构管理基础》《养老服务技术考评手册》等一系列按照职业功能、工作内容组成的模块化教材。

本教材主要具备以下特点。

1. 以养老岗位能力培养为核心，夯实技能技术水平

教材编写以老年人的真实生活需求为基点，以养老照护岗位所需能力为核心，以真实案例导入课程学习任务，设置技能操作关键点统领操作项目，保证技能学习有的放矢；设置技能操作风险点，保证技能操作中老年人的安全；每单元均运用思维导图归纳知识点、技能点，技能学习带动知识积累。

2. 以标准为引领，实现能力递进式增长

教材编写依据养老相关行业标准，《养老护理员国家职业技能标准》《1+X 老年照护职业技能等级标准》《1+X 失智老年人照护职业技能等级标准》及各级各类养老技能竞赛标准等，保证教材编写内容的规范化。提供的基础照护技能对应老年人实际生活需要，从概念和认知入手，按照照护程序，实施照护措施，关注照护结局，环环相扣，层层深入，为培养高技能人才及参加各类技能大赛提供了基础。

3. 以工作过程为导向，铸就岗位能力全面发展

本教材由多所职业院校养老教学人员、养老机构及医院的行业专家等协同开发，编写内容紧密对接真实岗位需求，以养老服务岗位能力培养为核心，以工作过程为导向，从专业的角度思考、分析和实施照护技术，为学校、养老机构等规范化培养高素质养老服务人员提供重要依据。

本教材既可作为职业院校智慧健康养老服务与管理专业教材，也可作为公办及民办养老机构、老年公寓、养老社区、医养结合和居家养老照护人员的参考用书。

本教材由潍坊护理职业学院李发恩、重庆城市管理职业学院李莉、潍坊市中医院张婷婷主编，淄博师范高等专科学校张云柯、济南护理职业学院李丽娟、江苏民康老年服务中心孙璇、潍坊护理职业学院李文秀任副主编，滨州职业学院王丹、临沂市理工学校王久雨、山东欣悦健康科技有限公司肖迪、乌鲁木齐职业大学阿依热·贾尔肯、潍坊护理职业学院温暖、山东圣翰财贸职业学院魏玮、潍坊馨悦养老服务有限公司李甲锋参与编写。其中，模块一由张婷婷、王久雨、李发恩编写；模块二由李发恩、温暖、李丽娟、张云柯、王丹、阿依热·贾尔肯、李莉、肖迪编写；模块三由魏玮、孙璇编写。思政课堂由李文秀编写。

尽管我们在教材编写过程中做出了许多努力，但是由于对接最新版的各类标准，加之编写团队水平有限，使本书在一些具体问题的处理上难免有不尽如人意之处，敬请广大读者批评指正，以便我们不断完善！另外，请登录网址 http：//www. cfpress. com. cn/download 下载本教材配套电子资源。

本教材编写组

2023 年 8 月

目　录

模块一　康复评定技术

模块二　躯体功能障碍康复技术

模块三　认知功能障碍康复服务技术

模块一　康复评定技术

扫码查看
课程资源

课程一　运动功能评定技术

随着年龄的增长及疾病的影响，老年人的运动功能下降。运动功能评定是康复服务技术中一项最基本、最重要的内容。通过运动功能的评定，可以了解老年人的运动功能情况，为制订康复治疗方案及评价康复效果提供依据。常用的运动功能评定有肌力评定、肌张力评定、关节活动度评定、平衡和协调功能评定以及步态分析。

单元 1　肌力评定

案例导入

崔奶奶，75 岁，2 个月前因脑梗死住院治疗，病情稳定后入住养老院。目前神志清楚，能正常交流，生命体征平稳，左侧肢体偏瘫，右侧肢体能正常活动。为指导崔奶奶进行运动训练，请护理员为崔奶奶进行肌力评定。

学习目标

1. 掌握肌力评定的方法。
2. 掌握肌力评定标准。
3. 能正确地为老年人进行肌力评定。
4. 具备规范操作的意识，关心爱护老年人，防止继发损伤。

肌力（muscle strength）指做主动运动时肌肉收缩的力量。肌力评定是对神经、肌肉功能状态的一种检查方法，也是评定神经、肌肉损害程度和范围的一种重要手段。主要用于周围神经和肌肉疾病的诊断、鉴别诊断和功能评定。肌力评定的方法有徒手肌力检查和器械肌力测试。徒手肌力检查便捷、易行，临床常用；器械肌力测试数据准确，便于比较。

一、徒手肌力检查

徒手肌力检查是一种不借助任何器材，检查者用手施加阻力或助力，要求被检查者在一定体位下完成标准的测试动作，通过触摸肌腹、肌腱，观察肌肉在减重状态或克服自身重力或对抗阻力完成动作（原动肌和协同肌共同完成的运动）的能力，从而对被检查者肌肉主动收缩能力进行评定。

1. 检查准备

检查前首先向被检查者解释肌力检查的目的和要求，以便取得被检查者充分的配合与合作。检查者要熟悉被检查肌肉的作用，确定被检查者的检查体位。检查前，了解与被检查肌肉相关的被动关节活动范围，该活动范围为关节最大活动范围，以此判断肌力的大小。检查者讲解检查动作，让被检查者按要求进行运动，在正式检查前让被检查者实操一次，以增加检查的准确性。

（1）被检查者的体位

检查每一块肌肉都有其规定体位，目的在于将被检肌肉的功能独立分出。被检查者的体位摆放原则为肢体运动方向与重力方向相反或采用去除重力的体位，体位要舒适、稳定、运动无阻碍。此外，被检肌应处于关节全伸展位，肌肉初长度在牵拉至轻度张力状态。

（2）固定

固定被检查肌肉的起点以防止出现代偿运动和假象运动。所谓代偿运动或假象运动是指当一种运动的主动肌肌力下降时，由其他肌群取代或由重力协助完成该运动。固定的方法包括：

①被检查者自身体重：自身体重帮助固定肩胛带或骨盆带。

②正常肌群：检查屈髋动作时，被检查者双手扶住诊查床。

③体位：检查髋关节外展肌时，被检查者取侧卧位，抱住非检查侧下肢，使髋、膝关节达到最大屈曲，从而使骨盆后倾，骨盆和腰椎固定。

④由检查者或器具（如沙袋）提供的外力等。

2. 肌力的评级标准

徒手肌力检查法最早是由 Robert Lovett 提出的。Lovett 肌力评级将肌肉力量分为正常、良好、尚可、差、微弱、零 6 个等级，以此评定肌肉力量是否正常及无力程度（表 1-1）。正常代表在抗重力并施予最大阻力的情况下，能够完成全关节活动范围的运动；良好是指在抗重力并施加轻度阻力时，能够完成全关节活动范围的运动；尚可是指在抗重力的情况下，不施加任何阻力，能够完成全关节活动范围的运动；差则是在去除重力的情况下，能完成全关节活动范围的运动；微弱表示在去除重力的情况下，仅有肌肉收缩现象，但没有产生关节的运动；零表示无可见或可感觉到的肌肉收缩。

表 1-1　Lovett 肌力评级标准

级别	名称	标准
0	零（zero，0）	无可见或可感觉到的肌肉收缩
1	微弱（trace，T）	可扪及肌肉轻微收缩，但无关节活动
2	差（poor，P）	在去除重力影响下能做全关节活动范围的运动
3	尚可（fair，F）	能抗重力做全关节活动范围的运动，但不能抗阻力
4	良好（good，G）	能抗重力及轻度阻力，做全关节活动范围的运动
5	正常（normal，N）	能抗重力及最大阻力，做全关节活动范围的运动

3. 检查方法

主要肌肉群的徒手肌力检查方法，包括脊柱主要肌肉、上肢主要肌肉、下肢主要肌肉的检查方法，详见表1-2~表1-4。

表1-2　　脊柱主要肌肉徒手肌力检查

肌肉	检查方法与评定 1级	2级	3级	4级	5级
斜方肌、菱形肌	坐位，臂外展放桌上，试图使肩胛骨内收时可触及肌收缩	同左，使肩胛骨主动内收时可见运动	俯卧，两臂稍抬起，能克服重力使肩胛骨内收	俯卧，两臂稍抬起，使肩胛骨内收，阻力为将肩胛骨向外推，能抗中等阻力	俯卧，两臂稍抬起，使肩胛骨内收，阻力为将肩胛骨向外推，能抗较大阻力
斜方肌下部	俯卧，一臂前伸内旋，试图使肩胛骨内收及下移时，可触及斜方肌下部收缩	同左，可见有肩胛骨内收及下移运动	同左，能克服重力使肩胛骨内收及下移	同左，肩胛骨内收及下移，阻力为将肩胛骨向上外推，能抗中等阻力	同左，肩胛骨内收及下移，阻力为将肩胛骨向上外推，能抗较大阻力
斜方肌上部、肩胛提肌	俯卧，试图耸肩时可触及斜方肌上部收缩	同左，能主动耸肩	坐位，两臂垂于体侧，可克服重力耸肩	坐位，两臂垂于体侧，耸肩向下压的阻力加于肩锁关节上方，能抗中等阻力	坐位，两臂垂于体侧，耸肩向下压的阻力加于肩锁关节上方，能抗较大阻力
前锯肌	坐位，一臂向前放桌上，上臂前伸时在肩胛骨内缘可触及肌收缩	同左，上臂前伸时可见肩胛骨活动	坐位，上臂前平举屈肘，上臂向前移动，肘不伸，可克服重力使肩胛骨活动	坐位，上臂前平举屈肘，上臂向前移动，肘不伸，向后推的阻力加于肘部，能抗中等阻力	坐位，上臂前平举屈肘，上臂向前移动，肘不伸，向后推的阻力加于肘部，能抗较大阻力
斜角肌、颈长肌、头长肌、胸锁乳突肌	仰卧，屈颈时可触及胸锁乳突肌	侧卧，托住头部时可屈颈	仰卧，能抬头屈颈，不能抗阻力	仰卧，抬头屈颈，能抗加于额部的中等阻力	仰卧，抬头屈颈，能抗加于额部的较大阻力
斜方肌、颈部骶棘肌	俯卧，抬头时触及斜方肌活动	侧卧，托住头部时可仰头	俯卧，能抬头不能抗阻力	俯卧，能抬头屈颈，能抗加于枕部的中等阻力	俯卧，能抬头屈颈，能抗加于枕部的较大阻力
腹直肌	仰卧，抬头时能触及上腹部腹肌紧张	仰卧，能屈颈抬头	仰卧，髋及膝屈，能抬起头及肩胛部	仰卧，髋及膝屈，能抬起头及肩胛部，双手前平举坐起	仰卧，髋及膝屈，能抬起头及肩胛部，双手抱头后能坐起

续 表

肌肉	检查方法与评定 1级	2级	3级	4级	5级
骶棘肌	俯卧，抬头时触及其收缩	俯卧位能抬头	俯卧，胸以上在床沿外下垂30°，固定下肢，能抬起上身，不能抗阻力	俯卧，胸以上在床沿外下垂30°，固定下肢，能抬起上身，能抗中等阻力	俯卧，胸以上在床沿外下垂30°，固定下肢，能抬起上身，能抗较大阻力
腹内斜肌、腹外斜肌	坐位，试图转体时触及腹外斜肌收缩	同左，双臂下垂，能大幅度转体	仰卧，能旋转上体至一肩离床	仰卧，屈腿，固定下肢，双手前平举能坐起并转体	同左，双手抱颈后能坐起同时向一侧转体

表1-3　　上肢主要肌肉徒手肌力检查

肌肉	检查方法与评定 1级	2级	3级	4级	5级
三角肌前部、喙肱肌	仰卧，尝试屈曲肩关节时可触及三角肌前部收缩	向对侧侧卧，受检上肢放于滑板上，肩可主动屈曲	坐位，肩内旋，屈肘，掌心向下，可克服重力屈肩	坐位，肩内旋，屈肘，掌心向下，肩屈曲，阻力加于上臂远端，能抗中等阻力屈肩	坐位，肩内旋，屈肘，掌心向下，肩屈曲，阻力加于上臂远端，能抗较大阻力屈肩
三角肌后部、大圆肌、背阔肌	俯卧，尝试后伸肩关节时，可触及大圆肌、背阔肌收缩	向对侧侧卧，受检上肢放于滑板上，肩可主动伸展	俯卧，肩伸展30°～40°可克服重力伸臂	俯卧，肩伸展30°～40°，阻力加于上臂远端，能抗中等阻力	俯卧，肩伸展30°～40°，阻力加于上臂远端，能抗较大阻力
三角肌中部、冈上肌	仰卧，尝试肩外展时可触及三角肌收缩	仰卧，上肢放于床面上，肩可主动外展	坐位，屈肘，肩外展至90°，可克服重力外展	坐位，屈肘，肩外展至90°，阻力加于上臂远端，能对抗中等阻力	坐位，屈肘，肩外展至90°，阻力加于上臂远端，能对抗较大阻力
冈下肌、小圆肌	俯卧，上肢在床沿外下垂，试图肩外旋时在肩胛骨外缘可触及肌肉收缩	俯卧，肩可主动外旋	俯卧，肩外展，屈肘，前臂在床沿外下垂，可克服重力外旋	俯卧，肩外展，屈肘，前臂在床沿外下垂，肩外展，阻力加于前臂远端，能对抗中等阻力	俯卧，肩外展，屈肘，前臂在床沿外下垂，肩外展，阻力加于前臂远端，能对抗较大阻力

续 表

肌肉	检查方法与评定				
	1级	2级	3级	4级	5级
肩胛下肌、大圆肌、胸大肌、背阔肌	俯卧，上肢在床沿外下垂，试图肩关节内旋时，在腋窝前、后壁可触及肌肉收缩	俯卧，肩可主动内旋	俯卧，肩外展、屈肘，前臂在床沿外下垂，可克服重力内旋	俯卧，肩外展、屈肘，前臂在床沿外下垂，肩内旋，阻力加于前臂远端，能对抗中等阻力	俯卧，肩外展、屈肘，前臂在床沿外下垂，肩内旋，阻力加于前臂远端，能对抗较大阻力
肱二头肌、肱肌、肱桡肌	坐位，肩外展，上臂放于滑板上，试图屈曲肘关节时可触及相应肌肉收缩	位置同左，肘关节可主动屈曲	坐位，上肢下垂，前臂旋后（检查肱二头肌）或旋前（检查肱肌）或中立位（检查肱桡肌），可克服重力屈肘	坐位，上肢下垂，前臂旋后（检查肱二头肌）或旋前（检查肱肌）或中立位（检查肱桡肌），肘屈曲，阻力加于前臂远端，能对抗中等阻力	坐位，上肢下垂，前臂旋后（检查肱二头肌）或旋前（检查肱肌）或中立位（检查肱桡肌），肘屈曲，阻力加于前臂远端，能对抗较大阻力
肱三头肌、肘肌	坐位，肩外展，屈肘，上肢放滑板上，试图伸肘时可触及肱三头肌活动	体位同左，肘关节可主动伸展	俯卧，肩外展、屈肘，前臂在床沿外下垂，伸肘关节，阻力加于前臂远端，可克服重力伸肘	俯卧，肩外展、屈肘，前臂在床沿外下垂，伸肘关节，阻力加于前臂远端，能对抗中等阻力	俯卧，肩外展、屈肘，前臂在床沿外下垂，伸肘关节，阻力加于前臂远端，能对抗较大阻力
旋后肌、肱二头肌	俯卧或坐位，肩外展，前臂在床沿外下垂，试图前臂旋后时可于前臂上端桡侧触及肌肉收缩	俯卧位，前臂可主动旋后	坐位，屈肘90°，前臂旋前位，做旋后动作，握住腕部施加反方向阻力	坐位，屈肘90°，前臂旋前位，做旋后动作，握住腕部施加反方向阻力，能对抗中等阻力	坐位，屈肘90°，前臂旋前位，做旋后动作，握住腕部施加反方向阻力，能对抗较大阻力
旋前圆肌、旋前方肌	俯卧或坐位，肩外展，前臂在床沿外下垂，试图前臂旋前时可在肘关节下、腕上触及肌肉收缩	俯卧位，前臂可主动旋前	坐位，屈肘90°，前臂旋后位，可克服重力充分做前臂旋前动作	坐位，屈肘90°，前臂旋后位，做旋前动作，握住腕部施加反方向阻力，能对抗中等阻力	坐位，屈肘90°，前臂旋后位，做旋前动作，握住腕部施加反方向阻力，能对抗较大阻力
尺侧腕屈肌	坐位，前臂旋后45°，试图做腕掌侧屈及尺侧偏时可触及其肌腱活动	体位同左，前臂旋后，可见腕掌屈及尺侧偏	体位同左，屈肘，前臂旋后，可克服重力充分做腕向掌侧屈及尺侧偏	体位同左，屈肘，前臂旋后，可克服重力充分做腕向掌侧屈及尺侧偏，阻力加于小鱼际，能对抗中等阻力	体位同左，屈肘，前臂旋后，可克服重力充分做腕向掌侧屈及尺侧偏，阻力加于小鱼际，能对抗较大阻力

续　表

肌肉	检查方法与评定				
	1级	2级	3级	4级	5级
桡侧腕屈肌	坐位，上肢放于滑板上，试图腕关节屈曲及桡侧偏时可触及其肌腱活动	体位同左，可见腕掌屈及桡侧偏	体位同左，可克服重力充分做腕向掌侧屈并向桡侧偏	体位同左，腕向掌侧屈并向桡侧偏，阻力加于大鱼际，能对抗中等阻力	体位同左，腕向掌侧屈并向桡侧偏，阻力加于大鱼际，能对抗较大阻力
尺侧腕伸肌	坐位，屈肘，上肢放于滑板上，试图腕背伸及尺侧偏时可触及肌腱活动	体位同左，腕可背伸及尺侧偏	体位同左，去掉滑板，可克服重力腕背伸并向尺侧偏	体位同左，腕背伸并向尺侧偏，阻力加于掌背尺侧，能对抗中等阻力	体位同左，腕背伸并向尺侧偏，阻力加于掌背尺侧，能对抗较大阻力
桡侧腕长、短伸肌	坐位，屈肘，上肢放于滑板上，试图腕背伸及桡侧偏时可触及其肌腱活动	体位同左，腕可背伸及桡侧偏	体位同左，去掉滑板，可克服重力腕背伸并向桡侧偏	体位同左，腕背伸并向桡侧偏，阻力加于掌背桡侧，能对抗中等阻力	体位同左，腕背伸并向桡侧偏，阻力加于掌背桡侧，能对抗较大阻力
指总伸肌	试图伸掌指关节时可触及掌背的肌腱活动	坐位，前臂中立位，手掌垂直时掌指关节可主动伸展	伸指关节时，能充分伸手指	伸掌指关节并维持指间关节屈曲，阻力加于手指近节背侧，能对抗中等阻力	伸掌指关节并维持指间关节屈曲，阻力加于手指近节背侧，能对抗较大阻力
指浅屈肌	屈近端指间关节时可在手指近节掌侧触及肌腱活动	近端指间关节有一定的屈曲活动	屈曲近端指间关节，能充分完成该动作	屈曲近端指间关节，阻力加于手指中节掌侧，能对抗中等阻力	屈曲近端指间关节，阻力加于手指中节掌侧，能对抗较大阻力
指深屈肌	屈远端指间关节时可在手指中节掌侧触及肌腱活动	远端指间关节有一定的屈曲活动	固定近端指间关节，屈远端指间关节，能充分完成该动作	固定近端指间关节，屈远端指间关节，阻力加于手指末节指腹，能对抗中等阻力	固定近端指间关节，屈远端指间关节，阻力加于手指末节指腹，能对抗较大阻力
拇收肌	内收拇指时可于1、2掌骨间触及肌肉活动	有一定的拇内收动作	拇指伸直，从外侧位内收，能充分完成该动作	拇指伸直，从外侧位内收，阻力加于拇指尺侧，能对抗中等阻力	拇指伸直，从外侧位内收，阻力加于拇指尺侧，能对抗较大阻力
拇长、短展肌	外展拇指时可于桡骨茎突远端触及肌腱活动	有一定的拇外展动作	拇指伸直，从内收位外展，能充分完成该动作	拇指伸直，从内收位外展，阻力加于第一掌骨桡侧，能对抗中等阻力	拇指伸直，从内收位外展，阻力加于第一掌骨桡侧，能对抗较大阻力

续 表

肌肉	检查方法与评定				
	1级	2级	3级	4级	5级
拇短屈肌	屈拇时于第一掌骨掌侧触及肌肉活动	有一定的拇屈曲动作	手心向上，能充分完成拇指掌指关节屈曲	手心向上，拇指掌指关节屈曲，阻力加于拇指近节掌侧，能对抗中等阻力	手心向上，拇指掌指关节屈曲，阻力加于拇指近节掌侧，能对抗较大阻力
拇长屈肌	屈拇时于拇指近节掌侧触及肌腱活动	有一定的拇屈曲动作	手心向上，固定拇指近节，能充分屈曲指间关节	手心向上，固定拇指近节，屈曲指间关节，阻力加于拇指远节指腹，能对抗中等阻力	手心向上，固定拇指近节，屈曲指间关节，阻力加于拇指远节指腹，能对抗较大阻力
拇短伸肌	伸拇时于第一掌骨背侧触及肌肉活动	有一定的拇伸直动作	手心向下，能充分进行拇指掌指关节伸展	手心向下，拇指掌指关节伸展，阻力加于拇指近节背侧，能对抗中等阻力	手心向下，拇指掌指关节伸展，阻力加于拇指近节背侧，能对抗较大阻力
拇长伸肌	伸拇时于拇指近节背侧触及肌腱活动	有一定的拇指指间关节伸展动作	手心向下，固定拇指近节，能充分伸展指间关节	手心向下，固定拇指近节，伸指间关节，阻力加于拇指远节背侧，能对抗中等阻力	手心向下，固定拇指近节，伸指间关节，阻力加于拇指远节背侧，能对抗较大阻力

表 1-4　下肢主要肌肉徒手肌力检查

肌肉	检查方法与评定				
	1级	2级	3级	4级	5级
髂腰肌	仰卧，试图屈髋时于腹股沟上缘可触及肌活动	向同侧侧卧，托住对侧下肢，可主动屈髋	仰卧，小腿悬于床沿外，屈髋，可充分完成该动作	仰卧，小腿悬于床沿外，屈髋，阻力加于股骨远端前面，能抗中等阻力	仰卧，小腿悬于床沿外，屈髋，阻力加于股骨远端前面，能抗较大阻力
臀大肌	仰卧，试图伸髋时于臀部及坐骨结节可触及肌活动	向同侧侧卧，托住对侧下肢，可主动伸髋	俯卧，屈膝（测臀大肌）或伸膝（测臀大肌和股后肌群），可克服重力伸髋10°~15°	俯卧，屈膝（测臀大肌）或伸膝（测臀大肌和股后肌群），伸髋10°~15°，阻力加于股骨远端后面，能抗中等阻力	俯卧，屈膝（测臀大肌）或伸膝（测臀大肌和股后肌群），伸髋10°~15°，阻力加于股骨远端后面，能抗较大阻力

续 表

检查方法与评定					
肌肉	1级	2级	3级	4级	5级
大收肌、长收肌、短收肌、股薄肌、耻骨肌	仰卧，分腿30°，试图内收时于股骨内侧部可触及肌活动	同左，下肢放滑板上可主动内收髋	向同侧侧卧，两腿伸，托住对侧下肢，可克服重力髋内收	向同侧侧卧，两腿伸，托住对侧下肢，髋内收，阻力加于股骨远端内侧，能抗中等阻力	向同侧侧卧，两腿伸，托住对侧下肢，髋内收，阻力加于股骨远端内侧，能抗较大阻力
臀中肌、臀小肌、阔筋膜张肌	仰卧，试图髋外展时于大转子上方可触及肌活动	同左，下肢放滑板上可主动外展髋	向对侧侧卧，对侧下肢半屈，可克服重力髋外展	向对侧侧卧，对侧下肢半屈，髋外展，阻力加于骨远端外侧，能抗中等阻力	向对侧侧卧，对侧下肢半屈，髋外展，阻力加于骨远端外侧，能抗较大阻力
股方肌、梨状肌、臀大肌	仰卧，腿伸直，试图髋外旋时于大转子上方可触及肌活动	同左，可主动外旋髋	仰卧，小腿在床沿外下垂，可克服重力髋外旋	仰卧，小腿在床沿外下垂，髋外旋，阻力加于小腿远端内侧，能抗中等阻力	仰卧，小腿在床沿外下垂，髋外旋，阻力加于小腿远端内侧，能抗较大阻力
上孖肌、下孖肌、闭孔内外肌、臀小肌、阔筋膜张肌	仰卧，腿伸直，试图髋内旋时于大转子上方可触及肌活动	同左，可主动内旋髋	仰卧，小腿在床沿外下垂，可克服重力髋内旋	仰卧，小腿在床沿外下垂，髋内旋，阻力加于小腿远端外侧，能抗中等阻力	仰卧，小腿在床沿外下垂，髋内旋，阻力加于小腿远端外侧，能抗较大阻力
腘绳肌	俯卧，试图屈膝时可于腘窝两侧触及肌腱活动	向同侧侧卧，托住对侧下肢，可主动屈膝	俯卧，膝伸直可克服重力屈膝	俯卧，膝从伸直位开始到屈曲，阻力加于小腿远端后侧，能抗中等阻力	俯卧，膝从伸直位开始到屈曲，阻力加于小腿远端后侧，能抗较大阻力
股四头肌	仰卧，试图伸膝时可触及髌韧带活动	向同侧侧卧，托住对侧下肢，可主动伸膝	仰卧，小腿在床沿外下垂，可克服重力伸膝	仰卧，小腿在床沿外下垂，伸膝，阻力加于小腿远端前侧，能抗中等阻力	仰卧，小腿在床沿外下垂，伸膝，阻力加于小腿远端前侧，能抗较大阻力
腓肠肌	仰卧，试图踝跖屈时可触及跟腱活动	同左，踝可主动跖屈	仰卧，膝伸（测腓肠肌）或膝屈（测比目鱼肌），能克服重力踝跖屈	仰卧，膝伸（测腓肠肌）或膝屈（测比目鱼肌），踝跖屈，阻力加于足跟，能抗中等阻力	仰卧，膝伸（测腓肠肌）或膝屈（测比目鱼肌），踝跖屈，阻力加于足跟，能抗较大阻力

续 表

肌肉	检查方法与评定				
	1级	2级	3级	4级	5级
胫前肌	仰卧，试图踝背伸，足内翻时可触及跟腱活动	侧卧，可主动踝背伸并足内翻	坐位，小腿下垂，可克服重力踝背伸并足内翻	坐位，小腿下垂，踝背伸并足内翻，阻力加于足背内缘，能抗中等阻力	坐位，小腿下垂，踝背伸并足内翻，阻力加于足背内缘，能抗较大阻力
胫后肌	仰卧，试图足内翻时于内踝后方可触及跟腱活动	同左，可主动踝跖屈并足内翻	向同侧侧卧，足在床沿外，可克服重力足内翻并踝跖屈	向同侧侧卧，足在床沿外，足内翻并踝跖屈，阻力加于足内缘，能抗中等阻力	向同侧侧卧，足在床沿外，足内翻并踝跖屈，阻力加于足内缘，能抗较大阻力
腓骨长、短肌	仰卧，试图足外翻时于外踝后方可触及跟腱活动	同左，可主动踝跖屈并足外翻	向对侧侧卧，可克服重力使跖屈的足外翻	向对侧侧卧，使跖屈的足外翻，阻力加于足外缘，能抗中等阻力	向对侧侧卧，使跖屈的足外翻，阻力加于足外缘，能抗较大阻力
趾长、短屈肌	仰卧，屈趾时于近趾节面可触及跟腱活动	同左，有主动屈趾活动	同左，可主动屈趾	仰卧，屈足趾。阻力加于足趾近节跖面，能抗中等阻力	仰卧，屈趾。阻力加于足趾近节跖面，能抗较大阻力
趾长、短伸肌	仰卧，伸趾时于足背可触及跟腱活动	同左，有主动伸趾活动	同左，可充分伸足趾	同左，伸足趾，阻力加于足趾近节背面，能抗中等阻力	同左，伸足趾，阻力加于足趾近节背面，能抗较大阻力
踇长伸肌	坐位，伸踇时于踇趾近节背侧可触及跟腱活动	同左，有主动伸踇趾活动	同左，固定踇趾近节，可充分伸踇	同左，固定踇趾近节，伸踇，阻力加于踇趾近节背面，能抗中等阻力	同左，固定踇趾近节，伸踇，阻力加于踇趾近节背面，能抗较大阻力

二、器械肌力测试

当肌力达到能做抗阻运动时，可采用器械进行肌力测试。常用的测试方法有握力测试、捏力测试、背拉力测试、四肢肌群肌力测试、等速肌力测试等。

器械肌力测试的注意事项：采用仪器测量肌力时要注意安全，特别是等速肌力测试，旋转角度预先设定，运动只能以恒速进行，故对关节活动程度受限、严重的关节积液、骨关节急性扭伤者禁止应用；对于疼痛、慢性软组织损伤、骨质疏松、骨折术后老年人应慎重使用。

①握力测试是指用握力计测试，测试时上肢放在体侧，适当屈肘，前臂和腕呈中立位，调整好握力计，测试 2~3 次，取最大值。

握力指数=手握力（kg）/体重（kg）×100%，正常值：>50%。

②捏力测试是指用捏力计测试拇指与其他手指间的捏力大小，包括指尖捏力、指侧捏力、三指捏力。

③背肌力测试是指用拉力计测试，以拉力指数表示。

拉力指数 = 拉力（kg）/体重（kg）× 100%，正常值：男 150% ~ 200%，女 100%~150%。

技能操作

为老年人进行徒手肌力检查

一、操作规程

流程	操作步骤	备注
操作者准备	洗手，程序正确规范，动作娴熟	
	仪表端庄，服装整洁（衣、帽、鞋），修剪指甲	
	用物准备：硬木板 1 块，治疗床，方凳	
计划	操作准备：快速、有效、准确	
	现场评估：查看周围环境，物品、用具是否完备，安全	
初步评估	评估老年人状态，交代检查注意事项	
	判断老年人情况：通过观察老年人的动作，问答情况，判断时间应小于 30 秒	
	判断老年人动作的同时安排老年人接受检查体位	
操作要点	0~1 级肌力 （1）老年人仰卧于坚实平面 （2）手法放置于该肌肉解剖位置，进行 0~1 级肌力判断	
	2~3 级肌力 （1）安排适宜体位，或使用滑板 （2）防止局部代偿	
	4 级肌力 （1）适宜体位 （2）抗阻位置正确	

续 表

流程	操作步骤	备注
操作要点	5 级肌力 （1）适宜体位 （2）抗阻位置正确 （3）防止老年人倾倒	
整理、记录	（1）整理用物 （2）洗手、记录和签字	
注意事项	（1）检查时尽可能用通俗的语言，必要时给予动作示范 （2）如为单侧肢体肌力下降，应与对侧肢体进行对比 （3）3 级以上肌力检查施加阻力应施加于肢体远端	

二、操作风险点

1. 心血管反应。肌力检查时，老年人过度用力可能引起血压升高等心血管反应，故对有严重的心血管疾病、脑出血急性期老年人慎用。

2. 影响肌力评定结果。注意有多种因素可能影响肌力评定的结果，如年龄、性别、疼痛、疲劳、认知障碍等。

三、操作关键点

1. 检查时应让老年人采取正确的姿势并充分固定被检查肌肉的近端关节，避免代偿活动。

2. 检查时尽可能用通俗的语言，必要时给予动作示范。如存在关节挛缩、畸形等，记录肌力时应同时标明。

单元 2 肌张力评定

案例导入

崔奶奶，75 岁，2 个月前因脑梗死住院治疗，病情稳定后入住养老院。目前神志清楚，能正常交流，生命体征平稳，左侧肢体活动不灵，右侧肢体能正常活动。为指导崔奶奶进行康复训练，请护理员为崔奶奶进行肌张力评定。

学习目标

1. 掌握肌张力的检查方法。
2. 掌握肌张力的评定方法。
3. 能正确地为老年人进行肌张力评定。
4. 具有爱伤观念，轻柔操作，对老年人有爱心、耐心。

肌张力是指肌肉组织在静息状态下的一种不随意的、持续的、微小的收缩，即在做被动运动时所显示的肌肉紧张度。正常的肌张力能够维持主动肌和拮抗肌的平衡运动，使关节有序固定，肢体保持一定的姿势，有利于肢体协调运动。

根据身体所处的不同状态，正常肌张力可分为静止性肌张力、姿势性肌张力、运动性肌张力。肌张力的水平可由于神经系统的损害而增高或降低。与正常肌张力水平比较，异常肌张力分为：肌张力增高、肌张力低下和肌张力障碍。

一、肌张力的检查方法

评定肌张力异常与否，首先要从临床出发，从病史采集、视诊、触诊、反射检查、肌张力手法检查等方面详尽地了解肌张力异常的情况，尤其是从功能评定的角度更好地判断肌张力异常对生活自理能力、坐或站立平衡及移行等功能与能力的影响。

1. 病史采集

病史采集可在一定程度上了解被检查者肌张力异常发生的时间、原因、表现方式、治疗效果等变化，也可以了解肌张力异常对某些动作的影响，有助于确定受累的肌肉、痉挛发生的频度和严重程度。

2. 视诊

作为最初的临床检查项目，评定者应特别注意被检查者肢体或躯体异常的姿态。刻板样运动模式常表明存在肌张力异常；不自主的波动性运动变化表明肌张力障碍；自发性运动的完全缺失则表明肌张力弛缓。

3. 触诊

触摸被检肌肉的状态，即肌肉的紧张度，借以判断肌张力的强弱。

4. 反射检查

注意检查被检查者腱反射的状态，反射正常提示肌张力正常，反射亢进提示肌张力增高，反射减弱或消失则提示肌张力降低。

5. 肌张力手法检查

（1）被动运动检查

被动运动检查可发现肌肉对牵张刺激的反应，通过检查者的手来感觉肌肉的抵抗，是最常见的检查方法，它能从一个方面反映肌张力的情况。体会其活动度和抵抗时的肌张力的变化，可发现是否存在肌张力过强、低下，是否有阵挛并与强直进行比较和鉴别。

被动运动检查时要求被检查者尽量放松，由评定者支持和移动肢体。所有的运动均应予以评定，肌张力正常时，肢体极易被移动，评定者可很好地改变运动方向和速度而不感到异常阻力，肢体的反应和感觉较轻。肌张力高时，评定者总的感觉为僵硬，运动时有抵抗。肌张力弛缓时，评定者可感到老年人有肢体沉重感且无反应。有时在检查时老年人难以放松，由此可被误诊为痉挛，此时可借助改变运动速度的方法加以判断。

（2）摆动检查

摆动检查是以一个关节为中心，主动肌和拮抗肌交互快速收缩，快速摆动，观察其摆动振幅的大小。肌张力低下时，摆动振幅增大；肌张力增高时，摆动振幅减小。

二、肌张力的量表评定方法

1. 改良 Ashworth 量表

目前对痉挛的评定多采用改良 Ashworth 量表，分级标准见表 1-5。

表 1-5　改良 Ashworth 量表

级别	标准
0	无肌张力的增加，被动活动患侧肢体在整个范围内均无阻力
1	肌张力稍微增加，被动活动患侧肢体在关节活动范围之末呈现最小的阻力或出现突然卡住
1+	肌张力轻度增加，被动活动患侧肢体在关节活动范围的后 50% 范围内突然卡住，并在此后的被动活动中均有较小的阻力
2	肌张力较明显增加，被动活动患侧肢体在通过关节活动范围的大部分范围内，肌张力均较明显地增加，但受累部分仍能比较容易地移动
3	肌张力严重增高，被动活动患侧肢体在整个关节活动范围内均有阻力，活动比较困难
4	僵直，患侧肢体僵硬，被动活动十分困难

2. 踝关节痉挛评定

对于踝关节痉挛，可以采用综合痉挛量表进行评定。评定包括 3 个方面，即跟腱反射、踝跖屈肌群肌张力及踝阵挛。

（1）跟腱反射

被检查者仰卧位，髋外展，膝屈曲。检查者使被检查者踝关节稍背伸，保持胫后肌群一定的张力，用叩诊锤叩击跟腱。0 分：无反射；1 分：反射减弱；2 分：反射正常；3 分：反射活跃；4 分：反射亢进。

（2）踝跖屈肌群肌张力

被检查者仰卧位，下肢伸直，放松。被检查者被动背伸踝关节，检查者感觉所受到的阻力。0 分：无阻力（软瘫）；2 分：阻力降低（低张力）；4 分：正常阻力；6 分：阻力轻度到中度增加，尚可完成踝关节全范围的被动活动；8 分：阻力重度（明显）增加，不能或很难完成踝关节全范围的被动活动。

（3）踝阵挛

被检查者仰卧位，下肢放松，膝关节稍屈曲。检查者手托被检查者足底快速背伸踝关节，观察踝关节有无节律性的屈伸动作。1 分：无阵挛；2 分：阵挛 1～2 次；3 分：阵挛 2 次以上；4 分：阵挛持续，超过 30 秒。综合痉挛量表如表 1-6 所示。

表 1-6　综合痉挛量表

项目	得分
跟腱反射	0、1、2、3、4
踝跖屈肌群肌张力	0、2、4、6、8
踝阵挛	1、2、3、4

结果判断：将上述三项的总分相加，7 分以下为无痉挛，7~9 分（不含 7 分）为轻度痉挛，10~12 分为中度痉挛，13~16 分为重度痉挛。

技能操作

为老年人进行肌张力评定

一、操作规程

流程	操作步骤	备注
操作前评估	（1）身体前倾，微笑面对老年人，核对老年人信息 （2）评估老年人的神志、病情、配合程度，是否需工作人员协助或予保护性约束，老年人视力、听力、语言表达能力	受文化程度影响，一些老年人无法完成全部项目，这会影响最终评估结果
工作准备	（1）环境准备：房间安静、整洁，温湿度适宜，光线明亮 （2）物品准备：笔、记录单、免洗洗手液 （3）护理员准备：着装整齐，无配饰，洗净双手	
沟通核对	（1）再次核对房间号、床号、姓名、性别 （2）核对检查单 （3）向老年人告知准备进行肌张力测试，取得老年人配合	态度和蔼，语言亲切
改良 Ashworth 量表评定	（1）老年人取舒适体位，尽量放松 （2）检查者评定和移动被检查肢体 （3）0 级：无肌张力的增加，被动活动患侧肢体在整个范围内均无阻力 （4）1 级：肌张力稍微增加，被动活动患侧肢体在关节活动范围之末呈现最小的阻力或突然卡住 （5）1+级：肌张力轻度增加，被动活动患侧肢体在关节活动范围的后 50%范围内突然卡住，并在此后的被动活动中均有较小的阻力 （6）2 级：肌张力明显增加，被动活动患侧肢体在关节活动范围的大部分活动范围内，肌张力均较明显地增加，但受累部分仍能比较容易地移动 （7）3 级：肌张力严重增高，被动活动患侧肢体在整个关节活动范围内均有阻力，活动比较困难 （8）4 级：僵直，患侧肢体僵硬，被动活动十分困难	检查宜缓慢，不可猛烈用力，评估过程中随时关注老年人表现，发现异常及时处理
整理、记录	将物品整理整齐，记录老年人评估情况	
注意事项	（1）在进行沟通时，护理员做到认真倾听，适度回应，沟通时语气温和、吐字清晰、语速适中，表情自然 （2）注意观察老年人表现，发现异常及时采取适当措施 （3）对老年人优秀表现及时表达赞赏，提升老年人的自信心	

二、操作风险点

1. 激越行为。评估过程中操作或言语不当，引发认知障碍老年人的抵抗情绪。
2. 损伤。评估过程中操作失误，或未及时关注到老年人特殊需求，导致老年人受伤。

三、操作关键点

1. 评估前可提前准备老年人资料，有助于提高测验效率。

2. 在进行评估之前先评估老年人视力、听力、配合程度等。

3. 将评估过程完善为游戏的形式更能引起老年人兴趣，有利于提升老年人配合度，有助于评估工作的顺利开展。

4. 评估环境应安静、简洁，避免干扰。

单元3　关节活动度评定

案例导入

崔奶奶，75岁，2个月前因脑梗死住院治疗，病情稳定后入住养老院。目前神志清楚，能正常交流，生命体征平稳，左侧肢体偏瘫，右侧肢体能正常活动。为指导崔奶奶进行康复训练，请护理员为崔奶奶进行关节活动度评定。

学习目标

1. 掌握关节活动度的测量工具及使用方法。
2. 掌握关节活动度的测量原则及测量时的注意事项。
3. 能正确地为老年人进行各关节活动度的测量及评定。
4. 具有精益求精、一丝不苟的工作态度。

关节活动度（range of motion，ROM）或关节活动范围，是指一个关节的运动弧度或关节的远端向近端运动，远端骨所达到的新位置与开始位置之间的夹角，即远端骨所移动的度数。关节活动度评定就是测量远端骨所移动的度数。评定关节活动度对于判断病因，评估关节活动障碍的程度，制订康复治疗计划，评定治疗效果发挥着重要的作用，是康复评定的重要内容之一。

关节活动度分为主动关节活动度（active range of motion，AROM）和被动关节活动度（passive range of motion，PROM）。因此，关节活动度测量有主动关节活动度测量和被动关节活动度测量之分。主动关节活动度指关节运动通过人体自身的主动随意运动而产生的运动弧。被动关节活动度是指由外作用力使关节运动时所通过的运动弧。

一、关节活动度的测量工具及使用方法

1. 测量工具

测量工具有多种，如量角器、电子角度计、皮尺、两脚规等。必要时也可以拍X线片或用摄像机拍摄进行测量分析。皮尺用于特殊部位的测量，如脊柱活动度、手指活动度等。两脚规用于测量拇指外展的活动范围。临床上最常采用量角器测量，量角器是通过对关节的近端和远端骨运动弧度的测量而获得量化的结果。

（1）量角器

由一个带有半圆形或圆形角度计的固定臂及一个普通长度尺（称为移动臂）组成，

两臂的交点用铆钉固定，原称为轴心，现称为量角器的中心。固定臂与刻度盘相连，不能移动；移动臂的一端与刻度盘的中心相连，可以移动。量角器主要用于四肢关节活动度的测量。

（2）电子角度计

固定臂和移动臂有 2 个电子压力传感器，刻度盘为液晶显示器。电子角度计测量程度优于普通量角器，且重复性好，使用方便。

（3）指关节量角器

指关节量角器为小型半圆形量角器，半圆形的刻度盘和固定臂相连为一体，不能移动；移动臂与半圆形刻度盘相连，可以移动。指关节量角器适用于手指各关节活动度的测量。

（4）脊柱量角器

脊柱量角器专用于背部活动的量角器，用于测量脊柱屈、伸的活动度，也可以用于脊柱侧弯的测量。

2. 使用方法

采用不同的测量工具，其使用方法也不同。

（1）量角器的使用方法

量角器的轴心与关节中心一致，固定臂与关节近端的长轴平行，移动臂与构成关节的远端骨的长轴平行（当被检查者有特殊运动障碍时可以变化）。关节活动时，固定臂不动，移动臂随着关节远端肢体的移动而移动，移动臂移动终末所显示的弧度即为该关节的活动度。例如，测量肩关节屈曲时，量角器轴心位于肱骨头中心点的外侧面，固定臂与腋中线平行，移动臂与肱骨长轴平行。检查者应熟练掌握各关节测量时轴心、固定臂、移动臂的具体规定。

（2）电子角度计的使用方法

将固定臂和移动臂的电子压力传感器与肢体的长轴重叠，用双面胶将其固定在肢体表面，此时液晶显示器显示出来的数字即为该关节的活动度。

（3）指关节量角器的使用方法

测量掌指关节时，将量角器的固定臂与掌骨平行，移动臂放在近端指骨上，轴心与其下方的关节相对，掌指关节活动时，移动臂随近节指骨的移动而移动。测量指间关节时，固定臂与关节近端骨长轴平行，移动臂与关节远端骨长轴平行，轴心与其下方的关节相对，指间关节活动时，移动臂随关节远端骨的移动而移动。所移动的弧度即为该关节的活动度。

（4）脊柱量角器的使用方法

将量角器放在所测量的脊柱椎体的棘突上，令被测量者伸、屈或侧屈脊柱，测量其活动度，此时量角器上所显示的弧度即为该段脊柱的活动度。

二、关节活动度的测量原则及测量时的注意事项

1. 测量原则

①在解剖位上，测量每个关节都要将“0”作为其始位，但前臂肘屈曲时，以手掌呈矢状面状态为 0。

②关节活动度测量时，应使被测量者处于舒适、无痛体位，有疼痛时应向被测量

者说明。

③测量四肢关节活动度时，应注意与对侧相比较。

④运动范围要先主动，再被动。

⑤根据部位选择适当的量角器。

⑥关节活动度受限情况要简单加以描述。

⑦记录关节活动度应以表格的形式清楚、精确地表达。

2. 测量时的注意事项

①测量前要向被测量者说明检查目的与方法，消除其紧张和不安，取得合作。

②在正确体位下检查，严格操作，充分暴露受检关节。

③同一被测量者应由专人测量，每次测量应取相同工具和位置，两侧相比。

④固定好测量器，轴心对准关节中心或规定的标志点，关节活动时要防止其固定臂移动，防止出现错误的运动姿势和代偿。

⑤注意观察和记录关节是否存在变形、水肿、疼痛、痉挛、挛缩和被测量者的反应。

⑥关节的主动活动度与被动活动度不一致时，提示有关节外的肌肉瘫痪、肌腱挛缩或粘连等问题存在，应以关节被动活动度为准，或同时记录主动及被动时的关节活动度，先检查主动活动度，后检查被动活动度。

⑦避免在按摩、运动及其他康复治疗后立即进行检查。

技能操作

各关节活动度的具体测量方法

一、操作规程

表 1-7、表 1-8 列出了各关节活动度的具体测量方法。

表 1-7　　上、下肢主要关节活动度测量

关节	运动	体位	量角器放置			正常参考值
			轴心	固定臂	移动臂	
肩	屈、伸	坐位或立位，臂置于体侧，肘伸直	肩峰	与腋中线平行	与肱骨纵轴平行	屈 0°~180° 伸 0°~50°
	外展、内收	坐位或立位，臂置于体侧，肘伸直	肩峰	与身体中线平行	与肱骨纵轴平行	0°~180°
	内旋、外旋	仰卧，肩外展 90°，肘屈 90°	鹰嘴	与腋中线平行	与前臂纵轴平行	各 0°~90°
肘	屈、伸	仰卧或坐位或立位，臂取解剖位	肱骨外上髁	与肱骨纵轴平行	与桡骨纵轴平行	屈 0°~150° 伸 0°
	旋前、旋后	坐位，上臂置于体侧，肘屈 90°，前臂中立位	尺骨茎突	与地面垂直	腕关节背面（测旋前）或掌面（测旋后）	各 0°~90°

续 表

关节	运动	体位	量角器放置			正常参考值
			轴心	固定臂	移动臂	
腕	屈、伸	坐位或立位，前臂完全旋前	尺骨茎突	与前臂纵轴平行	与第二掌骨纵轴平行	屈 0°~90° 伸 0°~70°
	尺侧、桡侧偏移	坐位，屈肘，前臂旋前，腕中立位	腕背侧中点	前臂背侧中线	第三掌骨纵轴	桡偏 0°~25° 尺偏 0°~55°
掌指	屈、伸	坐位，腕中立位	近节指骨近端	与掌骨平行	与近节指骨平行	伸 0°~20° 屈 0°~90° 拇指 0°~30°
指间	屈、伸	坐位，腕中立位	远侧指骨近端	与近侧指骨平行	与远侧指骨平行	近指间为 0°~100° 远指间为 0°~80°
拇指、腕掌	内收、外展	坐位，腕中立位	腕掌关节	与示指平行	与拇指平行	0°~60°
髋	屈	仰卧或侧卧，对侧下肢伸直	股骨大转子	与身体纵轴平行	与股骨纵轴平行	0°~125°
	伸	侧卧，被测下肢在上	股骨大转子	与身体纵轴平行	与股骨纵轴平行	0°~15°
	内收、外展	仰卧	髂前上棘	左右髂前上棘连线的垂直线	髂前上棘至髌骨中心的连线	各 0°~45°
	内旋、外旋	仰卧，两小腿于床沿外下垂	髌骨下端	与地面垂直	与胫骨纵轴平行	各 0°~45°
膝	屈、伸	仰卧、侧卧或坐在椅子边缘	股骨外上髁	与股骨纵轴平行	与胫骨纵轴平行	屈 0°~150° 伸 0°
踝	背伸、跖屈	仰卧，踝处于中立位	腓骨纵轴线与足外缘交叉处	与腓骨纵轴平行	与第五跖骨纵轴平行	背伸 0°~35° 跖屈 0°~45°
	内翻、外翻	俯卧，足位于床沿外	踝后方，两踝中点	小腿后纵轴	轴心与足跟中点连线	内翻 0°~35° 外翻 0°~25°

表 1-8　　脊柱关节活动度测量

关节	运动	体位	量角器放置			正常参考值
			轴心	固定臂	移动臂	
颈椎	前屈	坐位或立位，在侧方测量	肩峰	平行前额面中心线	头顶与耳孔连线	0°~60°
	后伸	坐位或立位，在侧方测量	肩峰	平行前额面中心线	头顶与耳孔连线	0°~50°

续 表

关节	运动	体位	量角器放置			正常参考值
			轴心	固定臂	移动臂	
颈椎	左、右旋	坐位或仰卧，于头顶测量	头顶后方	头顶中心矢状面	鼻梁与枕骨结节连线	各0°~70°
	左、右侧屈	坐位或立位，于头后方测量	第7颈椎棘突	第7颈椎与第5腰椎棘突连线	头顶中心与第7颈椎棘突连线	各0°~50°
胸腰椎	前屈	坐位或立位	第5腰椎棘突	通过第5腰椎棘突的垂线	第7颈椎与第5腰椎棘突连线	0°~45°
	后伸	坐位或立位	第5腰椎棘突	通过第5腰椎棘突的垂线	第7颈椎与第5腰椎棘突连线	0°~30°
	左、右旋	坐位，臀部固定	头顶部中点	双侧髂嵴连线的平行线	双侧肩峰连线的平行线	各0°~40°
	左、右侧屈	坐位或立位	第5腰椎棘突	两侧髂嵴连线中点的垂线	第7颈椎与第5腰椎棘突连线	各0°~50°

二、操作风险点

1. 继发损伤：如被测关节或关节周围有急性感染、血肿、软组织损伤等情况，测量操作应特别谨慎，以防导致损伤。

2. 测量结果不准确：量角器放置位置不准或测量过程移动所致。测量时要正确放置量角器，轴心对准关节活动轴中心，关节活动过程中要防止固定臂移动。

三、操作关键点

1. 测量时，被检查者应采取正确体位，被测关节近端充分固定。

2. 患侧肢体关节活动度结果应与健侧比较。

单元4　平衡和协调功能评定

案例导入

崔奶奶，75岁，2个月前因脑梗死住院治疗，病情稳定后入住养老院。目前神志清楚，能正常交流，生命体征平稳，左侧肢体偏瘫，右侧肢体能正常活动。为指导崔奶奶进行坐、立康复训练，请护理员为崔奶奶进行平衡功能和协调功能评定。

学习目标

1. 掌握平衡功能的评定方法。
2. 掌握协调功能的评定方法。
3. 能正确地为老年人进行平衡功能和协调功能评定。

一、平衡功能评定

平衡是指物体受到来自各个方向的作用力与反作用力大小相等，是物体处于一种稳定的状态。人体平衡是指身体重心偏离稳定位置时，通过自发的、无意识的或反射性的活动，以恢复重心稳定的能力。人体平衡可分为静态平衡、自动态平衡和他动态平衡。静态平衡又称Ⅰ级平衡，指人体在无外力作用下，在睁眼和闭眼时维持某姿势稳定的过程，例如坐位和立位时平衡。自动态平衡又称Ⅱ级平衡，指在无外力作用下从一种姿势调整到另一种姿势的过程，在整个过程中保持平衡状态，例如行走过程的平衡。他动态平衡又称Ⅲ级平衡，指人体在外力的作用下当身体重心发生改变时，迅速调整重心和姿势，保持身体平衡的过程，例如在行驶的汽车中行走。

通过评定，了解评定对象是否有平衡障碍，确定平衡障碍的程度、类型，分析引起平衡障碍的原因，依据评定结果协助康复计划的制订与实施，对平衡障碍治疗训练效果进行评估，以及帮助研制平衡障碍评定与训练的新设备。

1. 评定内容

（1）静止状态

在不同体位时均能保持平衡，睁、闭眼时能维持姿势稳定，在一定时间内能对外界变化做出必要的姿势调整反应。

（2）运动状态

能精确地完成运动，并能完成不同速度的运动（包括加速度和减速度），运动后能回到初始位置，或保持新的体位平衡。如在不同体位下伸手取物。

（3）动态支撑面

当支撑面发生移动时能保持平衡。

（4）姿势反射

当身体处在不同体位时，由于受到外力（推力或拉力）作用而发生移动。

2. 评定方法

平衡评定常用观察法、量表法、平衡仪测试法。

（1）观察法

①在静止状态下能否保持平衡。例如，睁、闭眼坐，睁、闭眼站立，双足靠拢站，足跟对足尖站，单足交替站等。

②在运动状态下能否保持平衡。例如，坐、站立时移动身体，在不同条件下行走，包括足跟着地走、足尖着地走、直线走、走标记物。侧方走，倒退走，环行走等。

（2）量表法

量表法属于主观评定后的记录方法。优点是不需要专门的设备，结果量化，评分简单，应用方便。信度和效度较好的量表有 Berg 平衡量表、Brunel 平衡量表和 Fugl-Meyer 平衡量表等。

①Berg 平衡量表。包括站起、坐下、独立站立、闭眼站立、上臂前伸、转身一周、双足交替踏台阶、单腿站立等项目，测试一般可在 20 分钟内完成。Berg 平衡量表共 14 个分项目，每一评定项目分为 0、1、2、3、4 共 5 个功能等级并予以计分，4 分表示能

够正常完成所检查的动作，0 分则表示不能完成或需要大量帮助才能完成。最低分为 0 分，最高分为 56 分。分数越高，表示平衡能力越好。

Berg 平衡量表的分析指标是总分，满分 56 分，总分<40 分提示有跌倒风险。

②Brunel 平衡量表。Brunel 平衡量表共三大领域，包括 12 个项目。三大领域由易到难分别为坐位平衡、立位平衡、行走功能。每个项目给予受试者 3 次通过机会，每通过 1 个项目计 1 分，不通过计 0 分，满分 12 分。具体评定内容和标准如表 1-9 所示。

表 1-9　　Brunel 平衡量表

项目	动作要领	评估标准
坐位计时	坐位，无他人帮助，无后背支持，上肢可扶支撑台	维持平衡时间≥30s
独坐举臂	坐位，无他人帮助，无后背支持，健臂全范围上举、放下	15s 内完成次数≥3 次
独坐取物	坐位，无后背支持，平举健臂，伸手向前取物	取物距离≥7cm
站立计时	站立位，无他人帮助，上肢可扶支撑台	维持平衡时间≥30s
站立举臂	站立位，无上肢或他人帮助，健臂全范围上举、放下	15s 内完成次数≥3 次
站立取物	站立位，无上肢或他人帮助，平举健臂，伸手向前取物	取物距离≥5cm
跨步站立	站立位，无上肢或他人帮助，健足前跨，使健足足跟超过患足足尖水平	维持平衡时间≥30s
辅助步行	无他人帮助，仅在助行器辅助下步行 5m	完成时间≤1min
跨步重心转移	站立位，无上肢或他人帮助，患足前跨，使其足跟位于健足足尖前，重心在患腿和健腿间充分转移	15s 内完成次数≥3 次
无辅助步行	无助行器或他人辅助，独立步行 5m	完成时间≤1min
轻踏台阶	站立位，无上肢或他人帮助，患腿负重，健足踏上、踏下 10cm 台阶	15s 内完成次数≥2 次
上下台阶	站立位，无上肢或他人帮助，健足踏上 10cm 台阶，患足跟上，然后健足踏下台阶，患足收回	15s 内完成次数≥1 次

注：①项目由易到难递进，从受检者能力可达到的某项目开始评估，当其不能通过某项目时，评估结束；②每项目可以评估 3 次，1 次通过得 1 分，3 次均不通过得 0 分，总分 12 分。

③Fugl-Meyer 平衡量表。主要适用于偏瘫被检查者的平衡功能评定。此法对偏瘫被检查者进行 7 个项目的检查，每个检查项目都分为 0~2 分三个级别进行记分，最高分 14 分，最低分 0 分，少于 14 分说明平衡功能有障碍，评分越低，表示平衡功能障碍越严重。无支撑坐位时双足应着地。检查健侧“展翅”反应时，检查者从患侧向健侧轻推被检查者至接近失衡点，观察被检查者有无外展健侧上肢 90°以伸手扶持支撑面的“展翅”反应。

④Tinetti 步态和平衡测试量表。包括步态测试和平衡测试两部分，其中步态测试包

括起步、抬脚高度、步长、步态连续性、步态对称性、走路路径、躯干稳定和步宽共计 8 个条目，满分 12 分；平衡测试包括坐位平衡、起身、试图起身、立即站起、站立平衡、轻推、闭眼-轻推、转身 360°和坐下共计 9 个条目，满分 16 分，Tinetti 量表满分 28 分。测试得分越低，表明跌倒的风险越高。结果评定标准：<19 分为跌倒高风险，19~24 分为存在跌倒风险。完成量表测试需 5~10 分钟。

（3）平衡仪测试法

平衡测试系统是近年来发展起来的定量评定平衡能力的一种测试方法。这类仪器采用高精度的压力传感器和电子计算机技术，整个系统由受力平台、显示器、电子计算机、专用软件构成。通过系统控制和分离各种感觉信息的输入，来评定躯体感受、视觉、前庭系统对于平衡及姿势控制的作用与影响，其结果以数据及图的形式显示。

①静态平衡仪测试。静态平衡仪主要通过压力平板感应人体静态站立时足底压力变化，描述和分析静立时重心在水平面连续变化的轨迹，以此来测定人体平衡功能。目前临床上静态平衡测试系统主要指标有重心分布、摆动轨迹长、摆动面积、最大摆动速率、最大摆动角度等。

②动态平衡仪测试。模拟不同的情况用来测定受试者的肌肉神经维持运动或静止的平衡能力，并可对某些方面的平衡问题进行针对性训练，用以提高受试者在不同情况下的平衡能力。

动态平衡仪的测试平台可以进行向前或向后、两侧或向中央的 360°运动，用于开展各种训练和测试。平台的最大倾斜角度为 20°，保证对关节机械感受器的刺激，即时的生物反馈提供又能使被检查者更接近和重新恢复特定的运动模式。

动态平衡仪测试的内容主要有感觉整合测试、运动控制测试、应变能力测试和稳定性测试等。

二、协调功能评定

协调是指人体产生平滑、准确、有控制的运动能力。协调运动的特征为适当的速度、距离、方向、节奏、力量及达到正确的目标。协调是完成精细运动技能动作的必要条件。根据中枢神经系统的病变部位不同，可将共济失调分为小脑性共济失调、大脑性共济失调以及感觉性共济失调三种类型。协调功能评定方法主要是观察被测试对象，在完成指定的动作中是否直接、准确，时间是否正常，在动作的完成过程中有无辨距不良、震颤或僵硬，增加速度或闭眼时有无异常。评定时还需要注意共济失调是一侧性还是双侧性，什么部位最明显（头、躯干、上肢、下肢），睁眼、闭眼有无差别。

1. 上肢协调功能评定

上肢协调功能评定主要侧重于评定手部的协调性。常用方法如下。

①指鼻试验：嘱被检查者先将手臂伸直、外展、外旋，以示指尖触自己的鼻尖，然后以不同的方向、速度，睁眼、闭眼重复进行，并两侧比较。小脑半球病变时可看到同侧指鼻不准，接近鼻尖时动作变慢或出现动作性震颤（意向性震颤），且常见超过目标（辨距不良）。感觉性共济失调时睁眼做无困难，闭眼时则发生障碍。

②指指试验：嘱被检查者伸直示指，屈肘，然后伸直前臂以示指触碰对面检查者

的示指。分别在睁眼和闭眼时进行试验。若总是偏向一侧，则提示该侧小脑或迷路有病损。

③轮替试验：嘱被检查者屈肘 90°，双手张开，一手向上，另一手向下，交替转动（也可以在肩前屈 90°、伸肘的位置上进行）。

④还原试验：嘱被检查者与检查者相对而坐（或站），被检查者双上肢先前屈 90°，然后按照检查者的指令将上肢继续前屈至 180°，再还原到 90°，或将上肢放回身体一侧（0°），再还原至 90°，可分别或同时进行。

⑤示指对指试验：嘱被检查者先双肩外展 90°，伸肘，再向中线运动，双手示指相对。

⑥拇指对指试验：嘱被检查者拇指依次与其他四指相对，速度可以由慢变快。

⑦握拳试验：嘱被检查者双手握拳、伸开。可以同时进行或交替进行（一手握拳，另一手伸开），速度可以逐渐提升。

⑧拍手试验：嘱被检查者屈肘，前臂旋前，用手拍膝。可以双手同时或分别进行。

⑨旋转试验：嘱被检查者上肢在身体一侧屈肘 90°，前臂快速反复地做旋前、旋后动作。

2. 下肢协调功能评定

下肢协调功能评定常用的方法有以下几种。

①跟膝胫试验：被检查者仰卧位，上抬一侧下肢用足跟碰对侧膝盖，再沿胫骨前缘向下移动。小脑损害时抬腿触膝易出现辨距不良和意向性震颤，下移时常摇晃不稳。感觉性共济失调时，被检查者足跟于闭目时难寻到膝盖。

②跟膝、跟趾试验：嘱被检查者仰卧位，抬起一侧下肢，足跟先后放在对侧下肢的膝部和趾上。

③拍地试验：足跟触地，抬起足尖，做拍地动作，可以双足同时或分别进行。

技能操作

为老年人进行平衡功能评定

一、操作规程

流程	操作步骤	备注
操作前评估	（1）身体前倾，微笑面对老年人，核对老年人信息 （2）评估老年人的神志、病情、肌力、肌张力、配合程度，是否需工作人员协助或予保护性约束，老年人视力、听力、语言表达能力	考虑到老年人可能存在的多种健康状况，评估应考虑个体差异，如关节炎、视力或听力问题
工作准备	（1）环境准备：房间安静、整洁，温湿度适宜，光线明亮 （2）物品准备：笔、记录单、椅子、台阶等 （3）护理员准备：着装整齐，无配饰，洗净双手	

续 表

<table>
<tr><th>流程</th><th colspan="2">操作步骤</th><th>备注</th></tr>
<tr><td>沟通核对</td><td colspan="2">（1）再次核对房间号、床号、姓名、性别
（2）核对检查单
（3）向老年人告知准备进行平衡功能评定，取得老年人配合</td><td>态度和蔼，语言亲切</td></tr>
<tr><td rowspan="17">应用 Berg 平衡量表评定</td><td colspan="2">护理员进行适当示范，对老年人做好防护，依次进行以下评定项目</td><td rowspan="17">评估过程中随时关注老年人表现，做好防护，防止跌倒</td></tr>
<tr><td>项目</td><td>得分</td></tr>
<tr><td>①由坐到站</td><td>4/3/2/1/0</td></tr>
<tr><td>②独立站立</td><td>4/3/2/1/0</td></tr>
<tr><td>③独立坐</td><td>4/3/2/1/0</td></tr>
<tr><td>④由站到坐</td><td>4/3/2/1/0</td></tr>
<tr><td>⑤床-椅转移</td><td>4/3/2/1/0</td></tr>
<tr><td>⑥闭眼站立</td><td>4/3/2/1/0</td></tr>
<tr><td>⑦双足并拢站立</td><td>4/3/2/1/0</td></tr>
<tr><td>⑧站立位上肢前伸</td><td>4/3/2/1/0</td></tr>
<tr><td>⑨站立位从地上拾物</td><td>4/3/2/1/0</td></tr>
<tr><td>⑩转身向后看</td><td>4/3/2/1/0</td></tr>
<tr><td>⑪转身一周</td><td>4/3/2/1/0</td></tr>
<tr><td>⑫双足交替踏台阶</td><td>4/3/2/1/0</td></tr>
<tr><td>⑬双足前后站立</td><td>4/3/2/1/0</td></tr>
<tr><td>⑭单腿站立</td><td>4/3/2/1/0</td></tr>
<tr><td>总分</td><td>56</td></tr>
<tr><td>整理、记录</td><td colspan="2">整理物品，记录老年人评估情况</td><td></td></tr>
<tr><td>注意事项</td><td colspan="3">（1）测试时保持环境安静，避免干扰
（2）老年人不能安全独立完成所要求动作时，要注意予以保护以免摔倒，必要时给予帮助
（3）对于不能站立的老年人，可评定其坐位平衡功能
（4）心理支持，平衡测试可能会引起焦虑或挫败感，因此应提供情感上的支持和鼓励</td></tr>
</table>

二、操作风险点

1. 跌倒。老年人平衡功能差，护理员未在老年人身边做好防护所致。

2 疲劳。老年人可能容易疲劳，因此应将测试分为较短的时段，允许充分休息。

三、操作关键点

1. 安全防护。在进行任何平衡测试之前，确保场地安全，没有滑倒或绊倒的风险。评定过程中应有至少一名评估者在旁监护，必要时提供物理支持。

2. 动作示范。在对老年人进行评定前，检查者先进行相应动作示范，确保老年人能理解动作指令。

3. 逐步进行。开始时进行简单且低风险的测试，逐渐过渡到更复杂或挑战性的任务。如果在测试过程中发现任何不适或危险迹象，立即停止。

单元 5 步态分析

案例导入

崔奶奶，75 岁，10 个月前因脑梗死住院治疗，病情稳定后入住养老院。目前神志清楚，能正常交流，生命体征平稳，左侧肢体偏瘫，右侧肢体能正常活动，经过康复训练，目前能自行行走，但行走姿态异常。请护理员为崔奶奶进行步态分析。

学习目标

1. 掌握步态分析的方法。
2. 掌握常见异常步态类型。
3. 能正确地为老年人进行步态分析。
4. 尊重老年人，面对老年人异常步态，不嘲笑、不讥讽，具有同情心、同理心。

步态是指人体行走时的姿态，是人体结构与功能、运动调节系统、行为和心理活动在行走时的外在表现。步态分析是利用力学原理和人体解剖学、生理学知识对人类行走状态进行对比分析的一种研究方法。

步态分析中常用的基本参数包括步长、步幅、步频、步速、步行周期、步行时相，其中步长、步频和步速是步态分析中常用的 3 大要素，其内涵是有关行走的生物力学分析所涉及的基本知识，进行步态分析者应当熟练掌握。

步态分析的方法包括以下几种。

1. 观察法

让被检查者按习惯的方式来回行走，观察者从前面、侧面及后面观察其行走的姿势和下肢各关节的活动，通过检查表或简要描述的方式记录步态周期中存在的问题；然后让其做变速行走、慢速、快速、随意放松步行，分别观察有无异常。还可以让被检查者突然停下、转身行走、上下楼梯或斜坡、绕过障碍物、坐下和站起、原地踏步或原地站立、闭眼站立以及用助行器等对步态进行观察和评估。

观察顺序由远端至近端，即从足、踝关节观察开始依次评定膝关节、髋关节、骨盆及躯干。在评定每一个部位时，应按步行周期中每一个环节发生的顺序进行仔细的观察，将首次着地作为评定的起点。先观察矢状面，再从冠状面观察被检查者的行走特征。

2. 量表评估法

用于临床步态分析的量表有多种，如威斯康星步态量表、起立-步行计时测试、功能性步态评价等。每一量表评定的内容侧重点不同。

（1）威斯康星步态量表

威斯康星步态量表用于评定脑卒中后偏瘫所致的步态异常，不预测跌倒的风险。观察包括患侧下肢步行周期中的站立相、足趾离地、迈步相以及足跟着地在内的 4 个时期的动作表现，共计 14 项。最低分 14 分，最高分 45 分。分数越高，表明步态异常越严重。该量表具有良好的信度、效度；可明确地指出步态的异常所在；并可制订出基于证据的康复治疗方案；还可监测康复训练的疗效。在不具备步态分析设备的情况下，该量表值得在偏瘫康复中推广应用。

（2）起立-步行计时测试

起立-步行计时测试是基本的功能性移动的测量方法。测试内容包括被检查者从座位站起，行走3米，转身回来再走到椅子前方，然后坐下。记录全程所用时间，计时单位为秒。测验时被检查者穿平常所用的鞋子，可以使用日常生活中所用的助行器，如手杖。正常人7~10秒即可完成测验，不能在此时间范围内完成，尤其大于20秒完成者提示存在移动障碍。14秒为预测生活在社区的老年人跌倒风险的临界值。大于14秒，提示跌倒风险的存在。由于其测验结果显示与静态平衡功能具有很好的相关性，因此其可作为筛查工具使用。

（3）功能性步态评价

功能性步态评价包括水平地面步行、改变步行速度、步行时水平方向转头、步行时垂直转头、步行和转身站住、步行时跨过障碍物、狭窄支撑面步行、闭目行走、向后退、上下台阶10个项目。每一项分为0、1、2、3共4个等级，满分为30分，分数越高，提示步行能力越好。其具有良好的组间信度及重测信度和同时效度。作为一个筛查量表，可用于预测老年人及帕金森病患者跌倒损伤的风险。社区居住的老年人，其得分为20分时提示高跌倒风险，而针对帕金森病患者，15分时提示高跌倒风险。

3. 运动学定量步态分析法

运动学定量步态分析所得结果反映了被检查者的步态特征，包括时空参数和关节运动的模式等。临床常用的评估方法如下。

（1）足印分析法

该方法是步态分析早期和简易的方法之一。在足底涂上墨汁，在步行通道（一般为4~6米）铺上白纸。被检查者走过白纸，留下足迹，便可以测量距离。也可以在黑色通道上均匀撒上白色粉末，让被检查者赤足通过通道，留下足迹。步行同时用秒表记录时间。可以获得的参数包括步长、步长时间、步幅、步行周期、步频、步速、步宽、足偏角。在传统的临床分析中，采用足印法来获得上述各种结果。目前这种方法已被足开关、视频系统、由许多压力传感器组成的步态垫或其他运动分析系统所代替。通过结果分析，可以大致判断被检查者的步态是否对称以及步态的稳定性。步行时如出现左右步长不等，提示行走的对称性被破坏；步宽缩窄和足夹角减小都会使得人体站立的支持面积减小，因而使步行中身体的稳定性下降。由于身高、下肢长与跨步长和步长密切相关，因此在进行分析前需要将跨步长/下肢长、步长/身高进行归一化处理，使不同身高、不同下肢长的被检查者之间的结果具有可比性。

（2）足开关

足开关是一种微型的电子开关，装置在类似鞋垫形状的测定板内，分别置放于前脚掌（掌开关）和脚跟（跟开关）。电子开关由足跟触地首先触发跟开关，前脚掌触地时触发掌开关，脚跟离地时关闭跟开关，脚尖离地时关闭掌开关。可获得基本的时间-空间参数和步行周期中各时相的参数。

（3）电子步态垫

电子步态垫是足印法和足开关的结合，其长度为3~4米，有10000个压感电阻均匀分布在垫下。被检查者通过该垫时，足底的压力直接被监测，并转换为数字信号，通过计算机分析，可以立即求出上述所有参数，已经逐渐成为主导方式。电子步态垫可以制作为类似地毯式样，便于携带到现场。

（4）动态肌电图

动态肌电图分析指在活动状态同步测定多块肌肉电活动，揭示肌肉活动与步态关系的肌肉电生理研究，是临床步态分析必不可少的环节。对于表浅的肌肉一般采用表面电极。对于深部肌肉可以采用植入式线电极，其导线表面有绝缘物质覆盖，导线的两端裸露，一端与检测的肌肉接触，另一端与肌电图仪连接。可揭示肌肉电活动与步态的关系、明确不明步行障碍的关键肌肉，以针对性地指导肌肉锻炼。

4. 步态分析系统

（1）同步摄像分析

最基本的方式是在4~8米的步行通道的周围设置2~4台摄像机，同时记录被检查者正面、侧面步行的图像，并采用同步慢放的方式，将被检查者较快的动作分解为较慢的动作，在同一屏幕显示，从而使检查者可以获得二维图像，进行动作特征分析。

（2）三维数字化分析

通过2~6台检测仪（数字化检测仪或高速摄像机）连续获取被检查者步行时关节标记物的信号，通过计算机转换为数字信号，分析被检查者的三维运动特征。同一标记物被2台检测仪同时获取时，计算机即可进行三维图像重建和分析。其输出结果包括数字化重建的三维步态、各记录关节的屈/伸、内收/外展和内旋/外旋角度变化、速率。关节标记物分为主动标记物和被动标记物两种。主动标记物：标记物主动发射红外线信号。被动标记物：标记物反射检测仪发出红外线信号。关节标记物一般置放于需要观察的关节或重力中心。

（3）关节角度计分析

基本原理是闭链系统的关节角度动态变化可以反映运动特征，并可以重建运动模式。具体方法是采用特制的关节角度计固定于被测关节，记录关节活动时角度计的改变，转换为数字信号后可用计算机重建步态。优点是操作简便，特别是上肢检查十分方便；缺点是难以正确记录旋转和倾斜活动，对于髋关节的活动难以处理。

技能操作

为老年人进行步态分析

一、操作规程

流程	操作步骤	备注
操作前评估	（1）身体前倾，微笑面对老年人，核对老年人信息 （2）评估老年人的神志、病情、肌力、肌张力、配合程度，是否需工作人员协助或予保护性约束，老年人视力、听力、语言表达能力	评估应考虑个体差异，如关节炎、视力或听力问题

续 表

<table>
<tr><th>流程</th><th>操作步骤</th><th>备注</th></tr>
<tr><td>工作准备</td><td>（1）环境准备：房间安静、整洁，温湿度适宜，光线明亮
（2）物品准备：笔、记录单、助行器等
（3）护理员准备：着装整齐，无配饰，洗净双手</td><td></td></tr>
<tr><td>沟通核对</td><td>（1）再次核对房间号、床号、姓名、性别
（2）核对检查单
（3）向老年人告知准备进行步态分析，取得老年人配合</td><td>态度和蔼，语言亲切</td></tr>
<tr><td>应用威斯康星步态量表评定</td><td>护理员进行适当示范，对老年人做好防护，依次采取以下体位评定
<table>
<tr><th>体位</th><th>评定项目</th><th>1分</th><th>2分</th><th>3分</th><th>4分</th><th>5分</th></tr>
<tr><td rowspan="5">患侧站立相</td><td>手持助行器</td><td>不使用助行器</td><td>最小限度使用助行器</td><td>最小限度使用底面加宽的助行器</td><td>大量使用助行器</td><td>大量使用底面加宽的助行器</td></tr>
<tr><td>患侧站立相时间</td><td>单支撑期健患侧时间相等</td><td>不等</td><td>非常短</td><td colspan="2" rowspan="9">无</td></tr>
<tr><td>健侧步长（患侧支撑时）</td><td>健侧足跟超过患侧足尖</td><td>健侧足跟未超过患侧足尖</td><td>健足未超过患足</td></tr>
<tr><td>体重转移至患侧（使用/不使用助行器）</td><td>完全转移（头和躯干在单支撑期时转移至患侧）</td><td>部分转移</td><td>非常有限地转移</td></tr>
<tr><td>步宽（患侧足尖离地前两足间距离）</td><td>正常（两足间距为一只鞋子的宽度）</td><td>较宽（两足间距为两只鞋子的宽度）</td><td>宽阔（两足间距>两只鞋子的宽度）</td></tr>
<tr><td rowspan="2">足趾离地</td><td>停顿（患肢向前迈步之前）</td><td>无（无犹豫地向前迈步）</td><td>轻度犹豫</td><td>显而易见的犹豫</td></tr>
<tr><td>患侧髋关节伸展（从后方观察臀部皱褶）</td><td>足蹬离期患侧伸展度与健侧相同（在足尖离地过程中维持直立姿势）</td><td>轻度屈曲</td><td>显著伸展</td></tr>
<tr><td rowspan="6">患侧迈步相</td><td>迈步相初期外旋</td><td>与健侧相同</td><td>外旋增加</td><td>外旋显著增加</td></tr>
<tr><td>迈步相中期环形运动（观察患侧足跟的路线）</td><td>无（患侧足内收）</td><td>中度环形运动</td><td>显著的环形运动</td></tr>
<tr><td>迈步相中期髋关节抬高</td><td>无（骨盆于迈步相轻度倾斜）</td><td>抬高</td><td>跳跃</td></tr>
<tr><td>足尖离地至迈步相中期膝关节屈曲</td><td>正常（患侧膝关节屈曲度与健侧相同）</td><td>部分屈曲</td><td>屈曲度极小</td><td>无屈曲</td><td>无</td></tr>
<tr><td>足廓清</td><td>正常（足趾在迈步相期间不接触地面）</td><td>轻度拖步</td><td>显著拖步</td><td colspan="2" rowspan="3">无</td></tr>
<tr><td>迈步相末期骨盆旋转</td><td>骨盆前倾（骨盆旋前以备足跟着地）</td><td>骨盆中立位</td><td>无</td></tr>
<tr><td>患侧足跟着地</td><td>首次着地</td><td>足跟着地</td><td>全足底同时着地</td><td>足跟未接触地面</td></tr>
</table></td><td>评估过程中随时关注老年人表现，做好防护，防止跌倒</td></tr>
<tr><td>整理、记录</td><td>整理物品，记录老年人评估情况</td><td></td></tr>
<tr><td>注意事项</td><td colspan="2">（1）测试时保持环境安静，地面平整无异物
（2）老年人不能安全独立完成所要求动作时，要注意予以保护以免摔倒，必要时给予帮助
（3）心理支持，步行测试可能会引起焦虑或挫败感，因此应提供情感上的支持和鼓励</td></tr>
</table>

二、操作风险点

跌倒。老年人步行功能差或地面不平整、有异物绊倒所致。

三、操作关键点

1. 确保安全。在进行步行测试之前，确保场地安全，没有滑倒或绊倒的风险。评定过程中应有至少一名评估者在旁监护，必要时提供物理支持。

2. 循序渐进。测试项目由静到动，由易到难。如果在测试过程中发现任何不适或危险迹象，立即停止。

思政课堂　　思维导图

课程二 认知功能评定技术

扫码查看
课程资源

据国家卫健委统计，我国60岁以上老年人中约有1500万认知障碍患者，随着社会的发展，我国社会人口老龄化程度不断加深，预计到2050年，老年人将达到4.8亿人，占总人口比重的36.5%，其中，认知障碍患者将超过2000万人。近年来，失智症的防治工作引起社会广泛关注，各地开展老年人认知功能筛查工作，成为我们提升服务水平、提高认知障碍患者生活质量的重要措施。

单元1 认知功能筛查

案例导入

李爷爷，76岁，入住养老院1年，高血压病史10年，1年前突发脑梗死，左侧肢体活动障碍，可在协助下行走。近半年记忆力下降明显，曾入院检查，被诊断为轻度认知功能障碍。李爷爷经常找不到自己存放的物品，有时找不到自己房间门；经常忘记服药，但能与人正常交流，请护理员为李爷爷进行认知功能评估。

学习目标

1. 了解认知障碍筛查的原则。
2. 掌握认知障碍筛查的工具和方法。
3. 能运用MMSE量表对老年人进行认知功能筛查。
4. 能识别认知障碍筛查的风险点和操作关键点，体现尊老、爱老精神。

认知是人类大脑的高级神经功能，是指人们获得知识和运用知识、对信息加工的过程，包括感觉、知觉、记忆、语言、意识、思维等，是人们为了适应周围环境赖以生存的必要条件。而认知障碍是指认知过程中一方面或多方面受到损害，主要由于发育迟滞、脑外伤、脑血管病、重金属中毒、一氧化碳中毒、原发性精神障碍或社会文化状况等导致。认知障碍包括轻度认知功能障碍和痴呆。认知障碍的主要症状包括记忆力障碍、定向力障碍、逻辑思维能力障碍、判断力下降、情绪障碍、言语障碍、思维情感障碍、行为障碍、性格和人格改变等。

一、认知功能筛查的原则

1. 耐心倾听

在与认知障碍老年人沟通时，要与其保持平视，耐心倾听，给予足够的尊重。面对有言语障碍的老年人，要给予他们充分的表达时间，不要打断，鼓励表达，对于无法准确表达的地方可以适当进行猜测，发现错误不要强行纠正。

2. 言语清晰、语气温和

在与患有认知障碍的老年人交流时，要做到表达简洁、口齿清晰，避免冗长复杂的句式。例如，“您是李华，这个是笔，是写字、画画用的；这个是牙刷，是刷牙的。”避免使用命令语气，有时同样的话用不同的语气会带来截然相反的效果。

3. 适当运用肢体语言

当老年人无法用言语表达时，可以鼓励其采用肢体语言，例如点头、挥手等。对于有明显不安的老年人可采用抚手、抚背等方式进行安抚。

4. 不指责、不否定

在与认知障碍老年人沟通时，发现老年人错误不要急于否定。发现老年人有异常行为切忌大声指责，以免加重老年人心底对此事的印象，加重病情。例如，在进行评估时，老年人将笔当成食物放入口中不要惊慌，可以先尝试引导：拿出一块糖果，“是不是饿了呀，送您一块糖吧，这个更甜哦。”也可以采用转移注意力的方法：“爷爷您看，窗外飞过一只蝴蝶，可漂亮了！”看到老年人松口时顺势将笔取出。

5. 注意控制时长

在进行认知障碍筛查时，不必有固定姿势，可准备桌椅二人对坐，也可在床边评估，但评估时间不宜过长，一般控制在20分钟以内，避免时间过长引起认知障碍老年人不良情绪，影响评估结果。

二、认知功能筛查的工具和方法

老年人认知障碍评估包括记忆力、语言能力、运用能力、注意力、视觉空间能力、计算能力和执行功能7个认知领域。目前效果较好的认知功能筛查工具和方法有简易精神状态检查量表（MMSE）（表1-10）和画钟试验（图1-1）。

MMSE是目前临床应用最广泛的认知功能评估量表，推荐用于老年人总体认知功能评估。

画钟试验具有良好的敏感度和特异度，推荐用于门诊、社区和养老院老年患者的认知障碍快速筛查。

1. MMSE评估标准

①判定失智症：文盲≤17分，小学≤20分，初中及以上≤26分。

②判定失智症程度：轻度21~26分，中度10~20分，重度<10分。

2. 画钟试验

画钟试验要求老年人在白纸上独立画一个钟表的表盘，把数字放在正确的位置，并用指针标出指定的时间。

四分评分法：①画出闭锁的圆，1分；②将数字放在正确的位置，1分；③表盘上包括全部12个正确的数字，1分；④将指针放在正确的位置，1分。

表 1-10　　简易精神状态检查量表

项目		对	错/不做
时间定向力	1. 今年的年份	1	0
	2. 现在是什么季节	1	0
	3. 今天是几号	1	0
	4. 今天星期几	1	0
	5. 现在是几月份	1	0
地点定向力	6. 现在您在哪个省（市）	1	0
	7. 现在您在哪个县（区）	1	0
	8. 现在您在哪个乡/街道	1	0
	9. 现在我们在几楼	1	0
	10. 这里是什么地方	1	0
记忆力	11. 复述，并记住这三个词		
	皮球	1	0
	国旗	1	0
	树木	1	0
注意力和计算力	12. 用 100 连续减 7		
	100−7	1	0
	−7	1	0
	−7	1	0
	−7	1	0
	−7	1	0

项目		对	错/不做
回忆力	13. 回忆刚才那三个词		
	皮球	1	0
	国旗	1	0
	树木	1	0
语言能力	14. 说出下列物品的名称		
	手表	1	0
	铅笔	1	0
	15. 重复“四十四只石狮子”	1	0
执行能力	16. 按卡片写的做动作：“请闭上您的眼睛”	1	0
	17. 按指令做“用右手拿纸、把纸对折、放在大腿上”		
	用右手拿纸	1	0
	把纸对折	1	0
	放在大腿上	1	0
	18. 请您说一句完整的、有意义的句子	1	0
	19. 按照下列图形画图 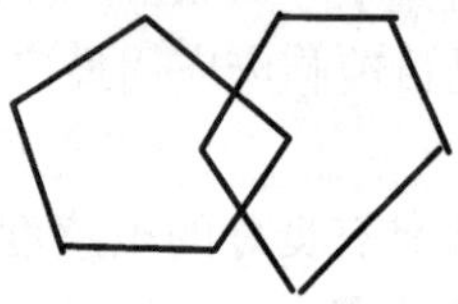	1	0

总分：

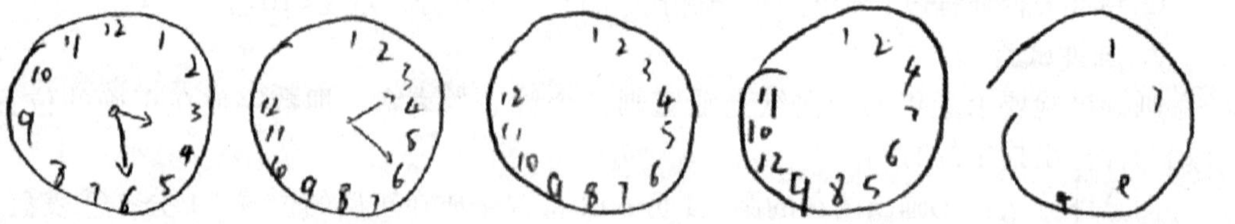

4 分　正常　　3 分　轻度痴呆　　2 分　中度痴呆　　1 分　重度痴呆　　0 分　重度痴呆

图 1-1　画钟试验

技能操作

运用 MMSE 对老年人进行认知功能筛查

一、操作规程

流程		操作步骤	备注
步骤 1	操作前评估	(1) 坐在椅子上，身体前倾，微笑面对老年人，核对老年人信息 (2) 评估老年人的神志、病情、肌力、肢体活动能力，配合程度，是否需工作人员协助或予保护性约束，老年人视力、听力、语言表达能力、文化程度 “李爷爷好，我是您的护理员，您现在感觉怎么样？有哪里不舒服吗？” “没有不舒服。” “我坐在这个位置您能看清楚吗？” “能看清楚。” “下面我会问您一些问题，然后我们一起来玩几项小游戏，您能配合我吗？” “可以。” “那我们现在开始吧。”	受文化程度影响，一些老年人无法完成全部项目，这会影响最终评估结果
步骤 2	工作准备	(1) 环境准备：房间安静、整洁，温湿度适宜，光线明亮 (2) 物品准备：MMSE，带图卡片，手表，笔，记录单 (3) 护理员准备：着装整齐，无配饰，洗净双手	
步骤 3	时间定向力评估	(1) 今年的年份 (2) 现在是几月 (3) 现在是什么季节 (4) 今天是几号 (5) 今天是星期几 “李爷爷，能告诉我今年是哪一年吗？”“您还记得现在是几月吗？”“现在是什么季节呀？”“今天是几月几号呢？”“今天是周几啊？”	正确回答一次记 1 分
步骤 4	地点定向力评估	(1) 现在您在哪个省（市） (2) 现在您在哪个县（区） (3) 现在您在哪个乡/街道 (4) 现在我们在几楼 (5) 现在在哪个地方 “李爷爷，您现在处于哪个省啊？”“您知道您在哪个县（区）吗？”“现在您处在什么街道呢？”“您现在是住在几楼啊？”“能详细说一下您现在的地址吗？”	正确回答一次记 1 分

续 表

流程		操作步骤	备注
步骤 5	记忆力评估	复述，并记住三个词 例：树木、皮球、国旗 “爷爷，现在我们来做一个小游戏好不好？” 在老年人面前依次排列三张带图卡片 “爷爷，您跟着我读：树木、皮球、国旗。您认识他们吗？爷爷真棒！” “现在您闭上眼睛，能回忆起刚才看到的三个词吗？”	正确回忆一个词得 1 分
步骤 6	注意力和计算力评估	用 100 连续减 7 “李爷爷，刚才的小游戏您进行得很棒，那我们进行下一项游戏吧？” “这一项小游戏能锻炼您的计算力，您试着算一算用 100 减去 7 等于几呀？用得出的结果再减去 7 呢？再减 7 等于几啊？再减去 7，继续减 7，哇，爷爷真棒，您都算出来了！”	进行计算力评估时，用老年人每次计算的得数减 7，即使得数错误，但在此数的基础上得出的结果若正确仍可得分，例如：老年人算出 100 减 7 等于 94，答案错误不得分；下一步用 94 减 7，若得出 87 则为正确，第二次计算得 1 分。五次全对计 5 分
步骤 7	回忆力评估	回忆第 3 步的三个词 “爷爷，您还记得刚才让您记住的三个词吗？”	老年人答对 1 词记 1 分
步骤 8	语言能力评估	(1) 出示物品，询问名称。例：手表、笔 (2) 复述一句话，例：“四十四只石狮子” (3) 出示卡片，让老年人读上面的句子，并做出纸上的动作。例：请您闭上眼睛，拿出手表。“李爷爷，您知道这是什么吗？”拿出笔。“这个您认识吗？” “爷爷，您跟着我说：四十四只石狮子。” 拿出卡片。“李爷爷，您试着读一读上面的句子，按照这句话做出动作。”	(1) 认出一个物品得 1 分 (2) 能正确跟读得 1 分 (3) 能正确念出并正确做到得 1 分
步骤 9	执行能力评估	(1) 给老年人一张纸，并让老年人按照指令做动作。例如：用右手拿着纸；用两只手把纸对折；将纸放在左腿上 (2) 请老年人在纸上写出完整的一句话 (3) 请老年人照示范图案画图 递给老年人一张纸。“李爷爷，我们现在再来做一个小游戏吧？您试着用右手拿着这张纸好吗？”“现在双手配合把纸对折。”“把它放在您的右腿上。” 递给老年人一支笔。“爷爷，您现在在纸上写一句话可以吗？” 为老年人画出示范图形： 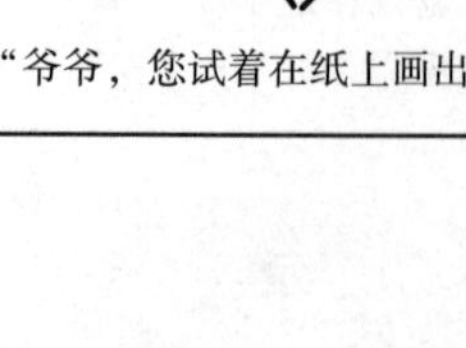 “爷爷，您试着在纸上画出这个形状可以吗？”	(1) 每正确完成一步得 1 分，共 3 分 (2) 能写出完整的一句话得 1 分 (3) 能正确画出图形得 1 分

续 表

流程		操作步骤	备注
步骤 10	整理、记录	（1）将得分统合，计算出最终评估结果 （2）规整物品，记录 “李爷爷，您现在感觉怎么样，有哪里不舒服吗？本次小游戏到现在就结束了，感谢您的配合。”	（1）判定失智症：文盲≤17 分，小学≤20 分，初中及以上≤26 分 （2）判定失智症程度：轻度 21~26 分，中度 10~20 分，重度<10 分
注意事项		（1）在进行沟通时，护理员做到认真倾听，适度回应，表情自然 （2）询问时注意语气温和、吐字清晰、语速适中 （3）一次只问一个问题，避免引起老年人混乱 （4）注意观察老年人表现，发现异常（如烦躁不安、急躁不耐等）及时采取适当措施安抚 （5）对老年人优秀表现及时表达赞赏，提升老年人的自信心 （6）在与老年人沟通过程中发现老年人不理解，可进行适当解释，但不勉强、不打断，不可提示更不能代替	

二、操作风险点

1. 激越行为。评估过程中操作或言语不当，引发认知障碍老年人抵抗情绪。

2. 损伤。评估过程中操作失误，或未及时关注到老年人特殊需求，导致老年人受伤。

三、操作关键点

1. 在进行认知功能评估之前先评估老年人视力、听力、配合程度等。

2. 在进行评估时应时刻注意与认知障碍老年人沟通的方式，不批驳、不否定。

3. 将评估过程完善为游戏的形式更能引起老年人兴趣，有利于提升老年人配合度，有助于评估工作的顺利开展。

4. 评估环境尽量安静，避免干扰。

单元 2 记忆功能评定

案例导入

齐奶奶，73 岁，高血压病史 20 年，入住养老院 2 年，6 个月前突发脑梗死，左侧肢体活动受限，肌力四级，可在协助下行走。脑梗后记忆力下降明显，曾入院检查，被诊断为轻度认知功能障碍。经常忘记刚说过的话，反复要求吃饭。请护理员为老年人进行记忆功能评定。

学习目标

1. 掌握记忆的分类及特点。

2. 掌握记忆功能评定的方法。
3. 具备尊老、爱老意识。

记忆功能是人脑的基本认知功能之一，就像计算机内储存的数据，它会在人们需要的时候被提取出来，当记忆的信息在人脑内存入、保存或取出发生问题时，即表现出记忆功能障碍。人脑功能损害及情绪、人格障碍等都可以影响记忆功能。认知功能障碍老年人大多在患病初期即有不同程度的记忆功能障碍。目前记忆功能评定量表较多，国内应用较广泛的是韦克斯勒记忆量表（以下简称韦氏记忆量表）与临床记忆量表。

根据记忆编码方式不同和保持时间不同，可以将记忆分为瞬时记忆、短时记忆和长时记忆。瞬时记忆保存时间很短，通常在 0. 25~2 秒。短时记忆是瞬时记忆到长期记忆的过渡，保存时间有限，一般在不复述的情况下不会超过 1 分钟。当记忆保存 1 分钟以上便可称为长时记忆，长时记忆没有时间和容量的限制，即使经过数月、数年依然能够很快提取出来。记忆的过程便是信息不断从瞬时记忆到短时记忆再转入长时记忆的过程，人们往往通过再认（如重归故里、翻阅老照片记起的事情）和回忆（如回想去年元旦晚会的节目）来提取脑海中的长时记忆。

一、记忆功能评定的方法

1. 韦氏记忆量表

韦氏记忆量表可作为 7 岁以上儿童及成人的记忆功能标准化测量工具。其中 1~3 项测长时记忆，4~9 项测短时记忆，第 10 项测瞬时记忆。记忆的总水平用记忆商（MQ）表示，如果 MQ 低于标准分，提示存在记忆功能障碍。

评分指标将 10 个分测验的粗分分别根据“粗分等值量表分表”转换为量表分，相加即为全量表分。将全量表分按年龄组查对“全量表分的等值记忆商表”，可得到受测者的 MQ。

2. 临床记忆量表

临床记忆量表共包括以下 5 个分测验。

（1）指向记忆

每套包括两组内容，每组有 24 个词，如黄瓜、菜花等，其中 12 个词属于同类，如蔬菜类、动物类等，要求老年人识记，另外有 12 个与上述词接近的词，不要求识记，将以上 24 个词混在一起，随机排列，用录音机播放。第一组词播放完后要求老年人说出要求识记的词，间隔 5 秒后，测验第二组词。

（2）联想学习

每套包括 12 对词，其中容易联想与不易联想成对词各 6 对，12 对词随机排列，用录音机以不同顺序放 3 遍，每遍播放后评定者按另一顺序念每对词的前一个词，要求说出后一个词。

（3）图像自由回忆

每套包括两组黑白图片 15 张，内容都是常见和易辨认的东西，将第一组图片随机排列，每张看 4 秒，间隔 2 秒，15 张看完后要求老年人立即说出图片内容。5 秒后，再测验第二组图片。

（4）无意义图再认

每套有识记图片 20 张，内容为封闭或不封闭的直线或曲线图形，另有再认图片 40 张，包括与识记图片相同或相似图片各 20 张，将识记图片给老年人看，每张看 3 秒，间隔 3 秒，20 张看完后以随机顺序再认图片，要求其指出看过的图片。

（5）人像特点回忆

每套有黑白人头像 6 张，随机排列让老年人看，同时告知其姓名、职业和爱好两遍，每张看 9 秒，间隔 5 秒，6 张看完后，以另一顺序分别呈现，要求老年人说出各人头像的 3 个特点。

评价指标：

上述第（1）、（2）、（3）、（5）项均以正确回答数量评分；第（4）项再认分 =（正确再认数-错误再认数）×2。

将 5 个分测验结果分别查对“等值量表分表”后换算成量表分，相加即为总量表分。根据年龄查对“总量表分的等值记忆商（MQ）表”，可得到被测者的 MQ。

分级标准：记忆商可划分 7 个等级，130 分以上为很优秀、120～129 分为优秀、110～119 分为中上等、90～109 分为中等、80～89 分为中下等、70～79 分为差、69 分以下为很差，以此衡量记忆水平。

二、记忆功能评定的注意事项

①评定环境：应选择安静的房间，避免干扰。

②准备工作：

a. 在了解老年人的背景资料后，应根据老年人的具体情况，事先进行评定内容（包括用具）和顺序的准备。

b. 评定前应对老年人或家属说明评定目的、要求和主要内容，以取得其同意和充分合作。

③评定要在融洽的气氛中进行，评定中注意观察老年人的状态，是否能够配合，是否过于疲劳。

④评定中不要随意纠正老年人的错误反应，对于老年人的优秀表现可给予肯定。

⑤评定中不仅要记录老年人反应的正误，还应记录老年人的原始反应（包括替代语、手势、体态语、书写表达等）。

⑥最好以“一对一”的形式（即评定者与老年人之间）进行，有陪伴人员在旁时，嘱其不得暗示或提示老年人。

⑦韦氏记忆量表，要求老年人先学习，随后作即时回忆、学习、测试回忆三遍。

⑧临床记忆量表主要用于 20～90 岁的成人：分为有文化和无文化两部分，分别建立两套正常值。

技能操作

运用韦氏记忆量表对老年人进行记忆功能评定

一、操作规程

流程		操作步骤	备注
操作前评估		（1）坐在椅子上，身体前倾，微笑面对老年人，核对老年人信息 （2）评估老年人的神志、病情、肌力、肢体活动能力，配合程度，是否需工作人员协助或予保护性约束，老年人视力、听力、语言表达能力、文化程度	受文化程度影响，一些老年人无法完成全部项目，这可能会影响最终评估结果
工作准备		环境准备：房间安静、整洁，温湿度适宜，光线明亮 物品准备：韦氏记忆量表全套用物、笔，记录单等 护理员准备：着装整齐，无配饰，洗净双手	
韦氏记忆量表评定	经历	5个与个人相关的问题	每答对一题计1分
	定向	5个有关时间和空间的问题	每答对一题计1分
	数字顺序关系	（1）顺数1~100 （2）倒数100~1 （3）累加从1起每次加3，加至49	限时记错、记漏或退数，按次数扣分，分别按计分公式算出原始分
	再认	每套识记卡片有8项内容，呈现给受试者30秒后，让受试者再认	根据受试者再认内容与展示内容的相关性分别计2分、1分、0分或-1分，最高分为16分
	图片回忆	每套图片中有20项内容，呈现1分30秒后，要求受试者说出呈现内容	正确回忆计1分，错误扣1分，最高得分20分
	视觉再生	每套图片中有3张，每张上有1~2个图形，呈现10秒后让受试者画出来	按所画图形的准确度计分，最高分为14分
	联想学习	每套卡片上有10对词，分别读给受试者听，同时呈现2秒，10对词完毕后，停5秒，再读每对词的前一词，要受试者说出后一词	5秒内正确回答1词计1分，3遍测验的容易联想分相加后除以2，与困难联想分之和即为测验总分，最高分为21分
	触觉记忆	使用一副槽板，上有9个图形，让受试者蒙眼用利手、非利手和双手分别将3个木块放入相应槽中。再睁眼，将各木块的图形及位置默画出来	计时并计算正确回忆和位置的数目，根据公式推断出测验原始分
	逻辑记忆	3个故事包括14个、20个和30个内容，将故事讲给受试者听，同时让其看着卡片上的故事，念完后要求复述	回忆1个内容计0.5分，最高分为25分和17分
	背诵数目	要求顺背3~9位数，倒背2~8位数	以能背诵的最高位数为准，最高分别为9分和8分，共计17分

续 表

流程	操作步骤	备注
整理、记录	(1) 护理员将得分统合，计算出最终评估结果 (2) 规整物品，记录	
注意事项	(1) 在进行沟通时，护理员做到认真倾听，适度回应，表情自然 (2) 询问时注意语气温和、吐字清晰、语速适中 (3) 一句话只问一个问题，避免引起老年人混乱 (4) 注意观察老年人表现，发现异常及时采取适当措施安抚 (5) 对老年人优秀表现及时表达赞赏，提升老年人的自信心 (6) 在与老年人沟通过程中发现老年人不理解，可进行适当解释，但不勉强、不打断，不可提示更不能代替	

二、操作风险点

1. 疲劳。本评定时间较长，部分老年人可能会出现疲劳情况，可根据老年人身体情况分次完成测验。

2. 心理问题。评定内容较多、时间长，可能引起老年人焦虑甚至抵触情绪。

三、操作关键点

1. 在进行评定之前先评估老年人视力、听力、配合程度等。

2. 在进行评估时应在融洽难度气氛中进行，注意与老年人沟通的方式，不批驳、不否定。

3. 将评估过程完善为游戏的形式更能引起老年人兴趣，有利于提升老年人配合度，有助于评估工作的顺利开展。

4. 评估环境尽量安静，避免干扰。

单元 3 注意力评定

案例导入

程爷爷，83 岁，入住养老院 3 年，1 年前被诊断为认知功能障碍。记忆力下降明显，做事注意力不集中，经常忽略细节，随手忘事，生活无法自理。请护理员为程爷爷进行注意力评定。

学习目标

1. 掌握注意力概念。
2. 熟悉注意力的特点和分类。
3. 掌握注意力评定方法，能为老年人进行注意力评定。
4. 能识别注意力评定的操作风险点和操作关键点，具有尊老、爱老意识。

注意力是人的心理活动指向或者集中到某件事物的能力，它是一种重要的认知功能，且几乎对认知功能各方面均有影响。注意力是记忆力的基础，良好的记忆力是建立在良好的注意力基础上的，人只有先注意到某一事物，才可能进一步去记忆和思考。

注意力具有选择性和集中性。有意识地注意某件事为主动注意，而环境中并未引起注意的部分为被动注意。随着主动的意识转移，这两者可以相互转化。当人无法主动将意识投入某件事物形成主动注意，而是受被动注意影响，不断切换或无法锁定注意的目标时，这就是注意力障碍。当老年人注意力受损时，常会有注意分散、耐力下降、神经衰弱、抽动症、反应迟钝及易受干扰等异常表现，也可伴有时间、地点定向力的障碍，这些往往会极大地影响其日常生活能力。

因为注意力受人的感觉影响，在进行评估时主要通过视觉、听觉方面进行评估，也可通过询问时间、地点方面的问题，进行时间、地点定向力的评估。

一、视觉注意力测试

1. 视跟踪

要求受试者目光随检查者的手指或光源做上、下、左、右移动，每一个方向得 1 分，正常为 4 分。

2. 形态辨认

要求受试者临摹垂线、圆形、正方形和 A 字形各一图，每项 1 分，正常为 4 分。

二、听觉注意力测试

1. 位置辨认

受试者闭目，在其前、后、左、右及上方摇铃，要求指出摇铃的位置。每个位置得 1 分，少于 5 分为不正常。

2. 词辨认

向受试者播放一段短文录音，其中有 10 个词是事先指定的同一词，要求受试者听到此词时举手，举手少于 10 次为不正常。

技能操作

注意力评定

一、操作规程

流程		操作步骤	备注
步骤 1	操作前评估	（1）坐在椅子上，身体前倾，微笑面对老年人，核对老年人信息 （2）评估老年人的神志、病情、肌力、肢体活动能力、配合程度、是否需工作人员协助或予保护性约束，老年人视力、听力、语言表达能力、文化程度 “程爷爷您好，我是您的护理员，您今天感觉怎么样？” “感觉挺好的。” 拿出一张带字的纸，“您能看清上面的字吗？” “可以。” “今天我们一起来玩一个小游戏好不好？” “好啊。” “在玩游戏过程中您有哪里不舒服或者不想玩了请随时告诉我。”	受文化程度影响，一些老年人无法完成全部项目，这会影响最终评估结果

续 表

流程		操作步骤	备注
步骤 2	工作准备	(1) 环境准备：房间安静、整洁，温湿度适宜，光线明亮 (2) 物品准备：手表，笔，记录单，带有不同图形示范图的 A4 纸，手摇铃，存有特制短文录音的收音机 (3) 护理员准备：着装整齐，无配饰，洗净双手	
步骤 3	视觉注意力测试	(1) 视跟踪测试 指导老年人目光随护理员的手指做上、下、左、右移动 (2) 形态辨认 协助老年人按照示范图样临摹垂线、圆形、正方形和 A 字形各一图 “程爷爷，我们先来第一项游戏。” “现在您看着我这个手指。” 护理员将手指在老年人视线内上、下、左、右四个方向移动。“这个游戏您做得非常好，下面我们来进行一项画画的小游戏。”护理员一边说着一边递给老年人纸和笔。观察老年人临摹情况	每完成一项记 1 分，满分 8 分
步骤 4	听觉注意力测试	(1) 位置辨认 嘱老年人闭目，在其前、后、左、右及上方摇铃，要求指出摇铃的位置 (2) 词辨认 为老年人播放一段短文录音，其中有 10 个词是事先指定的同一词，要求老年人听到此词时举手。 “程爷爷，视力小游戏您做得很好，下面我们来挑战一下听力游戏吧？”可以边说边在老年人面前摇铃，使老年人熟悉声音。 “爷爷，现在您闭上眼睛。” 在老年人左边摇铃，“爷爷，现在铃声在哪边啊？”依次进行其他 4 个方向。 “很好，下一项小游戏，您听到××这个词就举手，我们比一比谁听到得多。”打开收音机，播放录音，同时记录老年人举手次数	摇铃时老年人听对 1 个位置得 1 分，少于 5 分为不正常 听词时老年人举手少于 10 次为不正常
步骤 5	整理、记录	将物品整理整齐，记录老年人评估情况 “程爷爷，您现在感觉怎么样，有哪里不舒服吗？本次小游戏现在结束了，感谢您的配合。”	评估过程中随时关注老年人的表现，发现异常及时处理
注意事项		(1) 在进行沟通时，护理员做到认真倾听，适度回应，沟通时语气温和、吐字清晰、语速适中，表情自然 (2) 一句话只问一个问题，避免引起老年人混乱 (3) 注意观察老年人表现，发现异常（如烦躁不安、急躁不耐等）及时采取适当措施安抚 (4) 对老年人优秀表现及时表达赞赏，提升老年人的自信心 (5) 进行评估时不勉强、不打断，不可提示更不能代替	

二、操作风险点

1. 激越行为。评估过程中操作或言语不当，引发认知障碍老年人抵抗情绪。

2. 损伤。评估过程中操作失误或未及时关注到老年人特殊需求，导致老年人受伤。

三、操作关键点

1. 在进行注意力评估之前先评估老年人视力、听力以及配合程度等。

2. 将评估过程完善为游戏的形式更能引起老年人兴趣，有利于提升老年人配合度，有助于评估工作的顺利开展。

3. 评估环境应安静简洁，避免干扰。

单元4　简易认知功能综合测验

案例导入

姜奶奶，77岁，患有高血压病8年，入住养老院。1年前姜奶奶开始有明显记忆力下降情况，经常忘记刚说过的话，丢三落四，不爱干净，与以往的干练形象判若两人。家里人担心姜奶奶身体，陪她去医院检查，姜奶奶被诊断为轻度认知功能障碍。请护理员为姜奶奶进行认知功能综合测验。

学习目标

1. 熟悉认知功能综合测验作用。
2. 掌握认知功能综合测量表使用方法。
3. 能为老年人进行认知功能综合测验。
4. 能识别认知功能综合测验的操作风险点和操作关键点，具有尊老、爱老意识。

随着社会的发展，认知症渐渐引起人们的重视。为老年人进行认知功能综合测验，能够了解老年人记忆和认知功能有无损害以及损害的严重程度，为医生诊断疾病提供依据，使医生和康复师能够据此制订更加个性化的认知功能康复训练方案。定期进行认知功能综合测验也有助于了解老年人病情变化状况，便于病情管理，及时调整康复方法。

根据我国背景设计修订的认知功能综合测验量表如表1-11所示。

表1-11　认知功能综合测验量表

项目	计分	评分标准
记忆力	5	（1）姓名、年龄、住址。能说出姓名得1分，年龄得2分，住址得2分
	5	（2）物件记忆（10件）。说出全部物品，每件得0.5分
	5	（3）视觉保持。出示5张几何图的图片，每张展示5秒后令老年人默画，完成1张得1分
	5	（4）背数（顺、倒背8~9位数）。从4位数到8~9位数止，能背出9位数或8位数得5分，7位数得4分，6位数得3分，5位数得2分，4位数得1分。顺背和倒背各占50%

续 表

项目	计分	评分标准
注意力	5	（5）100减7，依次减5次，减对一次得1分
	5	（6）视觉扫描跟踪。嘱老年人看每行31个字母或数字组成的读物，找出目标字母并计数，时限10秒，共10行。正确则每行得0.5分
	5	（7）1~20，顺、倒读。顺读时限20秒，倒读时限30秒，正确则各得2.5分
定向力	5	（8）时间（年、月、日、季节、星期、早晚）。正确则各得1分
	5	（9）地点（省、市、县、区、院、楼、号）。正确则各得1分
语言能力	5	（10）讲出物名（5件）。正确则各得1分
	5	（11）执行命令。用言语发出包括3个连贯动作的命令，让老年人执行，正确则得5分。少一个动作扣2分，至0分为止
	5	（12）朗读。让老年人朗读一段长句，顺利完成得5分
	5	（13）执行书面指令。同（11）
	5	（14）书写姓名、物名（图片）。写出自己的姓名，得3分，写出给予的常用物品名称，得2分
复杂作业	5	（15）用右手将8根火柴摆成金鱼状。能独自摆出则得5分；经提示完成则扣1分；看示范图后摆出则扣2分；按图模仿则扣3分；仅能摆出部分则得1分
	5	（16）用左手将8根火柴摆成金鱼状。同上
	5	（17）积木图案（5种）。用4块积木组图时限60秒，共2组，每组1分；用9块积木组图时限120秒，共3组，每组1分
	5	（18）图片排列（5种）。按内容排出正确顺序。每套得1分
	5	（19）画一间房子和一面钟，正确则各得2.5分

注：总分95分，以上测验除（15）、（16）外，在被检查者不能完成时给予各种提示，所得结果扣50%。测验需30~40分钟。

技能操作

为老年人进行认知功能综合测验

一、操作规程

流程		操作步骤	备注
步骤1	操作前评估	（1）坐在椅子上，身体前倾，微笑面对老年人，核对老年人信息 （2）评估老年人的神志、病情、肌力、肢体活动能力，配合程度，是否需工作人员协助或予保护性约束，老年人视力、听力、语言表达能力、文化程度	受文化程度影响，一些老年人无法完成全部项目，这会影响最终评估结果

续 表

流程		操作步骤	备注
步骤 1	操作前评估	“姜奶奶您好，我是您的护理员，您今天感觉怎么样？” “感觉挺好的。” 拿出一张带字的纸。“您能看清上面的字吗？” “可以。” “今天我们一起来做一个小测试好不好？通过这个测试我们可以为您制订更加个性化的照护计划，提供更加优质的服务，您看可以吗？” “好啊。” “需要 30~40 分钟，您需要先去厕所吗？” “不需要。” “那在测试过程中您有哪里不舒服请随时告诉我，好吗？” “可以。”	
步骤 2	工作准备	（1）环境准备：房间安静、整洁，温湿度适宜，光线明亮 （2）物品准备：笔、记录单、免洗洗手液，测试所需物品：A4 纸数张、10 种不相关的物品组合（例：笔，手机，餐具等）、5 张带有简单几何图案的卡片、1~20 的数字卡片、数字读物（至少有 10 行内容，每行 31 个数字）、写有长句指令的纸条、火柴或小木棒、简易木棒小鱼样图、积木、积木样图、简易拼图等 （3）护理员准备：着装整齐，无配饰，洗净双手	
步骤 3	记忆力测试	（1）询问老年人姓名、年龄、住址 （2）物件记忆 拿出 10 件老年人常见的物品，请老年人辨认 （3）视觉保持 出示 5 张几何图的图片，每张展示 5 秒后令老年人默画 （4）背数（顺、倒背 8~9 位数） “姜奶奶，我们现在开始了，您能告诉我您的名字吗？今年多大了？您住在哪里啊？”（得到回复后）“您回答得很棒！” 拿出 10 件物品，一边拿起物品一边询问，“姜奶奶，我手里拿的这件物品您能告诉我是什么吗？”“答对了，这个是写字画画用的笔。” 递给老年人笔和纸，分别拿出 5 张几何图片，每张展示 5 秒。“奶奶，您看这是什么形状啊？您记住它，现在尝试将刚才看到的图形画出来好不好？”“哇，奶奶画得真稳。” 列出几串数列，从 4 位数开始，最高 9 位数，依次增加。“奶奶，现在您尝试着把这些数字记下来好吗？”“您记得很清楚，再试试倒背好吗？现在提高难度了，您还能记住吗？”“没关系，您已经很棒了！”	（1）老年人能回答出姓名得 1 分，年龄得 2 分，住址得 2 分，共 5 分 （2）物件记忆：说出全部物品，每件得 0.5 分，共 5 分 （3）视觉保持：完成 1 张图片得 1 分 （4）背数：从 4 位数到 8~9 位数止，能背出 9 位数或 8 位数得 5 分，7 位数得 4 分，6 位数得 3 分，5 位数得 2 分，4 位数得 1 分。顺背和倒背各占 50%

续 表

流程		操作步骤	备注
步骤 4	注意力测试	(1) 数字加减 例：嘱老年人用 100 减去 7，依次减 5 次 (2) 视觉扫描跟踪 嘱老年人看每行 31 个字母或数字组成的读物，找出目标字母并计数，时限 10 秒，共 10 行 (3) 读数 嘱老年人将 1~20，顺、倒读。顺读时限 20 秒，倒读时限 30 秒 "现在我们试一下注意力，您先试着算一算用 100 减去 7 等于几呀？用得出的结果再减去 7 呢？再减 7 等于几啊？再减去 7，继续减 7，哇，奶奶真棒，您都算出来了！" 拿出数字读物。"奶奶，我们挑战一下您在 10 秒内能从这张纸上找到几个 6，好不好？" 拿出写有 1~20 数字的卡片。"奶奶，您试着在 20 秒内读一遍好不好？再挑战一下 30 秒内倒着读一遍，奶奶您真厉害，给您点赞！"	(1) 数字加减：减对一次得 1 分，共 5 分 (2) 视觉扫描跟踪：正确则每行得 0.5 分，共 5 分 (3) 读数：正确者顺、倒序各得 2.5 分，共 5 分
步骤 5	语言能力	(1) 讲出物品名称 护理员依次指出 5 样物品，请老年人说出物品名称 (2) 执行命令 用言语发出包括 3 个连贯动作的命令，让老年人执行 (3) 朗读 让老年人朗读一段长句 (4) 执行书面指令 (5) 书写姓名、物品名称（图片） 依次指出五个物品。"奶奶，您能告诉我这是什么吗？它是做什么用的？这一个呢，真棒，您都认出来了！" "奶奶，您用左手拿住这张纸，对折一下，放在您右腿上，您做得很好！" 拿出一张写有长句的纸。"奶奶，您试着读一读纸上的句子。比如，用右手拿笔在纸的左边画一个三角形。" "您按照刚才读的句子做出动作可以吗？" "您能写出您的名字吗？" 拿起一个物品。"您能写出这个物品的名称吗？"	(1) 讲出物品名称：正确则各得 1 分，共 5 分 (2) 执行命令：三个动作正确则得 5 分。少一个动作扣 2 分，至 0 分为止 (3) 朗读能顺利完成得 5 分 (4) 书面命令同"语言命令" (5) 写出自己的姓名，得 3 分，写出给予的常用物品名称，得 2 分，共 5 分
步骤 6	复杂作业	(1) 右手摆图形 用右手将 8 根火柴摆成金鱼状 (2) 左手摆图形 用左手将 8 根火柴摆成金鱼状 (3) 积木图案 用 4 块积木组图时限 60 秒，共 2 组；用 9 块积木组图时限 120 秒，共 3 组 (4) 图片排列 按内容排出正确顺序，共 5 套	(1) 能独自摆出则得 5 分；经提示完成则扣 1 分；看示范图后摆出则扣 2 分；按图模仿则扣 3 分；仅能摆出部分则得 1 分 (2) 同上 (3) 积木每完成 1 组得 1 分，共 5 分 (4) 图片排列每完成 1 套得 1 分，共 5 分

续 表

流程		操作步骤	备注
步骤6	复杂作业	(5) 嘱老年人画一间房子和一面钟 拿出火柴或小木棍。“奶奶，您试着用这些摆出小金鱼的形状可以吗？”若无法独自摆出可先提示，若仍然无法摆出可拿出示范图 拿出积木和积木图案。“奶奶，您在1分钟内按照这个图案搭积木可以吗？现在提高难度了，您在2分钟内搭好这个图案可以吗？” 拿出拼图图案。“奶奶，现在您试着完成这几组拼图好不好？” “奶奶，您试着在纸上画出一间小房子。再画一个钟表好不好？”	(5) 画出房子和钟分别得2.5分，共5分
步骤7	整理、记录	将物品整理整齐，核算总分，记录老年人评估情况 “姜奶奶，您现在感觉怎么样，有哪里不舒服吗？本次测评到现在就结束了，感谢您的配合。”	评估过程中随时关注老年人表现，发现异常及时处理
注意事项		(1) 在进行沟通时，护理员做到认真倾听，适度回应，沟通时语气温和、吐字清晰、语速适中，表情自然 (2) 一句话只问一个问题，避免引起老年人混乱 (3) 注意观察老年人表现，发现异常（如烦躁不安、急躁不耐等）及时采取适当措施安抚 (4) 对老年人优秀表现及时表达赞赏，提升老年人的自信心 (5) 进行评估时不勉强、不打断，不可提示更不能代替 (6) 本测评时间较长，必要时可分次测验	

二、操作风险点

1. 激越行为。评估过程中操作或言语不当，引发认知障碍老年人抵抗情绪。

2. 损伤。评估过程中操作失误或未及时关注到老年人特殊需求，导致老年人受伤。

三、操作关键点

1. 评估前可提前准备老年人资料，有助于提高测验效率。

2. 在进行评估之前先评估老年人视力、听力、配合程度等。

3. 将评估过程完善为游戏的形式更能引起老年人兴趣，有利于提升老年人配合度，有助于评估工作的顺利开展。

4. 评估环境应安静简洁，避免干扰。

思政课堂　　思维导图

扫码查看
课程资源

课程三　言语评定技术

单元 1　失语症评定

案例导入

赵爷爷，70 岁，入住养老院 1 年，3 个月前因脑卒中导致言语不利，目前左侧肢体肌力 4 级，右侧肢体活动正常。为了准确地指导赵爷爷进行言语功能训练，请护理员对赵爷爷进行失语症评定。

学习目标

1. 掌握失语症的评定内容。
2. 掌握失语症的评定方法。
3. 了解国际上常用的失语症的评定方法。
4. 富有耐心、同理心，体谅老年人疾苦。

言语和语言是两个既不相同又有关联的概念。语言是人类特有的能力，包括口语、书面语和姿势语。言语指口语交流的能力，是个人利用语言进行交际的过程。言语障碍指构成语言的听、说、读、写功能受损，出现包括言语以及书面语交流能力的障碍，包括失语症、构音障碍等。

失语症是由于脑部损伤使已获得的语言能力受损或丧失的一种语言障碍综合征，表现为对语言符号的感知、理解、组织运用或表达等某一方面或几方面的功能障碍。主要症状有言语表达障碍、听觉理解障碍、阅读理解障碍、书写障碍。

一、失语症的评定内容

1. 言语表达

采取与被检查者谈话的形式。通过询问被检查者的自然情况，了解其话语量多少，是否费力，语调和发音是否正常，能否准确复述，表达是否顺利，有无语法错误和是否能表达意思。

2. 听觉理解

将 4~5 个日常用品摆在被检查者的面前并说出名称，由被检查者指出所说的物品，观察被检查者对单词、句子的理解。

3. 阅读理解

因大脑病变导致的阅读能力受损称为失读症。表现为不能正确朗读和理解文字，或者能够朗读但是不理解朗读的内容。向被检查者出示以上同样物品或卡片的文字，由被检查者读出并与图片相匹配，并执行书面语言的指令。

4. 书写

由于脑损伤导致的书写能力受损称为失写症。书写由视觉、听觉、运动等功能的参与，分析书写障碍时，要仔细辨别障碍出自何处。让被检查者抄写、听写自己的名字或物品名称、数字等。

二、失语症的评定方法

目前尚无统一的评定方法，以下是国内常用的检查方法。

1. 汉语标准失语症检查

由中国康复研究中心于 1990 年编制，此检查法是以日本的标准失语检查为基础，同时借鉴了国外有影响的失语症量表的优点，按照汉语的语言特点和中国人的文化习惯编制的。该检查包括两部分内容：第一部分是通过被检查者回答 12 个问题了解其语言的一般情况；第二部分由 30 个分测验组成，分为 9 个大项目，包括听理解、复述、说、出声读、阅读理解、抄写、描写、听写、计算。此检查不包括身体部位辨别、空间结构等高级皮质功能检查，适用于成人失语症患者。

2. 汉语失语成套测验

由北京大学第一医院神经心理研究室于 1988 年编制，主要参考西方失语成套测验，结合中国国情及临床经验修订而成。该检查可区别语言正常和失语症，对脑血管病语言正常者，也可检测出某些语言功能的轻度缺陷。通过检查可作出失语症分类诊断，且受文化差异影响较小。

知识链接

国际上常用的失语症评定方法

1. Halstead-Wepman 失语症筛选测验：一种判断有无失语障碍的快速筛选测验方法。项目的设计除包括对言语理解接收表述过程中各功能环节的评价（如呼名、听指、拼读、书写）外，同时包括对失认症、口吃和言语错乱的检查，可用于各种智力水平、多种不同文化程度和经济状况的受试者。

2. 标记测验：用于检查言语理解能力，主要对失语障碍表现轻微或潜在的患者，能敏感地反映语言功能的损害。Token 测验也设计言语次序的短时记忆广度和句法能力，它还能鉴别那些由于其他的能力低下而掩盖了伴随着的语言功能障碍的脑损伤患者，或那些在符号处理过程中仅存在轻微的不易被察觉出问题的脑损伤患者。

3. 波士顿诊断性失语检查：1972 年编制发表的，目前英语国家普遍采用的标准失语症检查方法。该检查包括了语言和非语言功能的检查，语言交流及特征的定量与定性分析，确定语言障碍程度及失语症分类。缺点是检查所需时间长，评分较为困难。

4. 西方失语症成套测验：较短的波士顿失语症检查版本，克服了其冗长的缺点。该测验提供一个总分，称失语商，可以分辨出是否为正常语言。其还可以测出操作商（PQ）和皮质商（CQ），前者可了解大脑的阅读、书写、运用、结构、计算和推理等功能；后者可了解大脑认知功能。此测验是目前西方国家比较流行的一种失语症检查方法，很少受民族文化背景的影响。

技能操作

汉语标准失语症检查

一、操作规程

<table>
<tr><th colspan="2">流程</th><th>操作步骤</th><th>备注</th></tr>
<tr><td rowspan="3">操作前准备</td><td>核对评估</td><td>（1）护理员站在床前，身体前倾，微笑面对老年人，对照床头卡核对老年人姓名、床号
（2）评估老年人的意识状态及配合程度
（3）评估肌力情况</td><td></td></tr>
<tr><td>工作准备</td><td>（1）环境准备：房间干净、整洁；空气清新、无异味
（2）护理员准备：着装整齐，用七步洗手法洗净双手，戴口罩
（3）物品准备：使用说明、记录用表（包括计算用纸）、图片、词卡、实物（手帕，牙刷，硬币，钢笔，梳子，钥匙，剪刀，镜子，盘子，牙膏）、铅笔
（4）老年人准备：坐位，着宽松衣物</td><td></td></tr>
<tr><td>沟通解释</td><td>向老年人讲解言语功能评定的目的以取得配合
“您好，赵爷爷，为了更有针对性地指导言语训练，现在对您进行言语功能评定，可以吗？”</td><td>态度和蔼，语言亲切</td></tr>
<tr><td>操作过程</td><td>了解一般言语情况</td><td>检查前，通过问老年人以下问题，了解老年人的一般言语状况：
①姓名 ⑦学历
②住址 ⑧爱好
③出生日期（年、月） ⑨主诉
④年龄 ⑩发病前后语言状况
⑤家庭成员 ⑪发病时状况
⑥职业史 ⑫方言</td><td></td></tr>
</table>

续　表

<table>
<tr><th>流程</th><th></th><th>操作步骤</th><th>备注</th></tr>
<tr><td rowspan="2">操作过程</td><td rowspan="2">听理解</td><td>(1) 名词的理解
根据图片念出名字，“爷爷，请指出来是哪个图。”

| 问题 | 得分 |
①西瓜
②鱼
③自行车
④月亮
⑤椅子
⑥电灯
⑦火
⑧钟表
⑨牙刷
⑩楼房</td><td>误答或15秒后无反应重复提问一次
6分：3秒内回答正确
5分：15秒内回答正确
3分：提示后回答正确
1分：提示后回答不正确
中止 A：3 分以下，连续错两题
中止 B：全检</td></tr>
<tr><td>(2) 动词的理解
根据图片念出名字，“爷爷，请指出来是哪个图。”

| 问题 | 得分 |
①飞
②睡
③喝水
④跳舞
⑤穿衣
⑥敲
⑦坐
⑧游泳
⑨哭
⑩写</td><td>说明和打分同上</td></tr>
</table>

续 表

<table>
<tr><th colspan="2">流程</th><th>操作步骤</th><th>备注</th></tr>
<tr><td rowspan="2">操作过程</td><td rowspan="2">听理解</td><td>（3）句子的理解

| 问题 | 得分 |
①水开了
②孩子们堆了一个大雪人
③男孩洗脸
④男孩付钱买药
⑤老年人拄着拐杖独自过人行横道
⑥两个孩子在讨论书上的图画
⑦男孩在湖上划船
⑧小男孩的左臂被车门夹住了
⑨一个男演员边弹边唱
⑩护士准备给男孩打针</td><td>说明和打分同上</td></tr>
<tr><td>（4）执行口头命令
将梳子、剪刀、钢笔、盘子、牙刷、镜子、手帕、钥匙、牙膏、钱放在老年人前面的桌子上。“爷爷，请按我说的移动物品，请注意听。”

| 问题 | 得分 |
①把梳子和剪刀拿起来
②把钢笔放在盘子旁边
③用牙刷碰三下盘子
④把牙膏放在镜子上
⑤把钥匙和钱放在手帕上
⑥把盘子扣过来再把钥匙拿起来
⑦摸一下镜子然后拿起梳子
⑧把钱放在牙膏前面
⑨把剪刀和牙刷换个位置，再把镜子翻过来
⑩把钢笔放在盘子里，再拿出来放在牙膏和钱之间</td><td>超过两次错误或 15 秒后无反应需提示（重复提问一次）
6 分：3 秒内回答正确
5 分：15 秒内回答正确
4 分：15 秒内回答但有错误
3 分：提示后回答正确
2 分：提示后不完全反应
1 分：提示后回答不正确
中止 A：4 分以下，连续答错 5 题
中止 B：分项目 2 中 6 分和 5 分在 6 题以下，或分项目 3 中 6 分和 5 分在 5 题以下</td></tr>
</table>

续 表

<table>
<tr><th colspan="2">流程</th><th>操作步骤</th><th>备注</th></tr>
<tr><td rowspan="2">操作过程</td><td rowspan="2">复述</td><td>（1）名词
“爷爷，请模仿我说的话，我只说一遍，请注意听。”
<table><tr><th>问题</th><th>得分</th></tr><tr><td>①自行车</td><td></td></tr><tr><td>②楼房</td><td></td></tr><tr><td>③西瓜</td><td></td></tr><tr><td>④月亮</td><td></td></tr><tr><td>⑤电灯</td><td></td></tr><tr><td>⑥牙刷</td><td></td></tr><tr><td>⑦钟表</td><td></td></tr><tr><td>⑧鱼</td><td></td></tr><tr><td>⑨椅子</td><td></td></tr><tr><td>⑩火</td><td></td></tr></table></td><td>6 分：3 秒内复述正确
5 分：15 秒内复述正确
4 分：15 秒复述出，不完全反应
3 分：提示后复述正确
2 分：提示后回答同 4 分结果
1 分：提示后反应在 2 分以下
中止 A：4 分以下，连续错 3 题
中止 B：全检</td></tr>
<tr><td>（2）动词
“爷爷，请模仿我说的话，我只说一遍，请注意听。”
<table><tr><th>问题</th><th>得分</th></tr><tr><td>①坐</td><td></td></tr><tr><td>②哭</td><td></td></tr><tr><td>③睡</td><td></td></tr><tr><td>④游泳</td><td></td></tr><tr><td>⑤穿衣</td><td></td></tr><tr><td>⑥喝水</td><td></td></tr><tr><td>⑦写</td><td></td></tr><tr><td>⑧飞</td><td></td></tr><tr><td>⑨敲</td><td></td></tr><tr><td>⑩跳舞</td><td></td></tr></table></td><td>说明和打分同上</td></tr>
</table>

续 表

<table>
<tr><th colspan="2">流程</th><th>操作步骤</th><th>备注</th></tr>
<tr><td rowspan="2">操作过程</td><td>复述</td><td>(3) 句子
“请模仿我说的话，我只说一遍，请注意听。”
<table><tr><th>问题</th><th>得分</th></tr><tr><td>①护士准备给男孩打针</td><td></td></tr><tr><td>②男孩洗脸</td><td></td></tr><tr><td>③一个男演员边弹边唱</td><td></td></tr><tr><td>④孩子们堆了一个大雪人</td><td></td></tr><tr><td>⑤水开了</td><td></td></tr><tr><td>⑥小男孩的左臂被车门夹住了</td><td></td></tr><tr><td>⑦男孩在湖上划船</td><td></td></tr><tr><td>⑧两个孩子在讨论书上的图画</td><td></td></tr><tr><td>⑨男孩付钱买药</td><td></td></tr><tr><td>⑩老年人拄着拐杖独自过人行横道</td><td></td></tr></table></td><td>6分：10秒内复述正确
5分：30秒内复述正确
4分：30秒内复述出，不完全反应
3分：经提示后复述正确
2分：经提示后不完全反应
1分：提示后低于2分结果
中止A：4分以下，连续错3题
中止B：分项目5或分项目6中6分和5分在6题以下</td></tr>
<tr><td>说</td><td>(1) 命名
依次拿起图片询问，“爷爷，这个是什么？”
<table><tr><th>问题</th><th>得分</th></tr><tr><td>①月亮</td><td></td></tr><tr><td>②电灯</td><td></td></tr><tr><td>③鱼</td><td></td></tr><tr><td>④火</td><td></td></tr><tr><td>⑤椅子</td><td></td></tr><tr><td>⑥牙刷</td><td></td></tr><tr><td>⑦楼房</td><td></td></tr><tr><td>⑧自行车</td><td></td></tr><tr><td>⑨钟表</td><td></td></tr><tr><td>⑩西瓜</td><td></td></tr></table></td><td>6分：3秒内回答正确
5分：15秒内回答正确
4分：15秒内回答，不完全反应
3分：提示后回答正确
2分：提示后不完全反应
1分：提示后回答不正确
中止A：4分以下，连续错3题
中止B：全检</td></tr>
</table>

续　表

<table>
<tr><th colspan="2">流程</th><th>操作步骤</th><th>备注</th></tr>
<tr><td rowspan="2">操作过程</td><td rowspan="2">说</td><td>（2）动作说明
依次拿起图片，“爷爷，这个人（他）在干什么?”
<table><tr><th>问题</th><th>得分</th></tr><tr><td>①喝水</td><td></td></tr><tr><td>②跳舞</td><td></td></tr><tr><td>③敲</td><td></td></tr><tr><td>④穿衣</td><td></td></tr><tr><td>⑤哭</td><td></td></tr><tr><td>⑥写</td><td></td></tr><tr><td>⑦睡</td><td></td></tr><tr><td>⑧飞</td><td></td></tr><tr><td>⑨坐</td><td></td></tr><tr><td>⑩游泳</td><td></td></tr></table></td><td>说明和打分同上</td></tr>
<tr><td>（3）画面说明
依次拿起图片，“爷爷，这幅画描绘的是什么?”
<table><tr><th>问题</th><th>得分</th></tr><tr><td>①男孩付钱买药</td><td></td></tr><tr><td>②孩子们堆了一个大雪人</td><td></td></tr><tr><td>③水开了</td><td></td></tr><tr><td>④男孩洗脸</td><td></td></tr><tr><td>⑤老年人拄着拐杖独自过人行横道</td><td></td></tr><tr><td>⑥一个男演员边弹边唱</td><td></td></tr><tr><td>⑦护士准备给男孩打针</td><td></td></tr><tr><td>⑧小男孩的左臂被车门夹住了</td><td></td></tr><tr><td>⑨男孩在湖上划船</td><td></td></tr><tr><td>⑩两个孩子在讨论书上的图画</td><td></td></tr></table></td><td>6 分：10 秒内回答正确
5 分：30 秒内回答正确
4 分：30 秒内回答，不完全反应
3 分：提示后回答正确
2 分：提示后不完全反应
1 分：提示后回答不正确
中止 A：4 分以下，连续错 4 题。
中止 B：分项目 8 或分项目 9 中 6 分和 5 分在 5 题以下</td></tr>
</table>

续 表

<table>
<tr><th colspan="2">流程</th><th>操作步骤</th><th>备注</th></tr>
<tr><td rowspan="3">操作过程</td><td rowspan="2">说</td><td>（4）漫画说明
给老年人一幅漫画，“爷爷，请把这幅漫画描述出来。”限时 5 分钟<table><tr><th>问题</th><th>得分</th></tr><tr><td>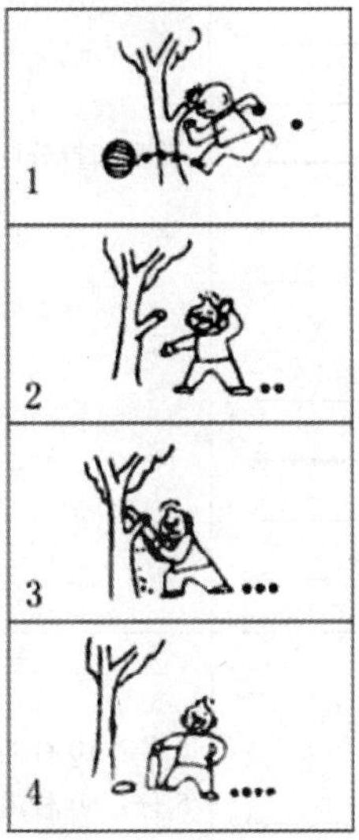</td><td></td></tr></table></td><td>6 分：基本含义包括（撞、起包、锯、高兴等）流利、无语法错误
5 分：基本含义正确，有少许语法错误，如形容词、副词等
4 分：三个图基本含义正确，有一些语法错误
3 分：两个图基本含义正确，有一些语法错误
2 分：一个图基本含义正确，只用单词表示
1 分：以上基本含义正确，相关词均无
中止 A：1 分钟内未说出有意义的词语
中止 B：分项目 8 或分项目 9 中 6 分和 5 分在 6 题以下，分项目 10 中 6 分和 5 分在 2 题以下</td></tr>
<tr><td>（5）水果列举
“爷爷，请在 1 分钟内尽可能多地说出水果的名字，例如：苹果、香蕉……”</td><td>每说出一个水果名字得 1 分，限时 1 分钟
中止 A：1 分钟内未说出有意义的词语
中止 B：分项目 8 或分项目 9 中 6 分和 5 分在 3 题以下，分项目 10 在 2 题以下</td></tr>
<tr><td>出声读</td><td>（1）名词
依次出示卡片，“爷爷，请读出声。”<table><tr><th>问题</th><th>得分</th></tr><tr><td>①楼房</td><td></td></tr><tr><td>②牙刷</td><td></td></tr><tr><td>③钟表</td><td></td></tr><tr><td>④火</td><td></td></tr><tr><td>⑤电灯</td><td></td></tr><tr><td>⑥椅子</td><td></td></tr><tr><td>⑦月亮</td><td></td></tr><tr><td>⑧自行车</td><td></td></tr><tr><td>⑨鱼</td><td></td></tr><tr><td>⑩西瓜</td><td></td></tr></table></td><td>6 分：3 秒内读正确
5 分：15 秒内读正确
4 分：15 秒内读，不完全反应
3 分：提示后读正确
2 分：提示后不完全反应
1 分：提示后读错
中止 A：4 分以下，连续错两题
中止 B：全检</td></tr>
</table>

续 表

<table>
<tr><th colspan="2">流程</th><th>操作步骤</th><th>备注</th></tr>
<tr><td rowspan="3">操作过程</td><td rowspan="2">出声读</td><td>（2）动词
依次出示卡片，“爷爷，请读出声。”
<table>
<tr><th>问题</th><th>得分</th></tr>
<tr><td>①写</td><td></td></tr>
<tr><td>②哭</td><td></td></tr>
<tr><td>③游泳</td><td></td></tr>
<tr><td>④坐</td><td></td></tr>
<tr><td>⑤敲</td><td></td></tr>
<tr><td>⑥穿衣</td><td></td></tr>
<tr><td>⑦跳舞</td><td></td></tr>
<tr><td>⑧喝水</td><td></td></tr>
<tr><td>⑨睡</td><td></td></tr>
<tr><td>⑩飞</td><td></td></tr>
</table></td><td>说明和打分同上</td></tr>
<tr><td>（3）句子
依次出示卡片，“爷爷，请读出声。”
<table>
<tr><th>问题</th><th>得分</th></tr>
<tr><td>①水开了</td><td></td></tr>
<tr><td>②男孩洗脸</td><td></td></tr>
<tr><td>③男孩付钱买药</td><td></td></tr>
<tr><td>④孩子们堆了一个大雪人</td><td></td></tr>
<tr><td>⑤老年人拄着拐杖独自过人行横道</td><td></td></tr>
</table></td><td>6 分：10 秒内读正确
5 分：30 秒内读正确
4 分：30 秒内读，不完全反应
3 分：提示后读正确
2 分：提示后不完全反应
1 分：提示后读错
中止 A：4 分以下，连续错 2 题
中止 B：分项目 13 或分项目 14 中 6 分和 5 分在 5 题以下</td></tr>
<tr><td>阅读理解</td><td>（1）名词
依次出示卡片，“爷爷，这个卡片上写的是哪个图？”
<table>
<tr><th>问题</th><th>得分</th></tr>
<tr><td>①鱼</td><td></td></tr>
<tr><td>②西瓜</td><td></td></tr>
<tr><td>③电灯</td><td></td></tr>
<tr><td>④月亮</td><td></td></tr>
<tr><td>⑤火</td><td></td></tr>
<tr><td>⑥钟表</td><td></td></tr>
<tr><td>⑦自行车</td><td></td></tr>
<tr><td>⑧椅子</td><td></td></tr>
<tr><td>⑨楼房</td><td></td></tr>
<tr><td>⑩牙刷</td><td></td></tr>
</table></td><td>6 分：3 秒内正确指出
5 分：15 秒内正确指出
3 分：提示后正确指出
1 分：提示后指错
中止 A：3 分以下，连续错 2 题
中止 B：全检</td></tr>
</table>

续 表

<table>
<tr><th colspan="2">流程</th><th>操作步骤</th><th>备注</th></tr>
<tr><td rowspan="2">操作过程</td><td rowspan="2">阅读理解</td><td>（2）动词
<table><tr><th>问题</th><th>得分</th></tr><tr><td>①敲</td><td></td></tr><tr><td>②游泳</td><td></td></tr><tr><td>③跳舞</td><td></td></tr><tr><td>④喝水</td><td></td></tr><tr><td>⑤穿衣</td><td></td></tr><tr><td>⑥坐</td><td></td></tr><tr><td>⑦飞</td><td></td></tr><tr><td>⑧哭</td><td></td></tr><tr><td>⑨睡</td><td></td></tr><tr><td>⑩写</td><td></td></tr></table></td><td>说明和打分同上</td></tr>
<tr><td>（3）句子
出示卡片，“爷爷，这个卡片上写的是哪个图?”
<table><tr><th>问题</th><th>得分</th></tr><tr><td>①水开了</td><td></td></tr><tr><td>②两个孩子在讨论书上的图画</td><td></td></tr><tr><td>③孩子们堆了一个大雪人</td><td></td></tr><tr><td>④男孩付钱买药</td><td></td></tr><tr><td>⑤男孩洗脸</td><td></td></tr><tr><td>⑥男孩在湖上划船</td><td></td></tr><tr><td>⑦小男孩的左臂被车门夹住了</td><td></td></tr><tr><td>⑧老年人拄着拐杖独自过人行横道</td><td></td></tr><tr><td>⑨护士准备给男孩打针</td><td></td></tr><tr><td>⑩一个男演员边弹边唱</td><td></td></tr></table></td><td>6分：10秒内正确指出
5分：20秒内正确指出
3分：提示后正确指出
1分：提示后指错
中止A：3分以下，连续错5题
中止B：分项目16或分项目17中6分和5分在5题以下</td></tr>
</table>

续 表

<table>
<tr><th colspan="2">流程</th><th>操作步骤</th><th>备注</th></tr>
<tr><td rowspan="3">操作过程</td><td>阅读理解</td><td>(4) 执行文字命令
出示印有指令的纸条，“爷爷，请按文字命令移动物品。”
<table>
<tr><th>问题</th><th>得分</th></tr>
<tr><td>①把梳子和剪刀拿起来</td><td></td></tr>
<tr><td>②把钢笔放在盘子旁边</td><td></td></tr>
<tr><td>③把镜子扣过来再把钥匙拿起来</td><td></td></tr>
<tr><td>④用牙刷碰三下盘子</td><td></td></tr>
<tr><td>⑤把钥匙和钱放在手帕上</td><td></td></tr>
<tr><td>⑥把牙膏放在镜子上</td><td></td></tr>
<tr><td>⑦摸一下镜子然后拿起梳子</td><td></td></tr>
<tr><td>⑧把剪刀和牙刷换个位置，再把镜子翻过来</td><td></td></tr>
<tr><td>⑨把钱放在牙膏前面</td><td></td></tr>
<tr><td>⑩把钢笔放在盘子里，再拿出来放在牙膏和钱之间</td><td></td></tr>
</table></td><td>6分：10秒内移动物品正确
5分：20秒内移动正确
4分：20秒内移动，不完全反应
3分：提示后移动正确
2分：提示不完全反应
1分：提示后移动错误
中止A：4分以下，连续错5题
中止B：分项目17中6分和5分在6题以下，分项目18中6分和5分在5题以下</td></tr>
<tr><td rowspan="2">抄写</td><td>(1) 名词抄写
出示词卡片，“爷爷，请看好这些词并记住，然后写下来。”
<table>
<tr><th>问题</th><th>得分</th></tr>
<tr><td>①西瓜</td><td></td></tr>
<tr><td>②自行车</td><td></td></tr>
<tr><td>③楼房</td><td></td></tr>
<tr><td>④牙刷</td><td></td></tr>
<tr><td>⑤月亮</td><td></td></tr>
</table></td><td>6分：3秒内抄写正确（非利手可延长时间）
5分：15秒内抄写正确
4分：15秒内抄写不完全正确
3分：提示后抄写正确
2分：提示后不完全反应
1分：提示后抄写错误
中止A：4分以下，连续错2题
中止B：全检</td></tr>
<tr><td>(2) 动词抄写
<table>
<tr><th>问题</th><th>得分</th></tr>
<tr><td>①游泳</td><td></td></tr>
<tr><td>②飞</td><td></td></tr>
<tr><td>③睡</td><td></td></tr>
<tr><td>④写</td><td></td></tr>
<tr><td>⑤喝水</td><td></td></tr>
</table></td><td>说明和打分同上</td></tr>
</table>

续 表

<table>
<tr><th colspan="2">流程</th><th>操作步骤</th><th>备注</th></tr>
<tr><td rowspan="3">操作过程</td><td>抄写</td><td>（3）句子抄写
<table>
<tr><th>问题</th><th>得分</th></tr>
<tr><td>①男孩洗脸</td><td></td></tr>
<tr><td>②水开了</td><td></td></tr>
<tr><td>③孩子们堆了一个大雪人</td><td></td></tr>
<tr><td>④男孩在湖上划船</td><td></td></tr>
<tr><td>⑤老年人拄着拐杖独自过人行横道</td><td></td></tr>
</table></td><td>说明：同分项目 20 和分项目 21，只是反应时间延长 10 秒（6 分）和 30 秒（5 分）
中止 A：4 分以下，连续错 2 题
中止 B：分项目 21 或分项目 22 中 6 分和 5 分在 3 题以下</td></tr>
<tr><td rowspan="2">描写</td><td>（1）命名书写
说明：“爷爷，这个图是什么？用文字写下来。”
<table>
<tr><th>问题</th><th>得分</th></tr>
<tr><td>①电灯</td><td></td></tr>
<tr><td>②月亮</td><td></td></tr>
<tr><td>③楼房</td><td></td></tr>
<tr><td>④自行车</td><td></td></tr>
<tr><td>⑤钟表</td><td></td></tr>
<tr><td>⑥牙膏</td><td></td></tr>
<tr><td>⑦椅子</td><td></td></tr>
<tr><td>⑧鱼</td><td></td></tr>
<tr><td>⑨火</td><td></td></tr>
<tr><td>⑩西瓜</td><td></td></tr>
</table></td><td>6 分：10 秒内书写正确（非利手可延长时间）
5 分：30 秒内书写正确
4 分：30 秒内不完全反应
3 分：提示后书写正确
2 分：提示后不完全反应
1 分：提示后书写错误
中止 A：4 分以下，连续错 2 题
中止 B：全检</td></tr>
<tr><td>（2）动作描写
说明：“爷爷，这个人（他、它）在干什么？用文字写下来。”
<table>
<tr><th>问题</th><th>得分</th></tr>
<tr><td>①跳舞</td><td></td></tr>
<tr><td>②喝水</td><td></td></tr>
<tr><td>③睡</td><td></td></tr>
<tr><td>④飞</td><td></td></tr>
<tr><td>⑤坐</td><td></td></tr>
<tr><td>⑥写</td><td></td></tr>
<tr><td>⑦哭</td><td></td></tr>
<tr><td>⑧敲</td><td></td></tr>
<tr><td>⑨穿衣</td><td></td></tr>
<tr><td>⑩游泳</td><td></td></tr>
</table></td><td>说明和打分同上</td></tr>
</table>

续 表

<table>
<tr><th colspan="2">流程</th><th>操作步骤</th><th>备注</th></tr>
<tr><td rowspan="3">操作过程</td><td rowspan="2">描写</td><td>（3）画面描写
出示卡片，“爷爷，请用一句话描绘出这幅图。”
<table>
<tr><th>问题</th><th>得分</th></tr>
<tr><td>①孩子们堆了一个大雪人</td><td></td></tr>
<tr><td>②男孩付钱买药</td><td></td></tr>
<tr><td>③护士准备给男孩打针</td><td></td></tr>
<tr><td>④小男孩的左臂被车门夹住了</td><td></td></tr>
<tr><td>⑤男孩在湖上划船</td><td></td></tr>
<tr><td>⑥一个男演员边弹边唱</td><td></td></tr>
<tr><td>⑦水开了</td><td></td></tr>
<tr><td>⑧男孩洗脸</td><td></td></tr>
<tr><td>⑨两个孩子在讨论书上的图画</td><td></td></tr>
<tr><td>⑩老年人拄着拐杖独自过人行横道</td><td></td></tr>
</table></td><td>6分：15秒内书写正确（非利手可延长时间）
5分：30秒内书写正确
4分：30秒内书写不完全反应
3分：提示后书写正确
2分：提示后书写不完全反应
1分：提示后书写错误
中止A：4分以下，连续错2题
中止B：分项目23或分项目24中6分和5分在5题以下</td></tr>
<tr><td>（4）漫画描写
说明：“爷爷，请按照漫画的意思写出其基本含义。”
<table>
<tr><th>问题</th><th>得分</th></tr>
<tr><td>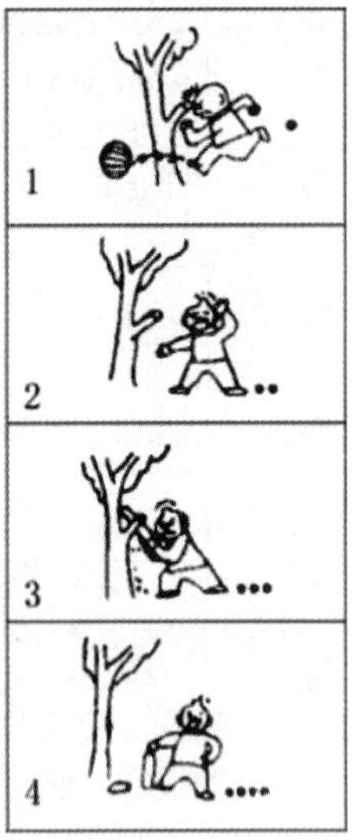
</td><td></td></tr>
</table></td><td>6分：基本含义包括（撞、起包、锯、高兴等）流利、无语法错误
5分：基本含义正确，有少许语法错误，如形容词、副词等
4分：三个图基本含义正确，有一些语法错误
3分：两个图基本含义正确，有许多语法错误
2分：一个图基本含义正确，只用单词表示
1分：以上基本含义及相关词均无
中止A：此题无限制时间，但1分钟内未写出有意义的文字中止
中止B：分项目23或分项目24中6分和5分在6题以下，分项目25中6分和5分在2题以下</td></tr>
<tr><td>听写</td><td>（1）名词
说明：“爷爷，请将我说的话写出来。”
<table>
<tr><th>问题</th><th>得分</th></tr>
<tr><td>①楼房</td><td></td></tr>
<tr><td>②钟表</td><td></td></tr>
<tr><td>③电灯</td><td></td></tr>
<tr><td>④月亮</td><td></td></tr>
<tr><td>⑤鱼</td><td></td></tr>
</table></td><td>6分：10秒内书写正确（非利手可延长时间）
5分：30秒内书写正确
4分：30秒内书写不完全反应
3分：提示后书写正确
2分：提示后不完全反应
1分：提示后书写错误
中止A：4分以下，连续错2题
中止B：全检</td></tr>
</table>

续 表

<table>
<tr><th colspan="2">流程</th><th>操作步骤</th><th>备注</th></tr>
<tr><td rowspan="3">操作过程</td><td rowspan="2">听写</td><td>（2）动词
<table>
<tr><th>问题</th><th>得分</th></tr>
<tr><td>①写</td><td></td></tr>
<tr><td>②游泳</td><td></td></tr>
<tr><td>③敲</td><td></td></tr>
<tr><td>④跳舞</td><td></td></tr>
<tr><td>⑤睡</td><td></td></tr>
</table></td><td>说明和打分同上
中止 A：4 分以下，连错 2 题
中止 B：分项目 27 中 6 分和 5 分在 3 题以下</td></tr>
<tr><td>（3）句子
<table>
<tr><th>问题</th><th>得分</th></tr>
<tr><td>①水开了</td><td></td></tr>
<tr><td>②男孩洗脸</td><td></td></tr>
<tr><td>③男孩在湖上划船</td><td></td></tr>
<tr><td>④一个男演员边弹边唱</td><td></td></tr>
<tr><td>⑤老年人拄着拐杖独自过人行横道</td><td></td></tr>
</table></td><td>说明和打分同上
开始写的时间由 10 秒延长至 15 秒（6 分）
中止 A：4 分以下，连错 2 题
中止 B：分项目 27 中 6 分和 5 分在 3 题以下</td></tr>
<tr><td>计算</td><td>
<table>
<tr><td>1 + 2</td><td>4 + 7</td><td>27 + 5</td><td>35 + 27</td><td>135 + 267</td></tr>
<tr><td>4 − 1</td><td>16 − 7</td><td>32 − 9</td><td>87 − 38</td><td>306 − 186</td></tr>
<tr><td>2 × 4</td><td>3 × 5</td><td>16 × 3</td><td>52 × 32</td><td>57 × 26</td></tr>
<tr><td>4 ÷ 2</td><td>63 ÷ 7</td><td>102 ÷ 6</td><td>714 ÷ 17</td><td>1332 ÷ 32</td></tr>
</table></td><td>对 1 题得 1 分
中止 A：+、−、×、÷各项错 2 题</td></tr>
</table>

续 表

<table>
<tr><th colspan="2">流程</th><th>操作步骤</th><th>备注</th></tr>
<tr><td>操作后</td><td>整理、记录</td><td>根据检查结果，总结记录言语症状，要注意以下各项：
(1) 运动性构音障碍　(2) 言语失用
(3) 探索行动　(4) 错语
(5) 无意义语　(6) 韵律
(7) 语法障碍　(8) 说话量
(9) 镜像文字　(10) 自己更正
(11) 持续记忆　(12) 愿望
(13) 易疲劳性　(14) 注意力</td><td></td></tr>
<tr><td colspan="2">注意事项</td><td colspan="2">(1) 老年人的状态：尽量使老年人在自然状态下接受检查，不要过于死板，要在整个过程注意此点
(2) 检查者的说话方式和态度：检查者与老年人接触时，说话的方式不要零乱和死板，要充分考虑老年人病前的生活环境和文化背景，态度要亲切，以使老年人放松，能安心接受检查
(3) 老年人进行有关检查方面的说明：事先不对老年人说明就进行检查会使老年人反感，检查前要向老年人说明检查的目的，求得理解，检查之后，多数老年人关心自己的结果，因此，要对老年人及家属进行适当的说明
(4) 检查场所：选择能使老年人情绪稳定接受检查的场所，避开嘈杂及人多的地方
(5) 陪同人员：失语症老年人通常不愿让人知道自己的语言缺陷，所以，应尽量采取一对一的检查方式
(6) 老年人的疲劳情况：失语症检查中，在超过 30 分钟，老年人常出现疲劳，实际的问题不易暴露，此时宜中断，分数次进行
(7) 终止检查：有时出现失败或拒绝检查的局面，此时应暂时中止，待老年人安静下来再继续检查，出现保持状态时，通常是由于老年人疲劳过度引起的。这时可改时间进行
(8) 检查顺序：此检查是通过不同语言模式来观察老年人的反应，在一些项目中使用了相同的词语，为尽量减少由此造成的对检查内容的熟悉，在图的位置安排上有一些变化，并设了终止标准
(9) 检查要按顺序从项目 1 开始，但计算、听、说、阅读四大项目之间，从哪一项开始均可
(10) 等待时间：在每项都有规定的等待时间，检查时最好应用秒表，有经验和可以自如掌握时间者，才可以不用秒表</td></tr>
</table>

二、操作风险点

1. 疲劳：老年人身体状况差，检查时间过长，易致老年人疲劳。

2. 检查结果不准确：检查者未参加过失语症培训，不熟悉检查内容。

三、操作关键点

1. 标准失语症打分要由参加过失语症培训班并熟悉检查内容的检查者来进行，使用前要掌握正确的检查方法，不要自行对老年人的反应进行解释，而要依据失语症检查规则进行。

2. 检查者与老年人接触时，说话的方式不要零乱和死板，要充分考虑老年人病前的生活环境和文化背景，态度要亲切，以使老年人放松，能安心接受检查。

3. 失语症检查中，超过 30 分钟，老年人常出现疲劳，实际的问题不易暴露，此时宜中断，分数次进行。

单元2 构音障碍评定

案例导入

赵爷爷，70岁，入住养老院1年，3个月前因脑卒中导致言语不利，目前左侧肢体肌力4级，右侧肢体活动正常。为了准确地指导赵爷爷言语功能训练，请护理员对赵爷爷进行构音障碍评定。

学习目标

1. 掌握构音障碍的评定内容。
2. 掌握构音障碍的评定方法。
3. 能为老年人进行构音障碍评定。

构音障碍是由于参与构音的诸器官（肺、声带、软腭、下颌、口唇）的肌肉系统及神经系统的疾病所致功能障碍，即言语肌肉麻痹，收缩力减弱和运动不协调所致的言语障碍。被检查者通常听觉理解正常并能正确选择词汇，而表现为发音和言语不清，重者甚至不能闭合嘴唇、完全不能讲话或丧失发声能力。构音障碍老年人言语损伤程度与神经肌肉受损程度是一致的。言语肌群的运动速度、力量、范围、方向和协调性影响着言语清晰度。

一、构音障碍评定内容

1. 反射

通过询问家属和观察评价老年人的咳嗽反射、吞咽动作和流涎情况来判断反射是否正常。

2. 发音器官

观察老年人在静坐时的呼吸情况。口唇在静止状态时的位置，鼓腮、发音和说话时口唇动作是否正常。颌、软腭、喉和舌在静止状态的位置和发音以及说话时的动作是否异常。

3. 言语

通过读字、读句以及会话评定发音、语速和口腔动作是否正常。

二、构音障碍评定方法

构音障碍评定主要包括客观评定和主观评定两个方面。客观评定是精密的仪器设备对构音器官和构音功能进行评估和检查，可以更精确地分析出构音器官的生理和病理状态，如喉肌电图、电声门图、电子腭位图、气体动力学和声学评估、语音分析图等。构音障碍常用言语主观评定的方法有 Frenchay 构音障碍评定法和中国康复研究中心构音障碍评定法。

改良后的 Frenchay 构音障碍评定法包括 8 个方面，每项按损伤严重程度分为 5 级，从 a 至 e，a 为正常，e 为严重损伤，具体见表 1-12。

表 1-12　Frenchay 构音障碍评定量表

功能		损伤严重程度（a 正常←，→e 严重损伤）				
		a	b	c	d	e
反射	咳嗽					
	吞咽					
	流涎					
呼吸	静止状态					
	言语时					
唇	静止状态					
	唇角外展					
	闭唇鼓腮					
	交替发音					
	言语时					
颌	静止状态					
	言语时					
软腭	进流质食物					
	软腭抬高					
	言语时					
喉	发音时间					
	音调					
	音量					
	言语时					
舌	静止状态					
	伸舌					
	上下运动					
	两侧运动					
	交替发音					
	言语时					
言语	读字					
	读句子					
	会话					
	速度					

技能操作

为老年人进行构音障碍评定

一、操作规程

流程		操作步骤	备注
操作前准备	核对评估	(1) 站在床前，身体前倾，微笑面对老年人，核对医嘱，对照床头卡核对老年人姓名、床号 (2) 评估老年人的意识状态及配合程度	
	工作准备	(1) 环境准备：房间干净、整洁；空气清新、无异味 (2) 护理员准备：着装整齐，用七步洗手法洗净双手，戴口罩 (3) 物品准备：温开水、饼干 2 块、流质食物、录音机 (4) 老年人准备：卧位或立位，着宽松衣物	
	沟通解释	向老年人告知评定目的、注意事项 “爷爷您好，为了更好地帮助您恢复言语功能，我们今天先做个构音障碍评定，好吗？”“主要就是观察您的发音器官和说话情况，大约 20 分钟，请您配合一下，好吗？”	态度和蔼，语言亲切
操作过程	反射	(1) 咳嗽：询问老年人“当您吃饭或喝水时，您咳嗽或呛咳吗？”“你清嗓子有困难吗？” a. 没有困难 b. 偶尔有困难，呛咳 c. 每日呛 1~2 次，清痰可能有困难 d. 老年人在吃饭或喝水时频繁呛咳，偶尔在咽唾液时呛咳 e. 没有咳嗽反射，老年人用鼻饲管进食或在吃饭、喝水、咽唾液时连续咳呛	询问老年人本人、亲属或其他有关人员，老年人的咳嗽反射、吞咽动作是否有困难和困难程度；老年人有无不能控制的流涎
		(2) 吞咽：可以让老年人尽快地喝 140 毫升的凉开水和吃 2 块饼干；并询问老年人吞咽时是否有困难、有关进食的速度及饮食情况。正常时间为 4~15 秒，平均 8 秒，超过 15 秒为异常 a. 没有困难 b. 有一些困难，吃饭或喝水缓慢。喝水时停顿比通常次数多 c. 进食明显缓慢，主动避免一些食物或流质饮食 d. 老年人仅能吞咽一些特殊的饮食，例如单一的或咬碎的食物 e. 老年人不能吞咽，须用鼻饲管	
		(3) 流涎：会话期间留心观察老年人是否流涎 a. 没有流涎 b. 嘴角偶有潮湿，老年人可能叙述在夜间枕头是湿的（在以前没有这种现象），当喝水时轻微流涎 c. 当倾身向前或精力不集中时流涎，有一定的控制能力 d. 静止状态下流涎非常明显，但不连续 e. 连续不断地流涎，不能控制	

续　表

<table>
<tr><th colspan="2">流程</th><th>操作步骤</th><th>备注</th></tr>
<tr><td rowspan="4">操作
过程</td><td rowspan="2">呼吸</td><td>（1）静止状态：在老年人静坐不说话的情况下进行评价。当评价有困难时，可让老年人用嘴深吸气且听到指令时尽可能地缓慢呼出，然后记下所需的时间。正常平稳地呼出平均只需要5秒
a. 没有困难
b. 吸气或呼气不平稳或缓慢
c. 有明显的吸气或呼气中断，或深吸气时有困难
d. 吸气或呼气的速度不能控制，可能出现呼吸短促
e. 老年人不能控制呼气和吸气的动作</td><td rowspan="2"></td></tr>
<tr><td>（2）言语：同老年人谈话并观察呼吸，询问其在说话或其他场合下是否有气促。也可用下面的方法辅助评价：让老年人尽可能快地一口气从1数到20（10秒内），观察其所需呼吸的次数，正常人一口气能完成
a. 没有异常
b. 呼吸控制较差，流畅性可能被破坏，老年人可能停下来做一次深呼吸来完成
c. 因呼吸控制较差，老年人必须说得很快，可能需要4次呼吸才能完成
d. 老年人用吸气和呼气说话，或呼吸表浅，只能运用几个词，不协调，且有明显的可变性，可能需要7次呼吸才能完成
e. 整个呼吸缺乏控制，言语受到严重阻碍，可能一次呼吸只能说1个词</td></tr>
<tr><td rowspan="2">唇</td><td>（1）静止状态
a. 没有异常
b. 唇角轻微下垂或不对称
c. 唇角下垂，被检查者偶尔试图复位，位置可变
d. 唇角不对称或变形明显
e. 唇角严重不对称或两侧严重病变，位置几乎无变化</td><td rowspan="2">观察5种情况下唇的位置</td></tr>
<tr><td>（2）唇角外展：让老年人尽量大笑，尽量抬高唇角，观察双唇的抬高和收缩运动
a. 没有异常
b. 轻微不对称
c. 严重变形，只有一侧唇角抬高
d. 老年人试图做这一动作，但外展和抬高两项均在最小范围
e. 老年人不能抬高唇角，没有唇的外展</td></tr>
</table>

续 表

流程		操作步骤	备注
操作过程	唇	（3）闭唇鼓腮：让老年人进行下面一项或两项动作，以便闭唇鼓腮：①吹气鼓起两颊，并坚持 15 秒，示范并记下所有的秒数（注意是否有气从唇边漏出，如果有鼻漏气，可捏住鼻子）；②清脆地发出“p”音 10 次，示范并鼓励老年人强化这一爆破音，记下所用的时间并观察“p”爆破音的闭唇连贯性 a. 很好，能保持 15 秒，或用连贯的唇闭合来重复“p”音 b. 偶尔漏气，每次发爆破音时唇闭合不一致 c. 能保持唇闭合 7~10 秒，发音时有唇闭合，但声音微弱 d. 唇闭合很差，难以坚持，听不到声音 e. 老年人不能保持唇闭合，看不见也听不到发音	
		（4）交替发音：让老年人重复发“u”“i”10 次，要求在 10 秒内完成，要求嘴形夸张但不必发出声音（每秒钟做 1 次），记下所用的时间 a. 老年人在 10 秒内能很好地做唇收拢和外展动作 b. 老年人能在 15 秒内连续做唇收拢和外展两个动作，但可能出现有节奏的颤抖或改变 c. 老年人试图做唇收拢和外展动作，但很费力，一个动作可能正常完成，而另一个动作严重变形 d. 可辨别出唇形有所不同，或一个唇形的形成需努力 3 次 e. 老年人不能使唇做任何动作	
		（5）言语时 a. 唇运动在正常范围内 b. 唇运动有些减弱或过度，偶尔有漏音 c. 唇运动较差，声音微弱或出现不应有的爆破音，唇形状异常 d. 有一些唇运动，但听不到发音 e. 观察不到唇的运动，甚至试图说话时也没有	
	颌	（1）静止状态 a. 颌位置正常 b. 颌偶尔下垂或偶尔过度闭合 c. 颌松弛下垂，口张开，但偶然试图闭合或频繁试图使颌复位 d. 大部分时间颌均松弛下垂，且有缓慢不随意的运动 e. 颌下垂张开很大，不能复位，或非常紧地闭住	主要观察老年人在静止状态和说话时颌的位置
		（2）言语时 a. 无异常 b. 疲劳时轻微的偏离 c. 颌没有固定位置或颌明显痉挛，但老年人在有意识地控制 d. 明显存在一些有意识的控制，但仍然严重异常 e. 试图说话时颌仍然没有明显的运动	

续 表

流程		操作步骤	备注
操作过程	软腭	(1) 进流质饮食：观察并询问老年人吃饭时，食物是否进入鼻腔 a. 食物没有进入鼻腔 b. 偶尔有食物进入鼻腔 c. 吃饭及饮水有一定的困难，一星期内发生几次食物进入鼻腔 d. 每次进餐时至少有一次食物进入鼻腔 e. 进食时接连发生困难	
		(2) 抬高：示范让老年人发“啊”音 5 次，“啊”之间有停顿，观察软腭的运动 a. 软腭能充分保持对称性运动 b. 运动时轻微不对称 c. 发音时腭不能抬高，或严重不对称 d. 软腭仅有一次最小限度的运动 e. 软腭没有扩张或抬高	
		(3) 言语时：在会话中注意鼻音和鼻漏音。可用下面的方法辅助评价，如让被检查者说“妹（mei）、配（pei）”“内（nei）、贝（bei）”，注意听其音质的变化 a. 共鸣正常，没有鼻漏音 b. 轻微鼻音过重和不平衡的鼻共鸣，或偶然有轻微的鼻漏音 c. 中度鼻音过重或缺乏鼻共鸣，有鼻漏音 d. 重度鼻音过重或缺乏鼻共鸣，有明显的鼻漏音 e. 严重的鼻音或鼻漏音	
	喉	(1) 发音时间：与老年人一起尽可能长地说“啊”，记下所用的时间（注意每次发音的清晰度） a. 能持续 15 秒 b. 能持续 10 秒 c. 能持续 5~10 秒，但有断续、沙哑或发音中断 d. 能持续 3~5 秒；或虽然能发“啊”5~10 秒，但有明显的沙哑 e. 持续时间不足 3 秒	
		(2) 音调：示范让老年人唱音阶（至少 6 个音符），并作出评价 a. 无异常 b. 好，但有一些困难，嘶哑或吃力 c. 老年人能表达 4 个清楚的音符变化，上升不均匀 d. 音调变化小，高、低音间有差异 e. 音调无变化	
		(3) 音量：让老年人从 1 数到 5，每数一个数增大一次音量。低音开始，高音结束 a. 老年人能控制音量 b. 数数有时声音相似 c. 音量有变化，但不均匀 d. 音量只有轻微的变化，很难控制 e. 音量无变化，或过大或过小	

续 表

流程		操作步骤	备注
操作过程	喉	(4) 言语：注意老年人在会话中发音的清晰度、音量和音调的变化 a. 无异常 b. 声音轻微沙哑，或偶尔有轻微的不恰当地运用音量或音调 c. 段落长时音质发生变化，音量和音调有明显的异常 d. 发音连续出现变化，在持续清晰地发音，或运用适宜的音量和音调方面都有困难 e. 声音严重异常，可显示出连续的沙哑、连续不恰当地运用音调和音量等	
	舌	(1) 静止状态：让老年人张开嘴，在静止状态观察舌 1 分钟。舌可能在张嘴之后不能马上完全静止，这段时间应不计在内。如果老年人张嘴有困难，就用压舌板协助 a. 无异常 b. 偶尔有不随意运动或轻度偏歪 c. 舌明显偏向一侧或有明显的不随意运动 d. 舌的一侧明显皱缩或成束状 e. 舌严重异常，即舌体小、皱缩或过度肥大	
		(2) 伸舌：让老年人完全伸出舌头并收回 5 次，要求 4 秒内完成 a. 正常 b. 活动慢，在 4~6 秒完成 c. 活动不规则或伴随面部怪相；或有明显的震颤；或在 6~8 秒完成 d. 只能把舌伸出唇外，或运动不超过两次，时间超过 8 秒 e. 老年人不能将舌伸出	
		(3) 上下运动：让老年人把舌伸出做指鼻和指下颌的运动，连续做 5 次。做时鼓励老年人保持张嘴，要求 6 秒内完成 a. 无异常 b. 活动好但慢，需 8 秒完成 c. 两个方向都能运动，但吃力或不完全 d. 只能向一个方向运动，或运动迟钝 e. 不能完成这一要求，舌不能抬高或下降	
		(4) 两侧运动：让老年人伸舌，从一边到另一边运动 5 次，要求在 4 秒内完成 a. 无异常 b. 运动好但慢，需 5~6 秒完成 c. 能向两侧运动，但吃力或不完全；可在 6~8 秒完成 d. 只能向一侧运动，或不能保持，在 8~10 秒完成 e. 老年人不能做任何运动，或超过 10 秒才能完成	

续 表

流程		操作步骤	备注
操作过程	舌	（5）交替发音：让老年人以最快的速度说一个词，如“喀（ka）拉（la）”10次，记下时间 a. 无困难 b. 有一些困难，轻微的不协调，稍慢；完成需要5~7秒 c. 发音时一个较好，另一个较差，需10秒才能完成 d. 舌的位置有变化，有声音，但不清晰 e. 舌无位置的改变	
		（6）言语时：记下舌在会话中的运动 a. 无异常 b. 舌的运动轻微异常，偶有发错的音 c. 说话时需经常纠正发音，运动缓慢，言语吃力，个别辅音省略 d. 运动严重变形，发音固定在一个位置上，舌位严重偏离正常，元音变形，辅音频繁遗漏 e. 舌无明显的运动	
	言语	（1）读字：将下面的每一个字分别写在卡片上 “我们生活在大自然中总有一些奇怪的事情让我们瞠目结舌。” 方法：将卡片有字的一面朝下，随意挑选12张给老年人，逐张揭开卡片，让老年人读字，记下正确的读字。12个卡片中的前2个为练习卡，其余10个为测验卡，评分方法如下： a. 10个字均正确，言语容易理解 b. 10个字均正确，但必须仔细听才能理解 c. 7~9个字正确 d. 5个字正确 e. 2个字正确	
		（2）读句子：将下列句子清楚地写在卡片上，让老年人一一读出，评定方法与分级同（1） 这是苹果　那是馒头　他是演员　我是司机 你几岁了　他在吃饭　你长大了　蓝色天空 冬天下雪　路上结冰　草莓很酸　大路很直	
		（3）会话：鼓励老年人会话，大约持续5分钟，询问有关工作、业余爱好、亲属等 a. 无异常 b. 言语异常但可理解，老年人偶尔会重复 c. 言语严重障碍，其中能明白一半，经常重复 d. 偶尔能听懂 e. 完全听不懂老年人的言语	

续 表

流程		操作步骤	备注
操作过程	言语	（4）速度：用复读机录下老年人的说话内容，计算每分钟所说字的数量（即言语速度），填在图表中适当的范围内，正常言语速度为每秒 2～4 个字，每分钟 100～200 个字，每一级每分钟相差 12 个字 a. 每分钟 108 个字以上 b. 每分钟 84～95 个字 c. 每分钟 60～71 个字 d. 每分钟 36～47 个字 e. 每分钟不足 23 个字	
操作后	整理、记录	（1）协助老年人恢复舒适体位，整理好床单位 （2）整理用物。洗手，记录本次评定情况 评定指标：a 项数/总项数 评定级别：正常：27～28/28 轻度障碍：18～26/28 中度障碍：14～17/28 重度障碍：7～13/28 极重度障碍：0～6/28	
注意事项		（1）评测时间：一般轻症者只需 15～30 分钟，上午评测比下午评测效果好 （2）对中重度症者，最好选项目分次进行，原则为由易到难 （3）最好一对一（即治疗师与患者之间进行），陪伴人员在旁时嘱其不能在老年人执行指令时给予暗示或提示 （4）在测试时，有些老年人因流涎较多而影响构音言语动作时，可让老年人做吞咽动作，用纸或毛巾擦拭口水，并让老年人做一次深呼气和呼气动作再继续测试	

二、操作风险点

1. 疲劳：老年人身体状况差，检查时间过长，致被检查者产生疲劳。

2. 检查结果不准确：检查者未参加过培训，不熟悉检查方法。

三、操作关键点

1. 要由参加过培训班并熟悉检查内容的检查者来进行，使用前要掌握正确的检查方法。

2. 检查者与老年人接触时，说话的方式不要零乱和死板，要充分考虑到老年人病前的生活环境和文化背景，态度要亲切，以求得老年人能放松安心接受检查。

3. 检查超过 30 分钟，老年人如出现疲劳而不能表现出实际的问题，此时宜中断，采取分数次进行。

思政课堂　　思维导图

课程四　吞咽功能评定技术

扫码查看
课程资源

案例导入

王爷爷，72岁，入住养老院2年。无明显诱因下出现头晕、双下肢无力、麻木伴站立不稳，当时无恶心呕吐、无四肢抽搐、无大小便失禁。后送医院行CT检查诊断为左侧基底节区脑出血。数小时后王爷爷意识清楚，但言语模糊，饮水呛咳而无法进食，采用鼻饲饮食。请护理员针对王爷爷的饮水呛咳进行康复评定。

学习目标

1. 掌握吞咽功能评定方法。
2. 熟悉吞咽过程的分期及吞咽困难的表现。
3. 能正确进行吞咽功能评定。
4. 认真观察吞咽反应，具有高度的责任心和敏锐度。

吞咽是指通过口腔、咽和食管把食物和水以适宜的频率和速度送入胃中的过程。吞咽不是一个单纯的随意运动，而是一种复杂的反射活动。正常的吞咽是一个流畅、协调的过程，它是通过口腔、咽、食管这些上消化道的括约肌序贯收缩和舒张作用，分别在食团前后产生负性吸引力及正性压力把食团推进入胃。吞咽困难是由于下颌、双唇、舌、软腭、咽喉、食管上括约肌或食管功能受损，不能安全有效地把食物和水送到胃内的进食障碍。

吞咽功能障碍是脑卒中常见并发症之一。吞咽障碍程度与卒中类型、性别、年龄、原发性高血压、糖尿病等危险因素无明显关系；但与卒中的部位和面积密切相关。

一、吞咽过程的分期

正常的吞咽过程可分成4期，即口腔准备期、口腔期、咽期和食管期。其中口腔准备期、口腔期是处于随意控制下，咽期和食管期是自动完成的。

1. 口腔准备期

口腔准备期是指摄入食物到完成咀嚼的过程，发生于口腔。主要是将食物置于口腔内，在适量的唾液参与下，唇、齿、舌、颊将食物磨碎形成食团。此期舌和面肌控制食物封闭嘴唇，以防止食物漏出。

2. 口腔期

口腔期是指咀嚼形成食团后运送至咽的阶段。此期唇封闭，舌上举，口腔内压上升，舌将食物或液体沿硬腭推至咽入口，触发咽反射，此期需时约1秒。

3. 咽期

咽期是指食团由咽处到食管入口段的快速、短暂的反射运动。食物或液体刺激咽部反射性地引起腭肌收缩，软腭（腭垂）抵咽后壁，鼻咽关闭防止食物反流入鼻咽部和鼻腔；继之咽提肌收缩，上提咽喉使喉入口关闭，避免食物误入气管；最后食管入口开放；咽缩肌依次收缩使咽腔缩小、闭合食团或液体被挤入食管中。此期需时约1秒，是吞咽的最关键时期，呼吸道必须闭合以防止食物进入呼吸系统，如果没有完好的喉保护机制，此期最容易发生误吸。

4. 食管期

食管期是指食物通过食管进入胃的过程。此期食管平滑肌和横纹肌收缩产生蠕动波推动食团或液体由食管入口移动到胃，此期是食物通过时间最长的一期，持续6~10秒。

二、吞咽困难的表现

与吞咽过程阶段相对应，吞咽困难表现为口腔期吞咽困难、咽期吞咽困难和食管期吞咽困难。

1. 口腔期吞咽困难

因为面肌及舌肌瘫痪、舌感觉丧失，口腔期吞咽障碍主要表现为流涎、吞咽后口腔内有食物残留、食物咀嚼不当、哽噎感或咳嗽；或因为舌不能与硬腭形成封闭腔，食物易从患侧口角流出或提前溢入咽喉而导致误吸；另外舌前2/3运动异常，也可导致食团的抬举、形成和推进困难，舌来回做无效运动，食物滞留于口腔一侧或溢出，而不能送到口腔后部，表现为反复试图吞咽动作，吞咽启动延迟或困难，或分次吞咽。

2. 咽期吞咽困难

一口量减少，一般在3~20毫升；而更常见的则表现为呛咳，多因食物在会厌谷或梨状窝滞留积聚，在咽期吞咽吸入气管所致，又可分为吞咽反射延迟、缺乏和延长。因喉上抬幅度降低造成的梨状窝滞留；咽喉部感觉减退，或咽肌运动紊乱、收缩力减弱，导致食团到达腭咽弓的前部时不能触发吞咽称作吞咽反射延迟或缺乏。由于环咽肌打开不全、咽缩肌无力导致食团在咽部停滞；舌后部力量减弱使舌将食团推入下咽部的力量大大降低等则可引起咽阶段延长。

3. 食管期吞咽困难

食管期吞咽困难是指食团经食管后向胃输送有困难。引起食管协调性收缩障碍的疾病，如食管失弛缓症等，可出现食管无蠕动、食管反流、食管痉挛，均可导致吞咽障碍。需要注意的是，食管期吞咽困难的老年人也可出现食物反流导致误吸，老年人常能指出症状部位，进流质食物通常无明显障碍。

在这三期中，由于食管期不受中枢控制，脑卒中老年人主要表现为口腔期吞咽困难和咽期吞咽困难，有时把口腔期吞咽障碍、咽期吞咽障碍统称为“传递性”吞咽障碍。

三、吞咽功能评定方法

1. 反复唾液吞咽试验

老年人采取放松体位。检查者将手指放在老年人的喉结和舌骨位置，让其尽量快速反复吞咽。观察喉结及舌骨随着吞咽运动越过手指，向前上方移动再复位的次数。当老年人口腔过于干燥无法吞咽时，可在舌面上注入约1毫升水后再让其吞咽。计算30秒内完成的次数。健康成人至少能完成5~8次。如果30秒内少于3次，那就提示需要进一步检查。

2. 饮水试验

①首先用茶匙让老年人喝水（每茶匙5~10毫升），如果老年人在这个阶段即发生明显噎呛，可直接判断为饮水吞咽测试异常。

②如无明显呛咳，则让老年人采取坐位姿势，将30毫升温水一口咽下，记录饮水情况。

1级：可一口喝完，无噎呛，5秒内喝完为正常，超过5秒为可疑吞咽障碍；

2级：分两次以上喝完，无噎呛，可疑吞咽障碍；

3级：能一次喝完，但有噎呛，确定有吞咽障碍；

4级：分两次以上喝完，且有噎呛，确定有吞咽障碍；

5级：分多次喝完，常常呛住，难以全部喝完，确定有吞咽障碍。

3. 简易吞咽激发试验

将0.4毫升蒸馏水滴注到老年人咽部的上部，观察老年人的吞咽反射和从注射后到发生反射的时间差。

如果在滴注蒸馏水后3秒钟内能够诱发吞咽反射，则判定为吞咽正常。如果超过3秒，则为不正常。由于该试验无须老年人任何主动配合和主观努力，因而尤其适用于卧床不起者。

4. 容积-黏度吞咽测试

使用不同黏稠度的液体进行测试，根据测试的安全性和有效性判断有无进食风险，帮助老年人选择摄取合适容积与黏稠度的食物。

知识链接

控制吞咽的肌肉和神经

吞咽功能与脑神经中的三叉神经、面神经、舌咽神经、迷走神经和舌下神经关系密切，所以掌握这些脑神经的解剖和生理对评定吞咽功能的障碍程度、分析代偿能力、制订康复目标、选择康复治疗措施和评估康复治疗效果非常重要。

1. 三叉神经

与咀嚼运动有关部分是三叉神经的运动纤维。三叉神经运动纤维起自脑桥的三叉神经运动核，在脑桥外侧出脑，经卵圆孔出颅，走行于下颌神经内，支配颞肌、咬肌、翼内肌和翼外肌。主要司咀嚼运动和张口运动。翼状肌的主要功能是将下颌推向前、向下，故一侧神经麻痹可合并同侧咀嚼肌无力或瘫痪，张口时下颌向患侧偏斜。临床常见的三叉神经病变有三叉神经痛、颅底部肿瘤和头部外伤等。

2. 面神经

面神经为混合神经，其运动纤维支配面部表情运动，同时管理味觉和唾液分泌。运动纤维起自脑桥的面神经运动核，在脑桥下缘邻近听神经处出脑，经内耳孔、面神经管下行，最后于茎乳孔出颅。面神经核上部受双侧皮质脑干束控制，支配额肌、皱眉肌和眼轮匝肌；面神经核下部只受对侧皮质脑干束控制，支配颧肌、颊肌、口轮匝肌等。味觉纤维管理舌前2/3味觉。起自舌前2/3的味蕾经脑桥孤束核交叉至对侧丘脑外侧核，最后终止于对侧大脑中央后回下部。副交感神经纤维从脑桥上泌涎核发出，支配舌下腺、颌下腺的分泌。临床常见的面神经病变有脑血管病、脑干肿瘤、面神经管内炎症或外伤等。

3. 舌咽神经、迷走神经

舌咽神经和迷走神经均为混合神经。两者有共同的神经核（疑核、孤束核）、共同的走行和共同的分布特点。两者伴行共同支配软腭、咽、喉和食管上部的横纹肌，共同完成吞咽动作。因两神经关系密切常同时受损。

（1）舌咽神经：感觉纤维的中枢支止于延髓孤束核；周围支分布于舌后1/3的味蕾，传导味觉；一般内脏感觉纤维分布于咽、扁桃体、舌后1/3、咽鼓管等处黏膜。运动纤维起自延髓疑核，经颈静脉孔出颅，支配茎突。咽肌功能是提高咽穹隆。

（2）迷走神经：感觉纤维的中枢支止于延髓孤束核周围支分布于咽、喉、食管、气管及胸腔内诸器官接收黏膜感觉。运动纤维起自延髓疑核，经颈静脉孔出颅，支配软腭、咽及喉部的横纹肌。

4. 舌下神经

舌下神经支配舌肌运动。舌下神经核位于延髓，其轴突经舌下神经管出颅，分布于同侧舌肌。舌向外伸出主要是颏舌肌向前推的作用；舌向内缩回主要是舌骨舌肌的作用。舌下神经只受对侧皮质脑干束支配。临床常见的舌下神经疾病有脑血管病、肌萎缩侧索硬化、延髓空洞症等。

技能操作

吞咽功能评定

一、操作规程

<table>
<tr><th colspan="2">流程</th><th>操作步骤</th><th>备注</th></tr>
<tr><td rowspan="3">操作前准备</td><td>核对评估</td><td>（1）站在床前，身体前倾，微笑面对老年人，核对医嘱，对照床头卡核对老年人姓名、床号
（2）评估老年人的神志、病情、配合程度</td><td></td></tr>
<tr><td>工作准备</td><td>（1）环境准备：房间干净、整洁；空气清新、无异味
（2）护理员准备：着装整齐，用七步洗手法洗净双手，戴口罩
（3）物品准备：温水30毫升、糖、盐、醋和奎宁溶液、低黏稠度-中黏稠度-高黏稠度的食物
（4）老年人准备：卧位或立位，着宽松衣物</td><td></td></tr>
<tr><td>沟通解释</td><td>向老年人讲解吞咽功能评定的目的及方法以取得配合</td><td></td></tr>
<tr><td>操作过程</td><td>一般状况评定</td><td>（1）病史
①现病史：有无饮水呛咳、声音嘶哑、吞咽困难、食管疼痛和梗阻感、吞咽困难持续的时间、频度、加重与缓解因素。有无强哭、强笑、智力低下、行为幼稚、行走困难、尿便失禁现象。有无运动、感觉异常等神经系统疾病症状
②既往史：有无脑卒中、脑外伤、癫痫、重症肌无力等神经系统疾病病史；有无精神病病史和精神疾病用</td><td></td></tr>
</table>

续 表

流程		操作步骤	备注
操作过程	一般状况评定	药史；有无呼吸系统和消化系统疾病病史 ③个人史：了解老年人的生活环境、文化程度、职业、生活习惯、婚姻、精神应激因素（离婚、亲友亡故或失业等） ④家族史：有无痴呆、共济失调、肌营养不良等遗传疾病病史	
		（2）临床检查 ①一般情况：意识是否清晰、检查能否配合、有无声音嘶哑、发音不协调或无力、有无不自主运动或共济失调、全身的营养状况、有无明显的肌肉萎缩 ②精神状况：观察老年人言语和行为是否正常；对疾病的自知力是否存在；有无意识、记忆、智能、定向和人格异常等精神障碍表现 ③头面部：有无小颅、巨颅或畸形颅，有无颅骨局部凹陷或肿物。注意面部有无发育异常、有无明显的面肌萎缩，有无颈肌无力、头部低垂	
	口面部评定	口面部评定 （1）顺序：颊→唇→颞下颌关节→颊黏膜→牙齿→舌→软腭 （2）评定方法： ①观察颊部：上提口角或挤眉弄眼动作 ②口唇闭合能力：抿嘴动作、鼓腮动作、有无流涎、交替重复发“u”和“j”音、观察会话时唇的动作 ③唇部活动能力：撅唇吹口哨动作和露齿动作 ④颞下颌关节活动：主动开合动作，主动左右研磨动作，被动开合活动，被动左右研磨活动 ⑤颊黏膜：血肿、破损或溃疡、齿颊沟内食物残留 ⑥牙齿检查：龋齿、松动、假牙、牙列问题 ⑦舌检查：伸舌、舔住上下唇并左右舔动、舌面向上抵住压舌板、舌尖顶挤左右颊部、味觉敏感程度 ⑧软腭：发“啊”时软腭上抬的特征、言语时是否有鼻腔漏气、用压舌板刺激舌根诱发恶心反射并检查舌根上抬的力量	评定标准 （1）正常情况：唇颊部闭合良好，尤其是可以做抿嘴动作。嘴角无流涎，鼓腮不漏气，可完成吹口哨和露齿动作。颞下颌关节主、被动活动正常，可顺利张口并且咬合有力。颊部黏膜无破损，齿颊沟内无食物残留。舌部活动灵活有力 （2）异常情况： ①唇颊部闭合不良（如流涎、齿颊沟食物残留、鼓腮漏气） ②颞下颌关节活动受限（如张口受限或咬合无力） ③口腔黏膜破损或溃疡，有龋齿、牙齿松动、牙齿缺少或假牙 ④舌部运动受限或力量不足 ⑤软腭上抬不良，恶心反射发生时舌根上抬力量不足
	吞咽功能评定	（1）反复唾液吞咽测试 吞咽功能的要素包括吞咽反射的引发和吞咽运动的协调，其中吞咽反射的引发可根据喉部上抬来推断 老年人取坐位或卧位，检查者将示指放在老年人的喉结及甲状软骨上缘处，让其尽量快速反复吞咽唾液，若口腔干燥无法吞咽时，可先在舌面上滴少许水以利吞咽，观察喉结和舌骨随吞咽运动越过手指再下降的次数，健康成人 30 秒内可完成 5~8 次，如果小于 3 次，提示做进一步检查	

续　表

流程		操作步骤	备注
操作过程	吞咽功能评定	（2）饮水试验 饮水试验为一种常用的较方便鉴别有无吞咽障碍的方法。具体操作是：老年人取坐位饮水30毫升，观察饮水经过并记录时间（判定标准见正文）	
		（3）简易吞咽激发试验 将0.4毫升蒸馏水注射到患者咽部上部，观察老年人的吞咽反射和从注射后到发生反射的时间差 如果注射后3秒钟内能够诱发吞咽反射，则判定为吞咽正常 如果超过3秒，则为不正常 由于该试验无须老年人任何主动配合和主观努力，因而尤其适用于卧床不起者	
		（4）容积-黏度吞咽测试 使用不同黏稠度的液体进行测试，根据测试的安全性和有效性判断有无进食风险，帮助老年人选择摄取合适容积与黏稠度的食物 老年人取坐位或床头抬高90度，指端佩戴血氧饱和度仪，测试前让老年人说出姓名、短语或发“啊”长音。从糖浆状液体开始，依次喂入5毫升→10毫升→20毫升食物，每次喂入时均观察安全性和有效性指标。若老年人任何一个容积出现安全性受损，结束该阶段测试，进入布丁状测试。若老年人任何一个容积出现有效性受损，可进行该阶段的下一步容积有效性及安全性测试 安全性方面的临床特征：测试后出现咳嗽、音质变化或血氧饱和度水平下降5%，提示可能存在误吸，需要增加黏稠度继续测验或暂停测试 有效性方面的临床特征：唇部闭合不全、口腔残留、咽部残留、分次吞咽，可提示老年人未摄取足够热量、营养和水分，可能导致营养不良和脱水等相关风险	
		（5）吞咽造影检查 吞咽造影检查是指在X线透视下观察老年人吞咽不同黏稠度、不同剂量的造影剂包裹的食团情况，并通过从侧位及前后正位成像对吞咽的不同阶段（包括口腔准备期、口腔推送期、咽期、食管期）的情况进行评估，也能对舌、软腭、咽喉的解剖结构及食团的运送过程进行观察，是目前公认全面、可靠、有价值的吞咽功能检查法。被认为是吞咽障碍检查的“理想方法”和诊断的“金标准”	
		（6）纤维内镜吞咽功能检查 是通过软管喉镜进入老年人口咽部和下咽部，在监视器直视下观察呼吸、咳嗽、说话和食物吞咽过程中鼻、咽部、喉部各结构如会厌、杓状软骨和声带等功能状况，以及食物滞留情况来评估吞咽功能	

续 表

流程		操作步骤	备注
操作后	整理、记录	(1) 协助老年人恢复舒适体位，整理好床单位 (2) 整理用物。洗手，记录本次评定情况，记录结果分析适合的食物容积与黏稠度	
注意事项		进行容积-黏度吞咽测试时，需注意以下内容： (1) 进食姿势：正常的姿势是进食的前提条件，是否能保持坐位，进食时躯干是否能保持平衡，姿势的调整是否对进食产生影响 (2) 黏稠度和量：一般选择风险度居中的浓糊状食物开始，依次喂食 5 毫升、10 毫升、20 毫升，也可把进食量改为 3 毫升、5 毫升、10 毫升 (3) 放入口的位置：评估老年人喂食后，张口是否正常、食物入口的顺畅性，是否有食物漏出等 (4) 食团清除能力：要求老年人进食前后说出自己的姓名或发声，可以观察口腔内有无食团残留及残留量作判断 (5) 咽下食物的能力：观察吞咽反射是否顺利启动，是否有代偿动作，食团是否顺利通过咽部，整个过程是否有咽部残留、呛咳情形等	

二、操作风险点

1. 咳嗽：吞咽相关的咳嗽提示部分食团已经进入呼吸道，可能发生了误吸。

2. 音质变化：吞咽后声音变得沙哑，提示可能发生了渗漏或误吸。

3. 血氧饱和度下降：基础血氧饱和度下降 5%，提示发生了误吸。

三、操作关键点

1. 注意进食体位：坐位测试时，头不要低下，更不能后仰，以减少呛咳。

2. 注意吞咽技巧：测试时教会老年人一口量的应用，饮水尽量不用吸管，最好用汤匙。

思政课堂　　思维导图

课程五　日常生活活动（ADL）能力评定技术

扫码查看
课程资源

案例导入

王爷爷，67岁，因左侧脑基底节出血导致右侧肢体偏瘫和失语，1个月前入院，大小便可控制，但穿脱衣裤及便后处理依赖家人，在两人扶持下可坐起。可用左手抓匙吃饭，但不能自己盛饭，可用毛巾擦脸，刮胡子，不能步行，情绪低落。请护理员对王爷爷日常生活活动能力进行评定。

学习目标

1. 掌握日常生活活动能力评定的步骤及方法。
2. 能选用合适的评定方法为老年人进行日常生活活动能力评定。
3. 保护老年人隐私，尊重老年人。

日常生活活动（ADL）指人们在日常生活中，为了照料自己的衣、食、住、行，保持个人整洁和独立的社区活动所必需的一系列基本活动，是人们为了维持生存及适应生存环境而每天必须反复进行的、最基本的、最具共性的活动。ADL的评定是功能评估和康复诊断的重要组成部分，是确立康复目标、制订康复计划、评估康复疗效的依据。

一、ADL能力评定的步骤

1. 收集资料

可通过病史以及家属和医护人员了解老年人的功能和受限情况，也可以从已评定的项目中了解情况。

2. 初次交谈

核实收集的资料，明确老年人过去和现在所承担的生活角色以及目前的功能状况，解释评定ADL的必要性和训练的作用，争取老年人的合作。

3. 应用标准评定量表进行评定

应用ADL标准评定量表进一步准确判定老年人的ADL能力。

4. 记录和报告

记录评定的结果，为以后治疗提供依据。

5. 再评定和随访

对即将出院的老年人或长期相对静止性残损的老年人，再评定以评定康复效果，为修订康复治疗方案提供依据。

二、ADL 能力评定的方法

1. 直接观察法

检查者通过直接观察老年人的实际操作能力进行评定。该方法的优点是能够比较客观地反映老年人的实际功能情况，缺点是费时费力，有时老年人不配合。

2. 间接评定法

通过询问的方式进行评定。询问的对象可以是老年人本人，也可以是家人或照顾者。此方法简单、快捷，但信度较差。所以，在日常评定中，通常把两种方法结合起来应用。

3. ADL 能力测试

使用专门的评定量表（如 Barthel 指数评定量表等）或操作课题进行 ADL 能力测试，此方法可以将评估结果量化。

4. 问卷调查

使用特定的评估量表，如功能活动问卷（FAQ）或通过自评量表进行评定，也可使用邮寄版本量表由老年人自行打分。

技能操作

ADL 能力评定

一、操作规程

流程		操作步骤	备注
操作前准备	核对评估	（1）护理员站在床前，身体前倾，微笑面对老年人，核对医嘱，对照床头卡核对老年人姓名、床号 （2）评估老年人的意识状态及肌力、关节活动度、平衡能力等	
	工作准备	（1）环境准备：房间干净、整洁；空气清新、无异味 （2）护理员准备：着装整齐，用七步洗手法洗净双手，戴口罩 （3）物品准备：Barthel 指数评定量表、功能独立性评定量表、PULSES 评定量表 （4）老年人准备：卧位或坐位，衣着舒适	
	沟通解释	向老年人讲解 ADL 能力评定的目的以取得配合。“您好，为了提高您的生活自理能力，我问您一些问题，评估一下您的日常生活活动能力，请您配合我，好吗？”	

续 表

<table>
<tr><th colspan="2">流程</th><th>操作步骤</th><th>备注</th></tr>
<tr><td rowspan="2">操作过程</td><td>Barthel 指数评定量表</td><td>
<table>
<tr><th>日常活动项目</th><th>独立</th><th>稍依赖</th><th>较大依赖</th><th>完全依赖</th></tr>
<tr><td>进食</td><td>10</td><td>5</td><td>0</td><td>0</td></tr>
<tr><td>洗澡</td><td>5</td><td>0</td><td>0</td><td>0</td></tr>
<tr><td>修饰</td><td>5</td><td>0</td><td>0</td><td>0</td></tr>
<tr><td>穿衣</td><td>10</td><td>5</td><td>0</td><td>0</td></tr>
<tr><td>控制大便</td><td>10</td><td>5
（偶尔失控）</td><td>0（失控）</td><td>0</td></tr>
<tr><td>控制小便</td><td>10</td><td>5
（偶尔失控）</td><td>0</td><td>0</td></tr>
<tr><td>如厕</td><td>10</td><td>5</td><td>0</td><td>0</td></tr>
<tr><td>床椅转移</td><td>15</td><td>10</td><td>5</td><td>0</td></tr>
<tr><td>平地行走</td><td>15</td><td>10</td><td>5（需轮椅）</td><td>0</td></tr>
<tr><td>上下楼梯</td><td>10</td><td>5</td><td>0</td><td>0</td></tr>
</table>
</td><td>Barthel 指数分级标准：0～20 分＝完全功能障碍；21～40 分＝重度功能障碍；41～60 分＝中度功能障碍；>60 分＝轻度功能障碍；100 分＝ADL 完全自理</td></tr>
<tr><td>功能独立性评定量表</td><td>
<table>
<tr><th>类别</th><th>评定项目</th><th>评分/分</th><th>合计/分</th></tr>
<tr><td rowspan="6">自理活动</td><td>进食</td><td></td><td rowspan="6">42</td></tr>
<tr><td>梳洗修饰</td><td></td></tr>
<tr><td>洗澡</td><td></td></tr>
<tr><td>上身更衣</td><td></td></tr>
<tr><td>下身更衣</td><td></td></tr>
<tr><td>如厕</td><td></td></tr>
<tr><td rowspan="2">括约肌控制</td><td>排尿管理</td><td></td><td rowspan="2">14</td></tr>
<tr><td>排便管理</td><td></td></tr>
<tr><td rowspan="3">转移</td><td>床椅转移</td><td></td><td rowspan="3">21</td></tr>
<tr><td>厕所移动</td><td></td></tr>
<tr><td>浴室移动</td><td></td></tr>
</table>
</td><td>功能水平和评分总原则：
（1）完全独立（7 分）：构成活动的所有作业均能规范、完全地完成，不需修改和辅助设备或用品，并在合理的时间内完成
（2）有条件的独立（6 分）：具有下列一项或几项：活动中需要辅助设备；活动需要比正常人更长的时间；或有安全方面的考虑
（3）有条件的依赖：老年人付出 50%或更多的努力，其所需的辅助水平如下：
①监护和准备（5 分）：老年人所需的帮助只限于备用、提示或劝告，帮助者和老年人之间没有身体的接触或帮助者仅需要帮助准备必需用品，或帮助老年人戴上矫形器</td></tr>
</table>

续 表

<table>
<tr><th colspan="2">流程</th><th>操作步骤</th><th>备注</th></tr>
<tr><td rowspan="4">操作过程</td><td>功能独立性评定量表</td><td>续 表<table>
<tr><th>类别</th><th>评定项目</th><th>评分/分</th><th>合计/分</th></tr>
<tr><td rowspan="2">行进</td><td>步行</td><td></td><td rowspan="2">14</td></tr>
<tr><td>上下楼梯</td><td></td></tr>
<tr><td rowspan="5">交流认知</td><td>理解</td><td></td><td rowspan="5">35</td></tr>
<tr><td>表达</td><td></td></tr>
<tr><td>社会交往</td><td></td></tr>
<tr><td>问题解决</td><td></td></tr>
<tr><td>记忆</td><td></td></tr>
<tr><td colspan="3"></td><td>126</td></tr>
</table></td><td>②少量身体接触的帮助（4分）：老年人所需的帮助只限于轻度接触，自己能付出75%以上的努力
③中度身体接触的帮助（3分）：老年人需要中度的帮助，自己能付出50%～75%的努力
（4）完全依赖：老年人需要一半以上的帮助或完全依赖他人，否则活动就不能进行
①大量身体接触的帮助（2分）：老年人付出的努力小于50%，但大于25%
②完全依赖（1分）：老年人付出的努力小于25%</td></tr>
<tr><td rowspan="3">PULSES评定量表</td><td>（1）（P）躯体情况：包括内科疾病如心血管、呼吸、消化、泌尿、内分泌和神经系统疾患
1分：内科情况稳定，只需每隔3个月复查一次
2分：内科情况尚属稳定，每隔2~10周复查一次
3分：内科情况不太稳定，最低限度每周需复查一次
4分：内科情况不稳定，每日要严密进行医疗监护</td><td rowspan="3">总分少于6分为功能良好；12分表示独立自理生活能力严重受限；16分表示有严重残疾；24分为功能最差</td></tr>
<tr><td>（2）（U）上肢功能及日常生活自理情况：指进食、穿衣、穿戴假肢或矫形器、梳洗等
1分：生活自理，上肢无残损
2分：生活自理，但上肢有一定残损
3分：生活不能自理，需别人扶助或指导，上肢有残损或无残损
4分：生活完全不能自理，上肢有明显残损</td></tr>
<tr><td>（3）（L）下肢功能及行动：指步行，上楼梯，使用轮椅，身体从床移动至椅，或从椅转移至床，如厕的情况
1分：独自步行移动，下肢无残损
2分：基本上能独自行动，下肢有一定残损，需使用步行辅助器、矫形器或假肢，或利用轮椅能在无台阶的地方充分行动
3分：在扶助或指导下才能行动，下肢有残损或无残损，利用轮椅能做部分活动
4分：完全不能独自行动，下肢有严重残损</td></tr>
</table>

续 表

<table>
<tr><th colspan="2">流程</th><th>操作步骤</th><th>备注</th></tr>
<tr><td rowspan="3">操作过程</td><td rowspan="3">PULSES评定量表</td><td>(4)(S)感官与语言交流功能
1分：能独自进行语言交流，视力无残损
2分：基本上能进行语言交流，视力基本无碍，但感官及语言交流功能有一定缺陷，如轻度构音障碍，轻度失语，要戴眼镜或助听器，或经常用药物治疗
3分：在别人的帮助或指导下能进行语言交流，有严重视力障碍
4分：聋、盲、哑，不能进行语言交流，无有用视力</td><td rowspan="3"></td></tr>
<tr><td>(5)(E)排泄功能：指大小便自理和控制程度
1分：大小便完全自控
2分：基本能控制膀胱括约肌及肛门括约肌。虽然有尿急或急于解便，但尚能控制，因此可参加社交活动或工作；虽然需插导尿管，但能自理
3分：在别人帮助下能处理好大小便排泄问题，偶有尿床或溢粪
4分：大小便失禁，常有尿床或溢粪</td></tr>
<tr><td>(6)(S)整体情况（智能与情绪情况）
1分：能完成日常任务，并能尽家庭及社会职责
2分：基本适应，但需在环境上、工作性质和要求上稍作调整和改变
3分：适应程度差，需在别人指导、帮助和鼓励下才稍能适应家庭和社会环境，进行极小量力所能及的家务或工作
4分：完全不适应家庭和社会环境，需长期住院治疗或休养</td></tr>
<tr><td>操作后</td><td>整理、记录</td><td>协助老年人恢复舒适体位，整理好床单位。整理用物。洗手，记录本次评定情况</td><td></td></tr>
<tr><td colspan="2">注意事项</td><td colspan="2">(1) 首先要查看老年人病历，了解病史及老年人的基本情况。了解伤病的原因、病情发展情况及功能情况（如认知功能、运动功能、社会心理状态等），并了解老年人的生活环境和在环境中的表现
(2) 评定前应做好解释说明工作，使老年人了解评定的目的和方法，以取得老年人的理解与配合
(3) 尽量在合适的时间和环境下进行评定
(4) 评定应记录老年人确实能做什么，而不是可能或应达到什么程度
(5) 评定时，通常由评定者给老年人一个总的动作指令，让老年人完成某个具体动作，而不要告诉老年人坐起来或穿衣的具体步骤
(6) 在评定中，只有当老年人需要辅助器或支具时，才可以提供，不能依赖和滥用
(7) 除非评定表中有说明，否则使用辅助器、支具或采取替代的方法，均认为是独立完成活动，但应注明
(8) 任何需要体力帮助的活动都被认为是没有能力独立完成</td></tr>
</table>

二、操作风险点

1. 评定结果的准确性：评定应在实际生活环境中或在 ADL 能力评定室中进行，结果较准确，而且便于制订在此环境中的训练计划。

2. 老年人的配合程度：评定前应与老年人交谈，让老年人明确评定目的，取得其理解与合作，并且要选择合适的时间，比如，通常在穿衣服的时间进行穿衣技巧评定，在进餐时间评定进食情况。

三、操作关键点

1. 全面性：评定内容应包括所有的日常生活活动。

2. 可信性：评定标准明确，结果能可靠地体现老年人现有的功能水平。

3. 敏感性：能敏感地反映老年人的功能变化，增加老年人和治疗师的信心。

4. 适应性：能适应老年人不同病情的需要，适用于各种类型的老年人。

5. 统一性：有相对统一的标准，以利于功能状况的交流。

思政课堂　　思维导图

模块二　躯体功能障碍康复技术

课程六　脑血管疾病康复服务技术

单元 1　良肢位摆放

扫码查看
课程资源

案例导入

杨奶奶，78 岁，现入住养老院。性格开朗、好强。杨奶奶 20 年前确诊高血压、椎间盘突出、原发性血小板减少症，6 个月前突发脑卒中。目前情况：杨奶奶有脑血栓后遗症，右侧肢体活动障碍，右上肢屈曲于胸前，右下肢无力。能勉强翻身，协助下勉强坐立，情绪不佳，有睡眠障碍。请护理员指导杨奶奶摆放良肢位。

学习目标

1. 掌握摆放良肢位的目的。
2. 掌握良肢位的具体摆放方法。
3. 能为老年人摆放正确的体位。
4. 能识别良肢位摆放的操作风险点和操作关键点，以老年人为中心，具有爱伤意识、服务意识。

脑卒中造成的运动障碍为中枢性瘫痪，其本质是脑卒中造成上运动神经元损伤之后，高位中枢神经系统失去了对低位中枢的调节作用，低位中枢被抑制的各种原始反射再次出现。偏瘫老年人的运动特点为：肢体运动低效、无功能；肌肉的启动顺序错误；肌肉出现同时收缩；维持躯体各种姿势的肌张力、体位反射、平衡反应和其他保护性的协调活动等被固定的、异常的共同模式取代，严重影响了老年人随意运动的恢复，同时也是导致偏瘫症状加重的重要原因。所以，运动障碍的康复最主要目的就是抑制痉挛和异常的运动模式，促进分离运动的恢复。

良肢位又称抗痉挛体位，是指为防止或对抗痉挛姿势的出现，保护肩关节及早期诱发分离运动而设计的一种治疗体位。早期注意并保持床上的正确体位，有助于预防或减轻痉挛姿势的出现。因此，自发病的第一天起即应开始正确的体位摆放，且要贯穿在偏瘫后的各个时期。

一、摆放良肢位的目的

第一，防止肌肉痉挛、关节挛缩和异常姿势加重。

第二，减少健侧过度代偿和大脑的健侧皮质对患侧皮质的“交互性抑制作用”，有助于老年人上运动神经元的促通。

第三，增加正确感觉输入，使老年人对侧肢体能够及早恢复感觉、知觉。

第四，预防卧床引起的并发症，如预防压力性损伤、肺部感染、肩关节半脱位、深静脉血栓等。

二、良肢位的分类及摆放方法

1. 仰卧位

头部不能过伸，过度前屈，颈部不能悬空，保持颈部中立位。

（1）上肢

患侧肩关节稍外展小于45°，取高度适宜的薄垫放置于肩胛骨内侧缘，肩胛带前伸，两肩平行；患侧上肢用软枕支撑使其高于心脏水平，前臂旋前，肘伸展，腕关节中立位，轻度背伸10°~20°，手指伸展，掌心向上。健侧上肢放置于舒适的任意位置。

（2）下肢

患侧骨盆下垫薄枕，髋关节内收、内旋。患侧下肢伸髋、膝关节（膝关节下垫软小枕，呈5°屈曲），踝关节稍背伸或呈中立位，足心不用用物支撑，或患侧下肢屈曲足踩床面。（足底置支撑垫，患侧足跟负重，出现小腿三头肌张力增高时，去除足下支撑垫，避免诱导出现下肢伸肌痉挛、踝关节跖屈内翻等错误模式）。健侧下肢放置于舒适的任意位置。

2. 健侧卧位

协助翻身，头部用枕头支撑，枕头不宜过高，避免过度屈曲和后仰。检查受压皮肤。

（1）上肢

患侧肩关节前屈90°，肩胛带前伸，躯干略前倾，背后垫枕。患侧上肢软枕支撑，肘关节伸展，腕关节呈中立位，轻度背伸，手指自然伸展，掌心向下。健侧上肢放置于舒适的任意位置。

（2）下肢

患侧下肢软枕支撑，高度以不出现髋关节内旋、内收为宜，屈髋、屈膝，足（踝）不能悬空，避免足内翻。健侧下肢髋、膝关节伸展或略屈曲。

3. 患侧卧位

协助翻身，头部稍前屈。检查受压皮肤。

（1）上肢

患侧肩关节前屈不大于90°，肩胛带前伸，躯干略后仰、背后垫枕稍后倾。患侧上肢前臂旋后，肘关节伸展，腕关节呈中立位，轻度背伸，手指自然伸展，掌心向上，健侧上肢放在身体上方或后边的枕头上。

（2）下肢

患侧下肢伸髋，稍屈膝，踝稍背伸或呈中立位。（足底置支撑垫，患侧足跟负重，出现小腿三头肌张力增高时，去除足下支撑垫，避免诱导出现下肢伸肌痉挛、踝关节跖屈内翻等错误模式）。健侧下肢髋、膝关节屈曲并用枕头支撑避免压迫患侧下肢。

技能操作

良肢位摆放

一、操作规程

流程		操作步骤	备注
操作前准备	核对评估	(1) 护理员站在床前，身体前倾，微笑面对老年人，核对医嘱，对照床头卡核对老年人姓名、床号 (2) 评估病情、意识状况、皮肤情况、心理、认知水平，自理能力及肢体活动、言语情况等，有无骨折、伤口、各种管路及固定情况等，病床床闸制动、床挡完好	
	工作准备	(1) 环境准备：房间干净、整洁，温湿度适宜，空气清新、无异味 (2) 护理员准备：仪表端庄，着装整洁，去除尖锐物品，洗手，戴口罩，着装整齐 (3) 物品准备：肩垫：高度 3~5cm，大小：肩胛面积约 25cm×20cm，1 个；背枕：宽大紧实、易于支撑身体为宜，1 个；枕头：大小适中，约 70cm×40cm，软硬适宜，3 个；小软垫：1 个；必要时：颈枕 1 个；足底支撑垫 1 个 (4) 老年人准备：卧位或坐位，衣着舒适	
	沟通解释	向老年人讲解良肢位更换目的及方法，取得配合	
操作过程	仰卧位	(1) 床铺平整，视病情调整床头角度，检查枕头高度 (2) 颈部呈中立位，患侧肩关节稍外展小于 45°，薄垫放置肩胛骨内侧缘、肩胛带前伸、两肩平行 (3) 患侧上肢软枕支撑高于心脏水平，前臂旋前，肘伸展，腕关节呈中立位、轻度背伸，手指伸展，掌心向上；健侧上肢放置于舒适的任意位置 (4) 患侧骨盆下垫薄枕、髋关节内收内旋，患侧下肢伸髋、伸膝（膝关节下垫软小枕，呈 5°屈曲），踝稍背伸或呈中立位，健侧下肢放置于舒适的任意位置	
	健侧卧位	(1) 协助翻身，头颈部呈中立位，检查受压皮肤情况 (2) 患侧肩关节前屈 90°，肩胛带前伸，躯干略前倾、背后垫枕 (3) 患侧上肢软枕支撑，肘关节伸展，腕关节呈中立位、轻度背伸，手指自然伸展，掌心向下；健侧上肢放置于舒适的任意位置 (4) 膝、踝稍背伸或呈中立位，足（踝）不能悬空、避免足内翻，健侧下肢髋膝关节伸展或略屈曲	

续 表

流程		操作步骤	备注
操作过程	患侧卧位	(1) 协助翻身，头部稍前屈，检查受压皮肤 (2) 患侧肩关节前屈不大于 90°，肩胛带前伸，躯干略后仰、背后垫枕 (3) 患侧上肢肘关节伸展，腕关节呈中立位、轻度背伸，手指自然伸展，掌心向上；健侧上肢放置于舒适的任意位置 (4) 患侧下肢伸髋、稍屈膝、踝稍背伸或呈中立位，健侧下肢髋、膝关节屈曲并用枕头在下面支撑避免压迫患侧下肢	
	床上坐位	(1) 协助老年人坐在床上，平整床铺 (2) 在老年人下背部放大软枕 (3) 使老年人上身坐直 (4) 老年人髋部呈 90°屈曲，重量均匀分布于臀部两侧 (5) 可在老年人双膝下垫一软枕，使双膝微屈 (6) 在老年人身前放置调节桌，将老年人上肢放在软枕上	
操作后	整理、记录	(1) 为老年人盖好盖被，整理好床单位 (2) 洗手，记录体位及老年人身体情况 (3) 如有异常情况，及时报告	
注意事项	(1) 床铺保持平整，清洁。最好采用棕垫床垫，减少气垫床的使用时间 (2) 准确客观评估病情，根据评估结果采取技术操作，预防误用和过用综合征 (3) 操作过程中随时观察病情变化，与老年人沟通有无不适。各种管路妥善固定，以免脱出 (4) 定时更换良肢位，防止压力性损伤的发生 (5) 尽量减少仰卧位，鼓励应用患侧卧位，适当应用健侧卧位。掌心、足底不放置物品，避免刺激诱发异常反射活动 (6) 患侧卧位时将患肩前伸，以免垂直受压，产生疼痛，影响患侧上肢血液循环 (7) 良肢位期间，鼓励或协助老年人进行肢体、关节被动或主动运动，防止医用性、失用性综合征 (8) 根据老年人日常生活能力、障碍情况等，更换体位时，老年人应配合或协助完成 (9) 遵循节力的原则，动作轻柔、防止动作粗暴、用力适中，尤其注意患侧肢体保护。体位摆放舒适、安全。保护老年人隐私		

二、操作风险点

1. 肩部疼痛及功能障碍：摆放体位时，患侧肩部姿势不正确。

2. 诱发异常反射：掌心、足底放置物品，刺激诱发异常反射活动。

三、操作关键点

1. 康复训练应在专业康复治疗师指导下进行。

2. 在进入痉挛期后足底部避免直接接触任何支撑物，以防因阳性支撑反射引起足下垂。

3. 仰卧位受紧张性颈反射和迷路反射的影响，容易强化老年人的上肢屈肌和下肢伸肌的痉挛模式，老年人进入 Brunnstrom Ⅱ期以后应减少仰卧位的应用，以侧卧为主并适时进行体位转换。

4. 每 2 小时给老年人翻身，变换体位。

单元2 关节活动度训练

案例导入

崔奶奶，75岁，入住养老院3年，2个月前因脑梗死住院治疗，病情稳定后再次入住养老院。目前神志清楚，生命体征平稳，左侧偏瘫，左上肢及下肢肌力Ⅱ级，右侧肢体能正常活动，肌力正常。请护理员为崔奶奶进行关节活动度训练。

学习目标

1. 掌握关节活动度训练的适应证与禁忌证。
2. 熟悉关节活动度训练的目的及分类。
3. 掌握关节活动度训练的操作要点。
4. 具备尊老、爱老品质，具有良好的服务意识，时刻保持风险意识。

关节活动度障碍指各种原因导致的肢体活动减少或制动所致的失用或关节内外的创伤、炎症和手术，以及肌肉、肌腱挛缩引起的关节内外粘连。关节活动度训练是通过被动、主动-辅助、主动、连续被动运动等关节活动用力收缩完成关节活动的训练。

一、关节活动度训练的目的及分类

关节活动度训练的目的是使挛缩与粘连的纤维组织延长，维持或增加关节活动范围，以利于老年人完成功能性活动。

关节活动度训练可分为以下4类。

1. 被动关节活动度训练

降低制动导致的关节和周围软组织挛缩；保持肌肉弹性；促进血液循环；缓解或抑制疼痛；促进损伤或术后愈合过程。

2. 主动-辅助关节活动度训练

增大关节活动度，逐步增强肌力，建立协调动作模式。

3. 主动关节活动度训练

改善与恢复关节功能；改善与恢复神经协调功能和运动技巧性。

4. 连续被动运动

减少术后并发症；改善局部血液、淋巴循环；消除肿胀、疼痛症状；促进修复；防止制动引起的粘连、挛缩。

二、关节活动度训练的适应证与禁忌证

1. 适应证

①引起关节挛缩、僵硬致关节活动受限的疾病。

②肢体的瘫痪，如脊髓损伤后的四肢瘫或截瘫、脑卒中后的偏瘫等。

2. 禁忌证

①深静脉血栓。

②关节旁的异位骨化。

③心血管疾病不稳定期。

④肌肉、肌腱、韧带、关节囊或皮肤手术后初期。

⑤部分骨折早期；肌肉、肌腱、韧带撕裂早期。

三、关节活动度训练的操作要点

1. 操作准备

①训练设备准备：主要为器械训练设备，包括被动运动训练器、体操棍、指梯、手指活动训练器、头顶滑轮系统、滑板和悬吊装置等。连续被动运动需要专门的设备。

②评定：治疗人员在康复评定的基础上决定训练形式。

③老年人处于舒适并有利于进行操作的体位，必要时除去治疗区域影响活动的衣服、敷料及夹板等。

2. 选择关节活动度训练合适方法

（1）被动关节活动度训练

适用于主动运动受限的老年人；肌力 3 级以下、长期卧床老年人。

①按病情确定运动顺序，由肢体近端到肢体远端的顺序有利于瘫痪肌的恢复，由肢体远端到肢体近端的顺序有利于促进肢体血液和淋巴回流。

②固定老年人运动关节肢体近端，托住肢体远端，避免替代运动。

③操作在无痛范围内进行，活动范围逐渐增加，以免损伤。

④从单关节开始，逐渐过渡到多关节训练。

⑤每个动作重复 10~30 次，每天 2~3 次。

（2）主动-辅助关节活动度训练

适应肌力较弱不能达到全关节活动范围的老年人；体弱老年人。

①由治疗人员或老年人用健侧肢体徒手或通过棍棒、绳索和滑轮等装置帮助患肢主动运动。

②训练时，助力可提供平滑的运动，并施加于运动的开始和终末，且随病情好转逐渐减少。

③以老年人主动用力为主，只给予完成动作的最小助力，以免助力替代主动用力。

④以关节的各方向依次进行运动。

⑤每个动作重复 10~30 次，每天 2~3 次。

（3）主动关节活动度训练

适应肌力大于 3 级的老年人；可完成主动关节活动的卧床老年人。

①根据老年人情况选择进行单关节或多关节、单方向或多方向的运动。

②在治疗人员指导下由老年人自行完成所需的关节活动。必要时，治疗人员的手可置于老年人需要辅助或指导的部位。

③动作宜平稳缓慢，尽可能达到最大幅度。

④关节的各方向依次进行运动。

⑤每个动作重复10~30次，每天2~3次。

（4）连续被动运动

适应四肢关节内、外骨折后；关节外科手术后；关节伤病。

①将要训练的肢体放置在训练器械的托架上，固定。

②开机，选择活动范围、运动速度和训练时间。关节活动范围在术后即可常用短弧范围（20°~30°）训练，并根据老年人耐受程度每日渐增，直至最大关节活动范围。运动速度开始时为每1~2分钟一个运动周期。训练时间一般每次1~2小时，频度为每天1~3次。

③训练中密切观察老年人的反应及器械的运转情况。

④训练结束后，关机，去除固定，将肢体从训练器械的托架上放下。

技能操作

关节活动度训练

一、操作规程

流程		操作步骤	备注
操作前准备	核对评估	（1）站在床前，身体前倾，微笑面对老年人，核对医嘱，对照床头卡核对老年人姓名、床号 （2）评估老年人的意识状态及肌力、关节活动度、平衡能力等	
	工作准备	（1）环境准备：房间干净、整洁，空气清新、无异味 （2）护理员准备：着装整齐，用七步洗手法洗净双手，戴口罩，接受康复师指导，与家属沟通，确定训练目标、训练内容、训练方法和时间等 （3）物品准备：椅子1把、记录单、笔等 （4）老年人准备：卧位，衣着舒适，已协助喝水、排便	
	沟通解释	向老年人讲解关节活动训练的目的、训练方法、内容及时间，取得配合	
操作过程	上肢关节被动活动训练	（1）热身运动 打开盖被，暴露老年人左侧上肢，双手配合，轻轻抖动老年人左侧上肢，从远心端至近心端拍打、按摩，以增加肌肉血流量，改善肌肉黏滞性及关节的活动度，提高肌腱与韧带和其他结缔组织的伸展性，避免组织突然伸展发生损伤并加速老年人进入运动状态 （2）肩关节屈伸运动 一手托住老年人左侧肘关节，使肘关节处于伸展位置；另一手托住老年人左侧腕关节，使腕关节背伸，手掌朝上，手指、掌心伸展，沿身体中线慢慢上举90°~180°，然后还原到伸展位置，反复操作注意患侧上肢的肩和头不要抬起；可以将患侧上肢摆放到某一个位置，让患肢悬空保持在这个位置，但要保证患侧肘关节伸直，手指尽量张开 （3）肩关节外展运动 护理员一手托住老年人左肘关节，使肘关节处于伸展位置，另一手托住左侧腕关节，使腕关节处于中间位，手指、掌心呈伸展位。做肩关节被动外展动作至90°，然后还原到开始位置	热身及整理运动一般5~10分钟。每个动作训练频率约9次/分钟，以2~3分钟为宜

续 表

流程		操作步骤	备注
操作过程	上肢关节被动活动训练	(4) 肩关节内、外旋转运动 护理员摆放老年人左侧肩关节外展90°、肘关节屈曲90°位置，一手托住左肘关节，另一手托住左腕关节，进行肩关节被动内、外旋转运动 (5) 肘关节屈、伸运动 护理员坐在床边椅上。摆放老年人左侧上肢自然位，一手扶住左侧肘关节，另一手握住患侧腕关节，被动屈曲左肘关节至最大屈曲位 (6) 前臂旋前、旋后运动 护理员坐在床边椅上。摆放老年人左侧肘关节屈曲90°，一手握住左侧上臂近肘关节端固定，另一手握住左侧腕关节，做被动旋前、旋后运动 (7) 腕关节屈伸运动和侧偏运动 护理员坐在床边椅上。摆放老年人左侧肘关节屈曲90°，一手固定前臂近腕关节处，另一手扶握掌指关节处，做腕关节被动屈曲、伸展、尺侧偏、桡侧偏活动 (8) 掌指关节屈伸运动 护理员坐在床边椅上，摆放老年人左侧肘关节屈曲90°，一手固定左腕关节，另一手扶握左侧手指，进行充分的被动掌指关节屈伸训练，同时进行近端、远端指间关节的屈伸运动 (9) 拇指被动运动 摆放老年人左侧肘关节屈曲90°，一手固定患侧掌指关节，另一手握住左侧拇指，进行屈曲、伸展、掌侧外展、桡侧外展、对指等复杂运动 (10) 整理运动 运动结束做整理运动，双手将老年人左侧上肢轻轻抖动、放平，从远心端向近心端轻轻拍打，放松肌肉，促进血液回流，使肢体肌肉逐步恢复到安静状态	
	下肢关节被动活动训练	(1) 热身运动 暴露老年人左下肢，仰卧位。双手配合，轻轻抖动老年人左下肢，从远心端至近心端拍打、按摩，避免组织突然伸展发生损伤并加速老年人进入运动状态。热身运动时间5~10分钟 (2) 髋、膝关节屈曲伸直运动 使老年人两下肢自然平伸，护理员一手托住老年人足跟部，另一手托住其膝关节后方腘窝部。双手将老年人下肢抬高，进行髋关节和膝关节同时屈曲运动。双手将老年人髋关节和膝关节继续屈曲，使膝关节向胸部方向运动。伸展时，首先伸展膝关节，然后伸展髋关节。速度适中，以各方位活动2~3次、共活动2~3分钟为宜 (3) 膝关节旋内、旋外运动 护理员一手托住老年人膝关节后方腘窝部，另一手托住其足跟部进行膝关节屈旋内、旋外运动。约9次/分钟，以活动2~3分钟为宜 (4) 踝部背伸、跖屈运动 使老年人仰卧，两下肢自然平伸，踝关节呈中立位。一手托住老年人足跟部，另一手托住其腘窝部，将下肢稍微抬起。护理员坐在床边椅上，一手移动，托住老年人小腿远心端，另一手掌抵住前脚掌，向小腿方向加压，并维持数秒钟，以牵拉足后跟。适当用力，手法柔和，踝	

续 表

流程		操作步骤	备注
操作过程	下肢关节被动活动训练	部背伸正常范围在20°~30°。一手托住小腿远心端，另一手握住左脚背，向小腿后面加压为跖屈，跖屈正常范围在40°~50°，共活动2~3分钟 (5) 踝部内收、外展、旋前、旋后运动 内收运动：踝关节在跖屈位时，沿小腿的垂直轴向内收趾尖，接近正中面。外展运动：踝关节在跖屈位时，沿小腿的垂直轴外展趾尖，向外远离正中面，活动范围在30°~45°，共活动2~3分钟 (6) 足内翻、外翻、足趾被动运动 内翻是足内缘提高、外缘降低、足底朝内的运动，活动范围45°。外翻是足外缘提高、内缘降低、足底朝外的运动，活动范围15°。双手分别握住患足的足心及足趾，屈曲足趾，伸展足趾，共活动2~3分钟 (7) 整理运动 运动结束做整理运动，双手将老年人左侧下肢轻轻抖动、放平，从远心端向近心端轻轻拍打，放松肌肉，促进血液回流，使肢体肌肉逐步恢复到安静状态。整理运动5~10分钟	
操作后	整理、记录	(1) 协助老年人恢复舒适体位，整理好床单位，拉起床挡 (2) 洗手，记录本次训练情况，及时报告异常情况 (3) 预约下次训练时间	
注意事项		(1) 反复、逐步原则：关节活动必须采用反复多次累积才能保证软组织恢复应有弹性。为避免在训练过程中发生疼痛或新的软组织损伤，关节活动度训练还应循序渐进 (2) 安全原则：训练应在老年人舒适体位下进行，并尽量使训练肢体处于放松状态；动作缓慢、柔和、平稳、有节律；训练应在无痛或老年人耐受的范围内进行，避免使用暴力，以免发生损伤；存在感觉功能障碍的老年人对疼痛的敏感性较差，因此训练应特别谨慎 (3) 综合治疗原则：配合药物和理疗镇痛或放松软组织的措施，可增加训练疗效 (4) 最大限度达到功能活动所要求的关节活动度的原则：关节活动度训练应达到功能活动所要求的关节活动度	

二、操作风险点

1. 关节脱位：与训练过程力度过大，超过关节最大活动范围有关。

2. 疼痛：与不恰当地活动造成的局部损伤和炎症反应及痉挛所致关节正常活动机制被破坏有关。

三、操作关键点

1. 训练前全面评估，制订个体化训练方案；关节活动度的维持训练应包括全身的各个关节，每个关节进行全方位的关节活动（如肩关节的屈、伸、外展、内收、内旋、外旋）。

2. 训练应遵循循序渐进的原则，与肌力练习同步进行，以老年人能耐受为准，不可用力过大。无论是主动、被动还是辅助活动都必须在训练前对老年人解释清楚，以得到老年人的配合。

3. 训练后监测老年人生命体征、活动部分的皮肤温度和颜色改变以及关节活动度、疼痛或运动质量的改变。评定治疗反应，必要时修改治疗方案。

单元3　床上翻身运动训练

案例导入

崔奶奶，75岁，入住养老院3年，3个月前因脑梗死住院治疗，病情稳定后再次入住养老院。目前神志清楚，能正常交流，生命体征平稳，左侧偏瘫，左上肢及下肢肌力3级，右侧肢体能正常活动。不能自主翻身，为了促进其活动能力，请护理员为崔奶奶进行翻身康复训练。

学习目标

1. 掌握翻身运动训练的目的。
2. 能选择合适的方法为老年人进行翻身训练。
3. 掌握翻身运动训练的操作风险点、操作关键点。
4. 具有严谨求实的工作态度和崇高的职业道德，操作规范、正确。

脑卒中导致了肌肉失去控制、正常姿势反射机制紊乱和运动协调性异常，而这些功能的恢复是需要老年人主动参与的再学习过程，老年人主动参与程度越高，恢复越快，恢复程度越高。所以，当老年人神志清醒，生命体征稳定，体能有一定程度恢复后，宜尽早进行床上运动的康复治疗。

翻身训练可通过躯干的旋转和体位的摆动促进全身反应和肢体活动，抑制痉挛，促进平衡和协调功能恢复，对老年人十分重要。开始应以被动为主，待老年人掌握翻身动作要领后，在帮助下由辅助翻身过渡到主动翻身，包括向健侧翻身和向患侧翻身。

一、翻身运动训练目的

第一，改善患侧肢体的运动功能，防治并发症。

第二，训练躯干旋转，缓解痉挛，提高老年人的床上生活自理能力。

第三，预防压疮。

二、适应证与禁忌证

适应证：因各种原因长期卧床者；肢体的瘫痪，如脊髓损伤后的四肢瘫或截瘫、脑卒中后的偏瘫等。

禁忌证：生命体征不稳定者；认知功能障碍者；关键肌肌力不足者。

三、床上翻身训练方法

1. 床上被动翻身

①站在老年人床边，将老年人的头部偏向自己一侧，帮助其将双手放在胸前，健侧手握住患侧手。帮助老年人双下肢弯曲，双足踩在床面上。

②一手扶住老年人对侧肩部，另一手扶住老年人髋部，翻转老年人身体呈健侧（或患侧）卧位。

③整理老年人衣服，盖好被子，整理床单位。

2. 床上自主翻身训练

（1）自主向健侧翻身训练

①站在老年人健侧，老年人仰卧在床。

②嘱老年人头转向健侧，用健侧手握住患侧手放在腹部，十指交叉，患侧拇指压在健侧拇指上。老年人健侧腿屈膝，插入患腿下方，协助其健侧脚插入患侧腿的下方钩住患侧的踝部。

③双上肢前伸，与躯干成90°，指向天花板，做左右侧方摆动2~3次，借助摆动的惯性使双上肢和躯干一起翻向健侧。

（2）自主向患侧翻身训练

①站在老年人患侧保护，老年人仰卧在床。

②护理员嘱老年人头部转向患侧，用健侧手握住并拉起患侧手，患侧手拇指压在健侧手拇指上。老年人健侧腿屈膝，脚平放于床面。

③双上肢前伸，与躯干成90°，指向天花板，做左右侧方摆动2~3次，当摆向患侧时，借助惯性使双上肢和躯干一起翻向患侧。

④询问老年人自主翻身训练掌握情况，基本掌握后，再开始下一次训练。无不适后，再重复以上动作，持续训练30分钟。训练完毕，协助老年人取舒适卧位休息。

⑤询问老年人感受，整理老年人衣服，盖好盖被，整理床单位。向老年人说明下次训练时间。

技能操作

协助老年人床上自主翻身运动训练

一、操作规程

流程		操作步骤	备注
操作前准备	核对评估	（1）护理员站在床前，身体前倾，微笑面对老年人，核对医嘱，对照床头卡核对老年人姓名、床号 （2）对老年人进行综合评估：全身情况（精神状态、饮食、二便、睡眠等），局部情况（肢体活动度、有无导管等），特殊情况（区分出健患侧、上下左右方向）	
	工作准备	（1）环境准备：房间干净、整洁；空气清新、无异味 （2）护理员准备：着装整齐，用七步洗手法洗净双手，戴口罩；与家属沟通，确定训练目标、训练内容、训练方法和时间等 （3）物品准备：护理车、楔形垫、两个小软枕、中号软枕、大号软枕、毛巾、免洗洗手液、记录单、笔 （4）老年人准备：卧位，衣着舒适，已协助喝水、排便	
	沟通解释	向老年人讲解床上翻身运动训练的目的、训练方法、内容及时间，以取得配合	

续　表

<table>
<tr><th colspan="2">流程</th><th>操作步骤</th><th>备注</th></tr>
<tr><td rowspan="3">操作过程</td><td>翻向健侧</td><td>（1）打开床挡，协助老年人取仰卧位
（2）健侧下肢屈髋屈膝，健侧脚插入患侧腿的下方钩住患肢
（3）双手叉握，健侧手握住患侧手
（4）患手拇指压在健手拇指上，双上肢前伸 90°（指向天花板）
（5）头转向健侧方
（6）用健侧上肢的力量借助惯性作用，带动患侧上肢来回摆动 2~3 次后，借助惯性作用翻向健侧
（7）在身体旋转同时，利用健侧膝部的力量带动患侧身体翻向健侧，调整为健侧卧位</td><td>连续 2 次</td></tr>
<tr><td>翻向患侧</td><td>（1）老年人取仰卧位
（2）健侧下肢屈髋屈膝
（3）头转向患侧方
（4）双手叉握，健侧手握住患侧手
（5）患手拇指压在健手拇指上，双手上肢前伸 90°（指向天花板）
（6）用健侧上肢的力量带动患侧上肢来回摆动 2~3 次后，借助惯性作用翻向患侧
（7）同时，健侧下肢跨向患肢前方，调整为患侧卧位</td><td>连续 2 次</td></tr>
<tr><td>调整卧位</td><td>（1）训练完毕，调整老年人舒适的卧位：患侧在下
（2）患侧肩关节前伸稍内旋，患侧上肢伸展，下方垫一大软枕
（3）健侧上肢取自然位
（4）患侧下肢微屈，踝部凹陷处垫一小软枕
（5）健侧下肢呈迈步状，其小腿下垫一中软枕
（6）颈下垫一小软枕
（7）背后用大软枕支撑
（8）询问需求，整理床单位
（9）拉上床挡</td><td></td></tr>
<tr><td>操作后</td><td>整理、记录</td><td>（1）协助老年人恢复舒适体位，整理好床单位，拉起床挡
（2）洗手，记录本次训练情况，异常情况及时报告
（3）预约下次训练时间</td><td></td></tr>
<tr><td colspan="2">注意事项</td><td colspan="2">（1）依据老年人的肢体障碍情况选择不同的康复训练项目
（2）肢体障碍老年人的康复训练要有计划性、规律性、持之以恒
（3）床上翻身不管转向患侧还是健侧，整个活动都应先转头和颈，然后正确、连续地转肩和上肢躯干、腰、骨盆及下肢，并且保持脊柱的伸直位，防止扭曲
（4）翻身时要确保有足够空间，保证老年人的安全和舒适，并保持肢体的功能位
（5）护理员要尊重理解有肢体障碍的老年人，鼓励老年人和家属主动参与、积极配合训练</td></tr>
</table>

二、操作风险点

1. 损伤：与翻身时活动顺序不正确有关。

2. 跌落：与翻身时未确保足够空间有关。

三、操作关键点

1. 要尊重老年人，以缓慢、温和的语速告诉老年人每一项操作的步骤，并把每一步的具体动作加以分解，反复示范指导老年人练习，得到老年人的反馈后再进行下一步训练，不可操之过急。

2. 床上翻身不管转向患侧还是健侧，整个活动都应先转头和颈，然后正确、连续地转肩和上肢躯干、腰、骨盆及下肢，并且保持脊柱的伸直位，防止扭曲。

3. 翻身时要确保有足够空间，保证老年人的安全和舒适，并保持肢体的功能位。

单元 4　桥式运动训练

案例导入

崔奶奶，75 岁，3 个月前因脑梗死住院治疗，病情稳定后入住养老院。目前神志清楚，能正常交流，生命体征平稳，左侧肢体偏瘫，左上肢及下肢肌力 3 级，在协助下各关节能做屈伸活动，右侧肢体能正常活动。能自主翻身，希望能逐渐坐立及站立。为了增强其腰腿部肌肉力量，请护理员为崔奶奶进行桥式运动训练。

学习目标

1. 掌握桥式运动训练的目的。
2. 能选择合适的方法为老年人进行桥式运动训练。
3. 掌握桥式运动训练的操作风险点、操作关键点。
4. 以老年人为中心，尊老、爱老、敬老、助老。

桥式运动就是选择性髋伸展运动，是早期床上体位变换训练的重要内容之一，因姿势像“桥”而得名。具体方法是老年人取仰卧位，膝关节屈曲，双足底平踏在床面上，用力使臀部抬离床面。

一、桥式运动训练的目的

第一，训练骨盆控制能力。

第二，诱发下肢分离运动。

第三，训练躯干平衡，缓解躯干、下肢痉挛。

第四，增加腰腿部力量，减少照护者体力消耗，便于协助老年人排便、穿脱裤子、更换床单等。

二、桥式运动训练的方法

1. 双侧桥式运动

老年人仰卧位，双上肢放于身体两侧，双下肢屈曲，双足平踏于床面，伸髋，缓慢将臀部抬起，维持 5~10 秒慢慢放下，重复 5~10 组。操作者站于患侧进行指导及辅助，根据老年人个体情况，协助其双下肢屈曲，辅助固定患侧膝、踝关节，观察老年人全身状况，询问有无不适。

2. 单侧桥式运动

老年人仰卧位，双上肢放于身体两侧，患侧下肢屈曲，患足独立平踏于床面，伸髋，缓慢将臀部抬起，维持 5~10 秒慢慢放下，重复 5~10 组。操作者站于患侧进行指导及辅助，根据老年人个体情况，协助其患侧下肢屈曲，辅助固定患侧膝、踝关节，观察老年人全身状况，询问有无不适。

老年人能独立完成桥式运动，可进行抗阻训练，在老年人两侧髋部，给予向下稍小于其向上的阻力。每次抗阻 10 秒，休息 10 秒，重复 10 次为 1 组，每日可做 2 组，训练过程中询问老年人有无不适。

技能操作

桥式运动训练

一、操作规程

流程		操作步骤	备注
操作前准备	核对评估	（1）站在床前，身体前倾，微笑面对老年人，核对医嘱，对照床头卡核对老年人姓名、床号 （2）评估老年人整体情况：病情、意识状况、皮肤情况、心理认知水平、自理能力及肢体活动情况、被检查者及照护者的配合程度等 （3）评估老年人局部情况：有无骨折、伤口、各种管路及固定情况等	
	工作准备	（1）环境准备：房间干净、整洁；空气清新、无异味 （2）护理员准备：着装整齐，用七步洗手法洗净双手，戴口罩；确定训练目标、训练内容、训练方法和时间等 （3）物品准备：床铺平整，枕头高度合适，毛巾 （4）老年人准备：卧位，衣着舒适，已协助喝水、排便，能配合操作	
	沟通解释	向老年人讲解桥式运动训练的目的、训练方法、内容及时间，取得配合	
操作过程	桥式运动训练	（1）两腿分开同肩宽，在右侧床边中间位置站稳，放下床挡，打开盖被，S 形折叠对侧。为老年人穿好衣服，避免受凉或暴露身体过多 （2）双桥运动训练 ①老年人取仰卧位，两腿屈膝，使小腿与床面呈 90°，双脚平放在床上，与健侧手掌一起支撑，慢慢将臀部抬起，开始从 5~10 秒的保持，逐渐增加至 1~2 分钟，再慢慢放下，间隔 10 秒再进行下一次，每次 5 下，时间 20~30 分钟，每日 2~3 次 ②训练时两腿之间可以夹持枕头或其他物体 ③老年人刚开始训练，因力量不足，臀部抬起不能保持 5~10 秒时，可将双手置于臀下，轻轻给予托扶，让老年人慢慢适应 （3）单桥运动训练 ①老年人取仰卧位，患侧下肢屈膝，使小腿与床面呈 90°，脚掌平放于床上，与健侧手掌一起支撑，将臀部抬离床面，健侧下肢伸展、悬空或搭于患肢股骨远端，开始从 5~10 秒的保持，逐渐增加至 1~2 分钟，再慢慢放下，间隔 10 秒再进行下一次，每次 5 下，	

续 表

流程		操作步骤	备注
操作过程	桥式运动训练	时间 20~30 分钟，每日 2~3 次 ②老年人刚开始训练，因力量不足，将臀部抬起不能保持 5~10 秒时，可将双手置于臀下，轻轻给予托扶，让老年人慢慢适应	
操作后	整理、记录	（1）桥式训练结束，为老年人整理衣裤，盖好盖被，折好被筒，支起床挡，安排老年人休息并交代下次训练时间 （2）洗手，记录训练时间、训练内容、老年人的反应、效果及方案是否需要调整等	
注意事项		（1）由于老年人的病情、体力、年龄的不同，训练应制订个体化计划，循序渐进 （2）训练时健侧带动患侧，但患侧也要主动活动，共同用力 （3）训练时动作不要过快、过猛，要缓慢用力，避免引起疼痛 （4）在病情稳定的前提下，脑梗死后第二天，脑出血 3 周后方可开始训练 （5）要理解老年人心理，对老年人的良好表现和进步及时给予鼓励或奖励，以提高老年人增强腰腿肌力的信心 （6）注意老年人心率、血压、血氧饱和度、颜面、口唇颜色的变化。与老年人的沟通交流贯穿全过程，体现尊重和人文关怀	

二、操作风险点

血压升高：与老年人用力屏气有关。

三、操作关键点

1. 进行桥式动作时，臀部抬高的高度以老年人耐受为限，保持平静呼吸，不可屏气，可用数数来防止屏气。

2. 进行桥式训练，不能操之过急，要有计划、有规律、循序渐进、持之以恒。先进行双桥运动，待腰腿部肌肉力量增强后，再进行单桥运动。

3. 训练过程中，严密观察老年人反应，发现异常，立即停止并安排休息，必要时报告医护人员。

单元 5 偏瘫老年人体位转移训练

案例导入

崔奶奶，75 岁，现入住养老院，3 个月前因脑梗死住院治疗，病情稳定后再次入住养老院。目前神志清楚，能正常交流，生命体征平稳，左侧肢体偏瘫，左上肢及下肢肌力 3~4 级，右侧肢体能正常活动。能自主翻身，希望能逐渐坐立及站立。为了促进其活动能力，请护理员为崔奶奶进行从卧位到坐位、从坐位到立位的训练。

学习目标

1. 掌握体位转移的目的。
2. 掌握体位转移的操作要点。
3. 掌握体位转移训练的操作风险点、操作关键点。
4. 具有较强的人际沟通能力，严谨的工作态度。

体位转移是指人体从一种姿势转移到另一种姿势的过程，包括从卧位到坐位、从坐位到立位、从床到椅等各种转移方法。

一、体位转移的目的

第一，定时协助更换体位，使肢体的伸肌和屈肌张力达到平衡。

第二，预防压疮、坠积性肺炎、肌肉痉挛等并发症。

第三，协助瘫痪老年人独立完成各项日常生活活动，提高生存质量。

二、体位转移的适应证与禁忌证

适应证：因各种原因长期卧床者；脊髓损伤、脑血管意外、脑外伤等运动神经元损伤后，肢体部分或完全瘫痪，完成转移动作相关的主要关键肌肌力达到 2 级或者 3 级的老年人。

禁忌证：生命体征不稳定者、认知功能障碍者、关键肌肌力不足者。

三、体位转移的操作要点

1. 床上移动指导训练

偏瘫老年人卧位床上移动：老年人仰卧，健足置于患足下方；健手将患手固定在胸前，利用健侧下肢将患侧下肢抬起向一侧移动；用健足和肩支起臀部，同时将臀部移向同侧；臀部侧方移动完成后，再将肩、头向同方向移动。

床上坐位向前后移动：嘱老年人在床上取坐位，身体前倾，双手掌交叉向前，或双手放于体操棒上。辅助老年人抬高一侧臀部，将重心放在另一侧臀部上。辅助老年人将抬起一侧的臀部向前或者向后移动，犹如用臀部行走。

2. 坐位指导训练

第一天将床头摇起 30°，询问老年人有无不适感，上、下午各 5 分钟；以后每隔 1~2 天床头高度增加 10°，时间增加 5 分钟，为防止腘绳肌疼痛，膝下垫软枕；逐步达到床头 90°，时间能保持 20 分钟后，可进行坐位进食。

3. 卧-坐转移指导训练

（1）独立坐起训练

①独立从健侧坐起

老年人健侧卧位，患腿跨过健腿，用健侧前臂支持自己的体重，头、颈和躯干向上方侧屈，用健腿将患腿移到床沿下，改用健手支撑，使躯干直立。

②独立从患侧坐起

针对体形偏瘦老年人的方法：对掌十指交叉握手，并上举上肢伸肘 90°，抬起健侧腿，并向前摆动，健侧上肢向前摆动，不应抓住床边缘把自己拉过去，老年人转向患侧；老年人健足带动患足一并移向床沿，用健手将患臂置于胸前，用健侧上肢横过胸前置于床面上支撑，侧屈起身、坐直。

针对体形偏胖老年人的方法：对掌十指交叉握手，并上举上肢伸肘 90°，抬起健侧腿，并向前摆动，健侧上肢向前摆动，不应抓住床边缘把自己拉过去，老年人转向患侧；老年人健足带动患足一并移向床沿，健侧上肢放于患侧腋下，健手推床面将身体推离床，双手撑床面。两足平放于地面。

（2）辅助坐起训练

老年人仰卧，患侧上肢放于腹上，健足放于患侧足下呈交叉状。护理人员双手分别扶于老年人双肩，缓慢帮助老年人向健侧转身，并向上牵拉老年人双肩。老年人同时屈健肘支撑身体，随着老年人躯体上部被上拉的同时老年人伸健肘，手撑床面。健足带动患足一并移向床沿，两足平放于地面，整理成功能位。

4. 坐-立转移指导训练

（1）偏瘫老年人独立坐位→站立位训练

老年人坐于床边，双足分开与肩同宽，两足跟落后于两膝，患足稍后，以利负重及防止健侧代偿；双手 Bobath 握手，双臂前伸；躯干前倾，使重心前移，当双肩向前超过双膝位置时，抬臀，伸展膝关节，慢慢站起，立位时双腿同等负重。

（2）偏瘫老年人一人协助坐位→站立位训练

老年人坐于床边，双足分开与肩同宽，两足跟落后于两膝，患足稍前，以利负重及防止健侧代偿；双手 Bobath 握手，双臂前伸；协助者站在偏瘫侧，面向老年人，指引老年人躯干充分前倾，髋关节尽量屈曲，重心向患腿移动；协助者一手放于患膝上，重心转移时帮助把患膝向前拉，另一手放在同侧臀部帮助抬起体重；老年人伸髋伸膝，抬臀离开椅面，慢慢站起。

5. 床-椅转移指导训练

站立位转移法：靠背椅子放到床旁，与床呈 30°~45°或与床头平行，协助老年人坐于床边，双脚着地，躯干前倾；操作者面向老年人站立，协助老年人从坐位到立位；老年人站稳以后，操作者以足为轴慢慢旋转躯干，使老年人背部转向椅子，臀部正对靠背椅正面，使老年人慢慢弯腰，坐至椅上；将老年人双脚踏地板上，双膝分开与肩同宽。准备从椅子转移至床时，亦应使其肢体的健侧靠近床铺，椅子与床呈 30°~45°，以健侧手抓住床栏，配合健侧下肢的支撑，在陪护人员的保护或辅助下坐到床边。

技能操作

体位转移训练

一、操作规程

流程		操作步骤	备注
操作前准备	核对评估	（1）站在床前，身体前倾，微笑面对老年人，核对医嘱，对照床头卡核对老年人姓名、床号 （2）对老年人进行综合评估：全身情况（精神状态、饮食、二便、睡眠等），局部情况（肢体活动度、有无导管等），特殊情况（区分出健患侧、上下左右方向）	
	工作准备	（1）环境准备：房间干净、整洁；空气清新、无异味 （2）护理员准备：着装整齐，用七步洗手法洗净双手，戴口罩，接受康复师指导，与家属沟通，确定训练目标、训练内容、训练方法和时间等 （3）物品准备：软垫数个 （4）老年人准备：卧位，衣着舒适，已协助喝水、排便，能配合操作	
	沟通解释	向老年人讲解体位转移训练的目的、训练方法、内容及时间，取得配合	
操作过程	卧-坐转移指导训练	1. 床边健侧位坐立训练 （1）健侧翻身训练 ①打开盖被，S形折叠对侧。为老年人穿好衣服，整理整齐 ②指导老年人将头偏向右侧，用健侧手握住患侧手，患手拇指压在健侧拇指上，双上肢前伸90°，指向天花板，健侧脚跟放在患侧脚心部，向上移动，使双下肢屈膝90°，再将健侧脚放于患侧腿下，用脚趾钩住患侧踝部 ③指导老年人用健侧上、下肢的力量，带动患侧上、下肢左右摆动，在身体摆动同时，借助惯性动作，翻向右侧 ④护理员在床边保护，防止坠床 （2）健侧位坐立训练 ①指导老年人将健侧上肢置于床边，肘关节屈曲，支撑于床面上 ②指导老年人用肘关节使肩部向上牵拉，再用健侧手掌支撑床面，抬起上身，用健侧脚钩住患侧脚向床下移动，向右旋转臀部，坐于床边，两腿置于床下，调整坐姿，用健侧手支撑健侧身体，用软垫支撑患侧身体，保持舒适坐位20~30分钟	护理员在床边保护，防止坠床

续 表

<table>
<tr><th colspan="2">流程</th><th>操作步骤</th><th>备注</th></tr>
<tr><td rowspan="2">操作过程</td><td>卧-坐转移指导训练</td><td>2. 床边患侧位坐立训练
（1）患侧翻身训练
①打开盖被，S 形折叠对侧。为老年人穿好衣服，整理整齐
②指导老年人将头偏向左侧，用健侧手握住患侧手，患侧手拇指压在健侧拇指上，双上肢前伸 90°，指向天花板。患侧腿平直，健侧膝关节屈曲
③指导老年人用右侧上、下肢的力量，带动左侧上、下肢左右摆动，在身体摆动同时，借助惯性动作，翻向左侧
（2）患侧坐位训练
①指导老年人将左侧上肢置于床边，左侧肘关节屈曲，支撑于床面上
②指导老年人用右手支撑于左肘关节外侧，使肩部向上牵拉，抬起上身，用健侧脚钩住患侧脚向床下移动，向左旋转臀部，坐于床边，两腿置于床下，调整坐姿，用右侧手支撑健侧身体，用软垫支撑患侧身体，保持舒适坐位 20~30 分钟</td><td></td></tr>
<tr><td>坐-立转移指导训练</td><td>当老年人能在床边自主坐立后，可以进行从坐位到立位训练
示范动作：
（1）与老年人相对，在座椅上坐直，双膝关节呈 90°，十指相扣握拳，两臂向前伸直。左脚模拟患侧，右脚模拟健侧
（2）右脚向椅子侧移动，使右膝关节呈 70°~80°，左膝关节仍然呈 90°，两臂向下前伸，使身体重心慢慢向前移
（3）臀部抬离椅子，用右侧下肢用力蹬住地面，带动患侧下肢站立、站稳
（4）恢复坐位，与老年人交流，询问是否理解以上训练动作
指导训练：
（1）指导老年人在椅子上坐直，双膝关节呈 90°，十指相扣握拳，两臂向前伸直
（2）指导老年人健侧脚向后移动，膝关节呈 70°~80°，两腿前后分开同肩宽，膝关节微屈，站在老年人对面，扶住老年人两臂，协助向下伸直，身体重心慢慢前移
（3）协助老年人臀部抬离椅子，用健侧下肢用力蹬地，带动患侧下肢站立、站直、站稳
（4）与老年人交流，如无不适，恢复坐位，再次重复训练</td><td></td></tr>
<tr><td>操作后</td><td>整理、记录</td><td>（1）训练完毕或老年人感觉疲劳时，指导并协助老年人恢复卧位
（2）指导并协助老年人盖好盖被，支起床挡，卧床休息
（3）洗手，记录训练时间、训练内容、老年人的反应、效果及方案是否需要调整等</td><td></td></tr>
</table>

续　表

流程	操作步骤	备注
注意事项	(1) 熟练掌握床边坐位康复训练操作技能。评估与制订康复照护计划，需要老年人本人、家属、医护人员或康复师共同参与 (2) 进行床边坐位康复训练，不能操之过急，从协助进行，到慢慢转为自主坐立，要循序渐进，持之以恒 (3) 由于长期卧位，老年人在行坐位训练时极易出现直立性低血压，为了预防该类情况出现，早期应使用靠背床或摇床，通过逐步增加靠背角度来训练老年人坐起，一般两周左右可以完全坐起 (4) 老年人和护理员采用较大的站立支撑面，以保证转移动作的稳定性，护理员在老年人的重心附近进行协助，要注意转移的正确姿势 (5) 操作全过程动作轻稳、熟练、准确、快捷、安全，运用人体力学原理实现节力。与老年人的沟通交流应贯穿全过程，体现尊重和人文关怀	

二、操作风险点

跌倒：与老年人肌力及平衡能力较差有关。

三、操作关键点

1. 转移中，应做到动作协调轻稳，不可拖拉，注意老年人安全，并鼓励老年人尽可能发挥自己的残存能力，同时给予必要的指导和协助，每次协助仅给予最小的帮助，并依次减少辅助量，最终使老年人独立完成，并向老年人分步解释动作顺序及要求，以获得老年人主动配合。

2. 偏瘫老年人在坐–立转移过程中，护理员站于老年人正面或患侧，保护患肢，护理员用双膝扶持老年人的患膝，防止患膝“打软”。

3. 在进行床上运动及转移指导训练时，注意取得老年人的配合。体位转移前消除老年人的紧张、对抗心理，以配合转移，护理员应详细讲解转移的方向、方法和步骤，使老年人处于最佳的起始位置。

单元6　神经源性膀胱指导训练

案例导入

崔奶奶，75岁，3个月前因脑梗死住院治疗，病情稳定后入住养老院。目前神志清楚，能正常交流，生命体征平稳，左侧肢体活动欠灵活，右侧肢体活动自如，经常在去厕所的途中憋不住尿而尿湿裤子。为了增强其膀胱控制能力，请护理员为崔奶奶进行盆底肌训练。

学习目标

1. 掌握神经源性膀胱指导训练的目的。
2. 能选择合适的方法指导老年人训练。

3. 掌握神经源性膀胱指导训练的操作风险点、操作关键点。

4. 尊重老年人，使用文明用语，保护老年人隐私。

神经源性膀胱是一类由神经性病变导致膀胱、尿道功能失常，由此而产生一系列并发症的疾病的总称。神经源性膀胱指导训练技术，是针对神经系统损伤或疾病导致神经功能异常而引起膀胱的储尿和排空机制发生障碍的恢复期康复治疗措施，包括排尿习惯训练、反射性排尿训练等。

一、神经源性膀胱指导训练的目的

第一，保护上尿路功能，保证储尿期和排尿期膀胱压力处于安全范围内。

第二，重建或部分重建下尿路功能，促进膀胱排空，提高控尿能力，减少残余尿量，预防尿路感染，保护肾功能，提高老年人生活质量。

二、神经源性膀胱指导训练的适应证与禁忌证

1. 适应证

适用于神经功能异常老年人合并膀胱控制障碍，包括脊髓损伤、脑卒中、脑外伤、周围神经损伤、糖尿病等老年人。

2. 禁忌证

①神志不清或无法配合治疗。

②膀胱或尿路严重感染。

③严重前列腺肥大或肿瘤。

④老年人存在以下情况禁忌进行反射性排尿训练：逼尿肌收缩不良；引发非协调性排尿，膀胱内压力长时间高于 $40cmH_2O$；膀胱-输尿管反流；膀胱容量过小，复发性尿路感染持续存在。

⑤老年人存在以下情况禁忌进行代偿性排尿训练：括约肌反射亢进；逼尿肌括约肌失协调；膀胱出口梗阻；膀胱输尿管-肾脏反流；颅内高压；尿道异常；有心律失常或心功能不全不适合行屏气动作者。

三、神经源性膀胱指导训练的方法

1. 排尿习惯训练

①详细记录老年人 3 天的排尿情况，以确定老年人排尿模式。

②根据排尿模式和日常习惯，确立排尿间隔时间表。

③排尿间隔时间不少于 2 小时，在预定的时间提示并协助老年人排尿。

2. 诱导排尿训练

①利用条件反射诱导排尿：对于能离床的老年人，协助老年人到洗手间，坐在马桶上，打开水龙头让老年人听流水声。对需卧床的老年人，放置便器，用温热毛巾外敷膀胱区，或用温水冲洗会阴，边冲洗边轻轻按摩老年人膀胱膨隆处。

②开塞露塞肛诱导排尿：采用开塞露塞肛促使逼尿肌收缩，内括约肌松弛而导致排尿。

3. 排尿意识训练（意念排尿）

适用于留置导尿管的老年人。每次排尿前 5 分钟，老年人卧于床上指导其全身放松，想象自己在一个安静、宽敞的卫生间，听着潺潺的流水声，准备排尿，并试图自己排尿，然后缓缓排尿。想象过程中强调老年人运用全部感觉。

开始时可由护士指导，当老年人掌握正确方法后由老年人自己训练，护士督促、询问情况。

4. 反射性排尿训练

导尿前半小时，通过寻找扳机点，如以手腕的力量，指腹轻轻叩击耻骨上区或大腿上 1/3 内侧，每分钟 50~100 次，每次叩击 2~3 分钟；牵拉阴毛、挤压阴蒂/阴茎或用手刺激肛门诱发膀胱反射性收缩，产生排尿。

5. 盆底肌训练

①确定老年人的尿失禁类型及配合程度。

②告知老年人及家属盆底肌训练目的和方法，指导老年人配合。

③老年人在不收缩下肢、腹部及臀部肌肉的情况下自主收缩盆底肌（会阴及肛门括约肌），每次收缩维持 5~10 秒，重复做 10~20 次，每天 3 组。

④老年人可以坐在马桶上，两腿分开，开始排尿，中途有意识地收缩盆底肌，使尿流中断，如此反复排尿、止尿，重复多次，使盆底肌得到锻炼。

技能操作

盆底肌训练

一、操作规程

流程		操作步骤	备注
操作前准备	核对评估	(1) 站在床前，身体前倾，微笑面对老年人，核对医嘱，对照床头卡核对老年人姓名、床号 (2) 评估老年人整体情况：评估老年人神志、病情、活动能力、排尿情况、意愿、配合程度等	
	工作准备	(1) 环境准备：房间干净、整洁，空气清新、无异味，温湿度适宜 (2) 护理员准备：着装整齐，用七步洗手法洗净双手，戴口罩，确定训练目标、训练内容、训练方法和时间等 (3) 物品准备：一次性护理垫 2 张、记录本 1 本、签字笔 1 支 (4) 老年人准备：卧位，衣着舒适，能配合操作	
	沟通解释	向老年人讲解训练的目的、训练方法、内容及时间，取得老年人配合	

续 表

流程		操作步骤	备注
操作过程	盆底肌训练	(1) 在老年人右侧床边两脚分开站稳，指导其取平卧位 (2) 指导老年人做收缩肛门和阴道的动作，每次收缩时间不少于3秒，然后放松 (3) 连续做15~30分钟，每天做2~3次，或者每天做150~200次，6~8周为一个疗程 (4) 做收缩肛门和阴道动作时，嘱老年人避免臀大肌及腹肌收缩，以免加重病情 (5) 一个疗程后，继续坚持训练4~6周，盆底肌功能会达到一定程度的改善 (6) 症状改善后，继续坚持训练，当有咳嗽、喷嚏或大笑之前，能主动而有力地收缩盆底肌肉，缓解尿失禁	
操作后	整理、记录	(1) 训练完毕，恢复老年人舒适体位，盖好盖被，支起床挡，协助休息 (2) 洗手，记录训练时间、老年人表现、效果，必要时调整训练方法	
注意事项		(1) 熟练掌握盆底肌训练的照护技能。评估与制订照护计划，需要老年人、家属、医护人员或康复师共同参与 (2) 掌握盆底肌训练的两个原则。第一，掌握正确的盆底肌肉群训练方法，指导做收缩肛门和阴道的动作时要控制臀大肌及腹肌的收缩。第二，要有持久性 (3) 要尊重和理解尿失禁老年人，对其良好表现及时给予鼓励或奖励 (4) 操作全过程动作轻稳、熟练、准确、快捷、安全，运用人体力学原理实现节力。与老年人的沟通交流应贯穿全过程，体现尊重和人文关怀	

二、操作风险点

尿液逆流：反射性排尿训练时，在排尿时膀胱内压力明显增加，应确保压力在安全范围，否则导致膀胱内尿液逆流，造成上尿路损害。

三、操作关键点

1. 排尿习惯训练时，确立排尿间隔时间

（1）如果24小时内尿失禁超过2次，将排尿间隔时间减少半小时。

（2）如果24小时内尿失禁不超过2次，保持排尿间隔时间不变。

（3）如果老年人48小时内都没有出现尿失禁，将排尿间隔时间增加半小时，直至达到4小时排尿一次的理想状态。

2. 防止膀胱过度充盈

逐步做到均匀摄入并避免短时间内大量饮水，以防止膀胱过度充盈。

单元7 平衡训练

案例导入

李爷爷，72岁，入住养老院2年，5个月前因脑梗死导致左侧肢体偏瘫，故住院治疗。现已出院再次入住养老院，目前左侧肢体活动不便，右侧肢体能自主活动。为李爷爷进行平衡功能评定，结果为坐位平衡Ⅱ级，站立位平衡Ⅰ级，为了提高李爷爷的平衡能力，促进其肢体功能恢复，请护理员帮助李爷爷进行平衡训练。

学习目标

1. 熟悉平衡训练的原则、适应证及禁忌证。

2. 掌握坐位及站立位平衡训练的方法。

3. 能识别平衡训练的操作风险点和操作关键点，尊重、体贴老年人，提高老年人训练积极性。

一、平衡训练的原则

平衡是指身体所处的一种姿势状态，并能在运动或受到外力作用时自动调整并维持姿势的一种能力。维持平衡控制需要很复杂的运动技巧，因此它是人体进行各种日常生活活动、步行和其他复杂运动的基础。平衡训练过程中应遵循以下四项原则。

1. 循序渐进

从最稳定的体位开始训练逐步进展至最不稳定的体位，支撑面由大到小，身体重心由低到高，由睁眼到闭眼，从无头颈活动到有头颈的活动，从静态平衡到动态平衡，循序渐进运动，强度由小到大，动作由简单到复杂，训练时间由短到长。

2. 观察反应

注意观察老年人有无不良反应，如头晕、心悸等，若出现不适应暂停训练，立即告知医生进行处理。

3. 主动参与

鼓励老年人在训练过程中积极参与，充分发挥其主观能动性，可为其安排多种不同的训练方式，以增加训练的趣味性。

4. 注意安全

平衡训练时要在监护下进行，保护老年人安全，让其有安全感，注意防止跌倒或其他意外伤害。

二、平衡训练的适应证和禁忌证

1. 适应证

平衡训练主要适用于因神经系统和前庭器官病变引起的平衡功能障碍。

2. 禁忌证

存在以下情况的老年人，不宜进行平衡训练。

①中枢性瘫痪伴有重度痉挛的老年人。

②精神紧张导致痉挛加重的老年人。

③对患有高血压、冠心病的老年人要在监督下进行。

三、平衡训练的方法

1. 坐位平衡训练

①Ⅰ级平衡：在无外力和身体移动的前提下保持坐姿稳定。

②Ⅱ级平衡：老年人独立完成身体重心转移，躯干屈曲、伸展、左右倾斜及旋转运动，并保持坐位平衡。

③Ⅲ级平衡：老年人抵抗外力保持身体平衡，如老年人双手胸前抱肘，治疗者从不同方向推老年人以诱发头部及躯干向正中线的调正反应。

2. 站立位平衡训练

①Ⅰ级平衡：在无外力和身体移动的前提下保持站立稳定，开始时两足分开站立，逐步缩小两足间距，以减小支撑面，增加难度。

②Ⅱ级平衡：老年人在站立姿势下独立完成身体重心转移，躯干屈曲、伸展、左右倾斜及旋转运动，并保持平衡。开始时治疗师双手固定老年人髋部，协助完成重心转移和躯体活动，逐步过渡到老年人独立完成动作。

③Ⅲ级平衡：在站立姿势下抵抗外力并保持身体平衡。老年人可以借助平衡板或在站立位完成作业训练等。

3. 增强前庭功能训练

老年人双足并拢，左右转头；随后单手或双手不扶墙站立，时间逐渐延长并保持平衡。老年人练习在行走过程中转头。老年人双足分立，直视前方目标，通过逐渐缩短双足间距离使支持面变窄，同时，上肢前臂先伸展，然后放置体侧，再交叉于胸前。在进行这一训练时，双眼先断续闭拢，然后闭眼且时间逐渐延长。

4. 踝调节训练

老年人自我进行小范围向前、向后、向侧方的摆动中保持身体直立，且不屈髋、屈膝；分别在睁眼和闭眼时患侧下肢单腿平地站立30秒；睁眼和闭眼时患侧下肢单腿枕头上站立；也可采用患侧下肢单腿站立时健侧下肢晃动的方法（先屈曲、伸展，后外展、内收；逐渐增加晃动的速度和范围）。

5. 髋调节训练

单腿站立平衡；单腿站立同时头部旋转；单腿站立同时上肢完成矢状面、额面和水平面运动；单腿站立，上肢、头部和眼同时运动；单腿站立，躯干向对侧屈曲和旋转（同侧手够及同侧内踝）；单腿站立，躯干向同侧伸展和旋转（同侧手向前方、侧方及头后部及物）等。同时从稳定支持面渐进至不稳定支持面，以增加练习难度。还可以采用踝矫形器限制踝的运动。如需加大难度，可采取在窄条上站立，足跟/足趾站立或改良的单腿站立等，应用髋策略稳定的各种平衡训练练习。

知识链接

平衡训练仪

平衡训练仪（图 2-1）是一种通过视觉反馈来达到训练目的的仪器，既可以进行平衡测试，还能根据老年人的评定结果有针对性地进行静力、动力、干扰等方面的训练，临床应用效果较好。在老年人训练过程中，一定要有人在旁陪伴，防止跌倒等意外损伤。训练时数据要及时保存，作为下次训练的依据。

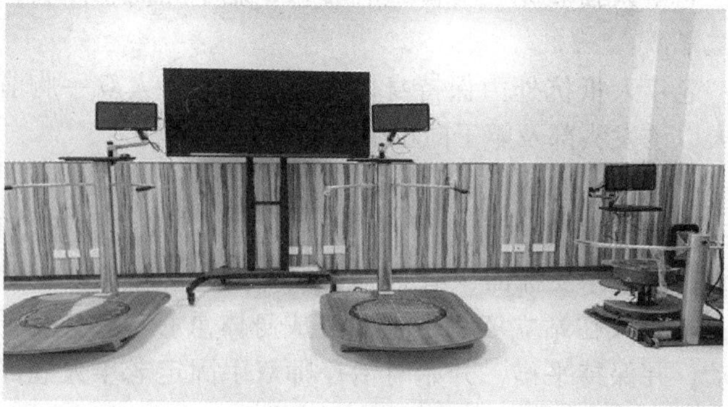

图 2-1　平衡训练仪

技能操作

坐位和站立位平衡训练

一、操作规程

流程		操作步骤	备注
步骤 1	操作前评估	(1) 站在床前，身体前倾，微笑面对老年人，核对医嘱，对照床头卡核对老年人姓名、床号 (2) 评估老年人的神志、病情和配合程度；老年人心情、饮食、睡眠和二便情况；有无损伤、头晕或心悸等情况；肌力、肌张力和关节活动度情况 “李爷爷，您好，我是您的护理员。您现在感觉怎么样？最近心情还好吗？饭菜还合胃口吗？睡眠怎么样？有没有头晕、心悸等不舒服的情况呢？最近大小便还正常吗？” “没有。都挺好的。” “昨天上午我们进行了坐位平衡的训练，现在是上午九点半，我们今天再练习一下好吗？” “好的。” (3) “别着急，李爷爷，在练习之前，我先评估一下您的肌力、肌张力和关节活动度情况。”	如老年人身体虚弱，有头晕、心悸等不适情况，应暂不练习，并告知医生及时进行处理

续 表

流程		操作步骤	备注
步骤 2	工作准备	(1) 环境准备：室内整洁，温湿度适宜，地面平坦防滑 (2) 护理员准备：着装整齐，用七步洗手法洗净双手 (3) 物品准备：训练床 1 张、抛接球 1 个、物品若干、小毛巾、记录单、笔等 (4) 老年人准备：衣着舒适宽松，鞋子防滑	
步骤 3	沟通核对	(1) 再次核对老年人的房间号、床号、姓名和性别 (2) 向老年人讲解平衡训练的目的、步骤和注意事项，以取得老年人的配合 "李爷爷，经过评定我们坐位平衡是Ⅱ级水平，接下来我们进行训练好吗？这样可以保持身体平衡，提高生活自理能力。如果在过程中您有任何不适，要马上告诉我。" "好的。"	态度和蔼，语言亲切，提前告知老年人训练方法和注意事项
步骤 4	坐位平衡训练	(1) 坐位静态平衡训练 Ⅰ级平衡训练：老年人端坐于床边，双上肢放在身体两侧或大腿上，双下肢平稳放于地面，双脚分开与肩同宽；前方放一面镜子，护理员站于老年人后方，首先辅助老年人保持静态平衡，逐渐减少辅助，使老年人能够独立保持静态平衡 20~30 分钟 (2) 坐位动态平衡训练 Ⅱ级平衡训练：老年人端坐于床边，护理员站在老年人的对面，手拿物体放于老年人的各个方向，让老年人来触碰手中的物品，也可以采用拾取身体周围物体进行训练，或从不同方向向老年人抛球，让老年人接球进行训练 Ⅲ级平衡训练：嘱老年人在胸前双手抱肘，护理员施加外力破坏老年人坐位的稳定，诱发头部及躯干向身体正中线的调整反应 "李爷爷，您现在可以自己从一种姿势调整到另外一种姿势，平衡性很好，我们接下来玩一个游戏，做一个抛接球训练好吗？""好。"然后再稍微加一点难度锻炼一下老年人动态平衡能力	注意老年人反应，及时交流感受 帮助老年人进行训练时一定注意保护老年人的安全
步骤 5	站立位平衡训练	(1) 辅助站立：由护理员扶助老年人，也可以由老年人自己扶助助行架或者手杖站立 (2) 独立站立：面对镜子，老年人睁眼保持独立站立，通过视觉反馈调整站立姿势，护理员在旁保护老年人 (3) 动态平衡训练：老年人面对镜子，护理员于一旁站立，护理员手拿物品，放于老年人正前方、侧前方、正上方、侧上方、正下方、侧下方等各个方向让老年人来触摸物品；或者从不同角度向老年人抛球，鼓励老年人进行接球训练 老年人在站立姿势下，护理员给予恰当外力推拉，让老年人保持身体平衡 "李爷爷，您现在可以自己保持站立位的平衡，咱们要多加练习，提高平衡能力。接下来您试试来触摸我手里的东西好吗？有什么不舒服请您及时告诉我。" "好。"	注意老年人反应，及时交流感受 帮助老年人进行训练时一定注意保护老年人的安全

续 表

流程		操作步骤	备注
步骤 6	整理、记录	（1）物品摆放合理 （2）再次洗手 （3）记录平衡训练的结果、老年人反应，如有异常情况及时报告	
注意事项		（1）训练时注意保护老年人安全，防止跌倒 （2）起始动作幅度要小，逐渐增大训练难度 （3）要在训练中给予老年人一定的口令、指导，鼓励老年人完成相应的动作 （4）平衡训练时需注意老年人安全防护，密切观察老年人的心率、血压、脉搏、呼吸等，训练过程中注意询问老年人感受，如有不适及时停止并通知医务人员 （5）当老年人患有严重的心律失常、心力衰竭、严重感染或肢体严重痉挛时，不能进行平衡训练	

二、操作风险点

1. 跌倒或肢体损伤：老年人身体虚弱，训练前未对老年人身体状况进行评估或训练过程中未对老年人做好保护和及时关注老年人的感受。

2. 头晕、心悸等不适：在老年人训练前未对其进行评估或训练强度过大，老年人无法承受。

三、操作关键点

1. 训练顺序：由易到难。支撑面从稳定到不稳定，逐步缩减支撑面积；训练体位从卧位、坐位到立位，逐渐提高重心；动作从简单到复杂，在保持稳定性的前提下逐步增加头颈和躯干运动；从睁眼训练过渡到闭眼训练。

2. 训练强度：由低到高。训练时间开始较短，逐渐延长，并根据老年人的疲劳程度调节。训练频度由少到多。

3. 从静态平衡训练到动态平衡训练：从静态平衡（Ⅰ级平衡）开始，逐渐过渡到自动动态平衡（Ⅱ级平衡）、他动动态平衡（Ⅲ级平衡）。

单元 8　神经肌肉促进技术

案例导入

张爷爷，70 岁，入住养老院 2 年，1 个月前因脑梗死导致左侧肢体偏瘫入院治疗。目前已出院，现左侧肢体活动不便，右侧肢体能自主活动，经康复医生评定为 Brunnstrom Ⅱ期。为了促进张爷爷的肢体功能恢复，为之后的日常生活能够自理打下基础，请护理员帮助张爷爷采用神经肌肉促进技术进行康复。

学习目标

1. 掌握神经肌肉促进技术的常用训练方法、适应证及禁忌证。
2. 熟悉神经肌肉促进技术训练的操作方法。

3. 能根据老年人病情进行有针对性的神经肌肉促进技术训练。

4. 能识别操作风险点和操作关键点，尊重、体贴老年人，提高老年人训练的主观能动性。

神经肌肉促进技术（NFT）是根据神经生理学和神经发育学原理，运用各种方式刺激运动通路上的各级运动神经元，调节其兴奋性，用以促进和提高随意控制肌肉的能力，以获得正确的运动输出方法。常用的康复技术包括 Bobath 技术、Brunnstrom 技术、PNF 技术及 Rood 技术等。

一、Bobath 技术

Bobath 技术由英国的物理治疗师 Berta Bobath 创立，其丈夫 Karel Bobath 给予理论补充，主要用于偏瘫患者和脑瘫患儿的运动功能康复，临床效果好，是偏瘫运动功能康复技术中最为普及的治疗技术之一。自 20 世纪 70 年代起，Berta Bobath 开始著书教学，在世界各地成立 Bobath 中心，使 Bobath 技术广为流传。该疗法的特点是利用 Bobath 所研究的关键点的控制及反射性抑制模式（RIP）和肢位的恰当摆放来抑制肢体痉挛，待痉挛缓解之后，通过反射、体位平衡诱发其平衡反应，再让患者进行主动的、小范围的、不引起联合反应和异常运动模式的关节运动，然后再进行各种运动控制训练，并逐步过渡到日常生活动作的训练以取得康复效果。

1. 适应证与禁忌证

适应证：中枢神经系统损伤如脑瘫、脑外伤、脑卒中等引起的运动障碍。

禁忌证：意识和认知障碍、严重情感障碍、生命体征不稳定等。

2. 操作方法与步骤

Bobath 技术主要包括控制关键点、反射性抑制模式、促进姿势反射、感觉刺激、姿势控制和以任务为导向的运动控制训练等。

（1）控制关键点

①治疗师通过对老年人身体关键部位（中心控制点：头部、躯干、胸骨中下段；近端控制点：肩峰、髂前上棘；远端控制点：拇指、踇）上的手法操作来抑制异常的姿势反射和降低肌张力，引出或促进正常的肌张力、姿势反射和平衡反应。

②手法操作从躯干和近端开始，向远端移行，并随之减少操作点和控制的量以逐渐诱导出随意运动，常与反射性抑制联合应用。

（2）反射性抑制模式

①躯干肌张力增高：屈肌张力增高时，把头放置在过伸位，可以降低屈肌张力，增加伸肌张力；伸肌张力增高时，把头放置在屈曲位，可以降低伸肌张力，增加屈肌张力；屈肌与伸肌张力均增高时，通过旋转躯干（保持骨盆不动）来抑制。

②肢体肌张力增高：屈肌张力增高时可取肢体外旋位来抑制；外展肌张力增高时可取肢体内旋位来抑制；上臂屈肌痉挛时，取肢体对称性伸展（头在中立位）来抑制。

③出现痉挛时：颈、背及手出现屈曲痉挛时，可取上臂水平外展或对角线伸展来抑制；躯干与髋出现痉挛时，可将臂上举过头，以促进躯干及髋的伸展。

（3）促进姿势反射

①促进调正反应：治疗师利用头部与躯干间的位置变化促进躯干转动。仰卧位时，将老年人头部转向一侧，诱发出胸、腰、下肢转动，训练翻身活动；治疗师利用躯干位置倾斜，促进头部直立；坐位时，治疗师向左、右倾斜老年人躯干以训练头部控制，治疗师利用上半身或下半身扭动时，一半随之转动成一直线，促进翻身活动；老年人仰卧，治疗师将老年人的肩胛带或骨盆扭转，带动躯干转动，训练翻身活动。

②上肢保护性伸展反应：治疗师通过突然向前方、侧位推动老年人，还可在坐位或俯卧下让患侧上肢支持体重，以诱发和促进上肢保护性的伸展和身体平衡能力。

③促进平衡反应：治疗师从前方、后方、侧方或对角线方向突然推拉老年人，还可配合使用大球、滚筒、平衡板等辅助训练器具进行，使之保持身体平衡，不致跌倒，训练维持平衡的能力。

（4）感觉刺激

①加压或负重：治疗师通过对关节施加压力或支持体重来增加姿势性张力与减少不自主运动。

②放置及保持：放置训练指治疗师将患侧肢体按训练要求放在一定的位置上，当肢体能控制后，嘱老年人由此位置向上和向下活动，再返回原位。保持训练指肢体在无帮助的情况下，停留在某一位置并保持一段时间的等长收缩训练。

③轻推技巧：压迫性轻推指治疗师通过挤压关节的手法操作，用来增加肌张力；抑制性轻推指治疗师诱发由于拮抗肌痉挛产生交互抑制的肌肉无力的收缩；交替性轻推指治疗师用方向相反的手法轻推老年人，如从前向后与从后向前，从左向右与由右向左轻推老年人，以引出平衡反应。

（5）姿势控制和以任务为导向的运动控制训练

治疗师首先对老年人进行核心控制（对腰、躯干及骨盆）的稳定性训练，在此基础上再训练肢体选择性的运动控制练习，并将所练习的运动模式与日常生活活动相结合，反复练习。

二、Brunnstrom 技术

Brunnstrom 技术是依据脑损伤后老年人运动功能恢复的各个不同阶段，利用各种运动模式诱发运动反应，再从异常运动模式中引导、分离出正常运动的成分，达到恢复老年人运动功能的治疗技术。

1. 适应证与禁忌证

适应证：中枢神经系统损伤后运动功能障碍，如脑外伤、脑卒中、儿童脑瘫及运动控制障碍疾患。

禁忌证：意识和认知障碍、严重情感障碍、生命体征不稳定等。

2. 设备与用具

简易的训练器具如治疗床、平行杠等，不需要专门的设备。

3. 操作方法与步骤

Brunnstrom 技术主要包括体位摆放和床上训练、坐位训练、引导联合反应和共同运动、引导分离运动、步行训练、日常生活练习。

（1）体位摆放和床上训练

①床上卧位：仰卧位、侧卧位良姿位的摆放技术。

②床上训练：翻身训练：通过转动老年人的头（利用紧张性腰反射、非对称性紧张性颈反射）帮助完成翻身活动；从床坐起训练：通过让老年人头转至患侧和刺激足背屈肌协助完成从床坐起活动。

（2）坐位训练

①坐位平衡：重点对健侧、患侧躯干肌的控制力进行训练，以提高躯干平衡反应，改善坐位平衡。

②诱发平衡反应：治疗师用手向前、后、左、右推动老年人，破坏其平衡状态后使老年人重新调整重心维持平衡。

③前方倾斜及躯干前倾：在治疗师或老年人利用健侧帮助下，使躯干前倾和向前方倾斜来诱导躯干平衡能力。

④躯干旋转：治疗师站在老年人身后，双手分别放在老年人两侧肩峰上，嘱老年人目视前方，肩向左侧旋转时，头向右侧旋转，左右交替，动作应缓慢。利用躯干-颈-上肢模式，交替产生肩部屈肌、伸肌的共同运动、紧张性颈反射、紧张性腰反射诱发及促进躯干旋转。

⑤头、颈运动：患侧上肢放在治疗台上，治疗师一手放在患侧肩上，另一手放患侧耳后。让老年人用耳朵接触肩峰，治疗师用手给予抵抗，当阻力足够大时，可诱发肩上举及耸肩活动。

⑥肩关节活动：在治疗师引导下的肩部运动，以维持肩关节活动度，预防肩痛。

⑦屈髋肌群收缩训练：坐位，治疗师利用躯干前倾和后倾以诱发屈髋肌的反应性收缩。

（3）引导联合反应和共同运动

①屈肘：治疗师抵抗健侧上肢屈肘、让老年人面向健侧，牵拉患侧的近端、轻扣斜方肌、肱二头肌等引起上肢屈肌的共同运动。

②伸肘：治疗师抵抗健侧上肢伸展，让老年人的头转向患侧，轻扣胸大肌、肱三头肌等引起上肢伸肌共同运动。

③双侧抗阻划船样动作：治疗师坐在老年人对面，相互交叉前臂再握手做类似划船时推拉双桨的动作，向前推时前臂旋前，向回拉时前臂旋后。治疗师在健侧施加阻力以引导患侧用力。

④下肢屈/伸共同运动：老年人仰卧，健侧下肢伸展，嘱老年人健侧下肢做抗阻屈伸动作以此引导患侧下肢的屈曲。

⑤下肢外展/内收共同运动：将患侧肢体置于外展位，嘱老年人健侧下肢内收，在此过程中治疗师施加阻力，引导患侧下肢内收；将双下肢均置于中间位，嘱老年人健侧下肢抗阻外展，引导患侧下肢外展。

（4）引导分离运动

①肘关节屈/伸分离运动：老年人坐位，将肘置于面前的桌子上，然后进行肘关节的屈伸活动；治疗师托住患侧肘关节使上肢水平前伸，要求老年人用手触摸对侧肩部再将其回复到上肢伸展位。

②手指屈曲/伸展：当手指能够完全屈曲时，练习拇指与手指的相对运动，嘱老年人握拳，拇指在四指外，然后拇指向小指方向滑动；也可将四指伸开，用拇指分别沿四指的指尖划向指根；或将四指伸展，然后保持指间关节的伸展，练习独立的屈曲和伸展掌指关节。

③下肢屈曲/伸展：老年人双杠内站立位，练习小幅度的膝关节屈曲和伸展；也可以嘱老年人在患腿摆动时练习踝关节的背伸和跖屈。

（5）步行训练

①辅助步行：治疗师站在患侧，与老年人手交叉握住，另一只手放在老年人腋窝，托住患肩，与老年人一起步行，同时辅助老年人进行重心转移，控制步幅及步行节奏。

②独立步行：老年人借助拐杖、平衡杠、扶手等进行独立步行训练。

③指导步行：老年人在步行时，治疗师对完成的动作给予指正。指导老年人如何控制重心、起步、步幅及如何纠正膝过伸等。

（6）日常生活练习

生活中利用共同运动完成日常生活活动，包括上肢伸展内收时旋转门把手；用患手梳头；将外衣搭在前臂上；患手握皮包带；患手拿牙刷等小东西、抓火柴盒等；书写时用患手固定纸；患手穿衣袖；利用患侧上肢和躯干夹住物体等。

三、PNF 技术

PNF 技术即本体感觉神经肌肉促进技术，是通过对本体感受器刺激，达到促进相关神经肌肉的反应，改善运动控制、肌力、协调和耐力，最终改善功能的治疗技术。

1. 适应证与禁忌证

适应证：中枢神经损伤、周围神经损伤、骨科损伤性疾病、运动创伤和关节炎所致的功能障碍等。

禁忌证：各种原因所致的关节不稳定，关节内未完全愈合的骨折，关节急性炎症或外伤所致的肿胀，骨关节结核和肿瘤等，以及意识障碍及听力障碍者。

2. 操作方法与步骤

PNF 技术主要包括的内容：基本技术、特殊技术、常用技术、常用基本运动模式。

（1）基本技术

①皮肤刺激（手法接触）：治疗师的手以蚓状肌抓握，并在接触点上根据需要施加恰当的刺激引起正确的运动方向。

②最大阻力：老年人运动过程中，治疗师给予适宜的最大阻力。

③扩散和强化：治疗师通过对较强肌肉的抗阻，把强化效应传送到较弱肌肉。

④牵伸：治疗师在每个动作的开始给予主动肌快速地牵伸至最长位置。

⑤牵引和挤压：治疗师利用对躯干和四肢的拉长（拉长肌肉，分离关节面）以诱发牵张反射，利用对躯干和四肢关节负重（压缩）以激活关节感受器。

⑥时序：运动的先后顺序，促进正常顺序及通过“强调顺序”增加肌肉收缩。

⑦体位和身体力线：治疗师的身体和手的力线引导和控制运动或稳定。

⑧言语和视觉刺激：有效地使用语言指导和视觉反馈以诱导运动。

（2）特殊技术

①节律性起始：先被动、缓慢、有节律地活动肢体数次，并让老年人感受运动的感觉，再让老年人参与运动。

②等张组合：治疗师令老年人在整个活动范围内做主动抗阻运动（向心性收缩），在关节活动末端，令老年人停留并保持在这一位置（稳定性等长收缩），当达到稳定后令老年人缓慢地向起始位运动（离心性收缩）。

③动态反转：治疗师在老年人运动的一个方向施加阻力，至理想活动范围的末端时，远端手迅速转换方向，诱导老年人向相反的方向运动，且不伴有老年人动作的停顿或放松。

④节律性稳定：令老年人肢体保持在某一位置不动，治疗师交替地给予老年人主动肌与拮抗肌产生等长收缩的阻力。

⑤反复牵伸：治疗师在老年人肢体运动的起始位或全范围给予主动肌反复、快速的牵伸，在牵伸的同时，发出活动指令，诱导牵张反射。

⑥收缩-放松：先对制约关节活动的拮抗肌给予等张抗阻，随后放松，并将受限的肢体运动至新增加的关节活动范围。

⑦保持-放松：治疗师先被动或令老年人主动地把受限的肢体放置在被动关节活动范围的末端，然后对拮抗肌和旋转肌等长抗阻，并维持5~8秒。

（3）常用技术

①促进运动起始的技术：节律性起始、反复牵拉。

②增强肌力的技术：反复牵拉、节律性稳定、等张组合、动态反转、稳定性反转。

③增强耐力的技术：稳定性反转、动态反转、节律性稳定、反复牵拉。

④增加稳定性的技术：等张组合、稳定性反转、节律性稳定。

⑤增加协调和控制的技术：等张组合、节律性起始、稳定性反转、动态反转、节律性稳定、反复牵拉。

⑥增加活动度的技术：动态反转、稳定性反转、节律性稳定、收缩-放松、保持-放松。

⑦放松技术：节律性起始、节律性稳定、保持-放松。

⑧减轻疼痛的技术：节律性稳定、保持-放松。

（4）常用基本运动模式

表2-1所列为上肢屈曲-内收-外旋运动模式，是常用基本运动模式。

表2-1　上肢屈曲-内收-外旋运动模式

关节	起始位	终止位
肩胛骨	后缩、下沉	前伸、上提
肩	伸展、外展、内旋	屈曲、内收、外旋
肘	伸展	伸展
前臂	旋前	旋后
腕	尺侧伸展	桡侧屈曲
手指	伸展	屈曲
拇指	伸展、外展	屈曲、内收

四、Rood 技术

Rood 技术由美国人 Margaret Rood 提出，又称多种感觉刺激疗法或皮肤感觉输入促通技术。此技术的主要特征是在特定皮肤区域内利用轻微的机械刺激或表皮温度刺激，影响该区的皮肤感受器，可获得局部促通作用。

1. 适应证

中枢神经系统疾患，如脑瘫、成人偏瘫及其他有运动控制障碍的老年人。

2. 禁忌证

认知功能障碍、严重情感障碍、生命体征不稳定等。

技能操作

技能操作 1　Bobath 技术训练

流程		操作步骤	备注
步骤 1	操作前评估	（1）站在床前，身体前倾，微笑面对老年人，核对医嘱，对照床头卡核对老年人姓名、床号 （2）评估老年人的神志、病情和配合程度。老年人心情、饮食、睡眠和二便情况，有无损伤、头晕或心悸等情况。对老年人肌力、肌张力、关节活动度和皮肤情况进行评估 “张爷爷您好，我是您的护理员，昨晚睡得好吗？您现在感觉怎么样？最近心情怎么样？饭菜还合胃口吗？有没有不舒服的情况呢？咱大小便还正常吗？” “没有，都挺好的。” “昨天上午我们进行了 Bobath 技术的训练，您完成得非常好！现在是上午的九点半，我们今天再练习一下好吗？慢慢地您的肢体功能就恢复了，可以出去赏花了。” “好的。” （3）“别着急，张爷爷，在练习之前，我先评估一下您的肌力、肌张力、关节活动度情况及皮肤情况。”	如老年人身体虚弱，有头晕、心悸等不适情况，应暂停练习，并告知医生及时进行处理
步骤 2	工作准备	（1）环境准备：室内整洁，温湿度适宜，地面平坦防滑 （2）护理员准备：着装整齐，用七步洗手法洗净双手 （3）物品准备：训练床 1 张、小毛巾、记录单、笔等 （4）老年人准备：老年人衣着舒适宽松，平卧于床	

续 表

流程		操作步骤	备注
步骤3	沟通核对	(1) 再次核对老年人的房间号、床号、姓名和性别 (2) 向老年人讲解训练的目的、步骤和注意事项，以取得老年人配合 “张爷爷，今天上午我们进行 Bobath 技术的训练好吗？这样可以缓解肢体痉挛，提高生活自理能力。如果在过程中您有任何不适，要马上告诉我。” “好的。”	态度和蔼，语言亲切，提前告知老年人训练的方法和注意事项
步骤4	躯干抗痉挛训练	(1) 协助老年人取健侧卧位 老年人仰卧位，嘱其 Bobath 握手，即双手手指叉握，患手拇指置于健手拇指上，用健侧上肢、躯干带动患侧上肢和躯干做被动运动，使双侧肘关节伸展，肩关节前屈并上举，头转向健侧。同时健侧踝背伸，钩住患侧小腿，在健侧下肢的带动下，使骨盆和患侧下肢转向健侧 (2) 躯干抗痉挛模式训练 老年人取健侧卧位，护理员站在其身后，一手扶住肩部，另一手扶住髋部，双手做相反方向的牵拉动作，并在最大牵拉范围内停留数秒 “张爷爷，我先帮助您取一个合适的体位，我们一起往健侧翻身可以吗？” “我扶住您的肩部和髋部给您做牵拉，这样有利于缓解患侧躯干肌的痉挛，您不用担心，有什么不舒服随时跟我说。” “好的。”	把握训练力度，注意老年人的反应，及时交流感受 帮助老年人进行训练时一定注意保护老年人的安全，防止老年人坠床
步骤5	上、下肢的抗痉挛训练	协助老年人将患侧上肢处于外展、旋外、伸肘，前臂旋后，伸腕或指、拇指外展的位置；帮助老年人患侧下肢轻度屈髋、屈膝，内收、内旋下肢，背伸踝、趾关节 “张爷爷，接下来我帮您做一下上肢和下肢的抗痉挛训练，通过训练可以对抗上肢的屈肌痉挛和下肢的伸肌痉挛。”	
步骤6	肩部的抗痉挛训练	协助老年人肩部处于向前、向上方伸展的位置	
步骤7	手的抗痉挛训练	协助老年人将腕关节、手指伸展，拇指外展，并使之处于负重位。应用 Bobath 式握手法，即让老年人双手掌心相对，患侧拇指在上，十指交叉握手。将屈曲痉挛的手指打开并牵拉，腕关节处于背伸位时，牵拉手指、拇指。 “张爷爷，您像我这样握手，我帮助您进行牵拉，这样可以防止患侧上肢的屈曲痉挛，您放心，我会慢慢地来。” “好的。”	在训练的过程中，老年人因用力而出现患侧手指的屈曲痉挛，护理员应随时进行手指、腕关节的缓慢牵拉，待痉挛缓解之后，再继续进行训练
步骤8	整理、记录	(1) 物品摆放合理 (2) 再次洗手 (3) 记录训练的结果、老年人的反应，如有异常情况及时报告	

续 表

流程	操作步骤	备注
注意事项	(1) 训练时注意保护老年人安全，防止坠床或跌倒 (2) 牵拉痉挛较强的肌肉，应缓慢持续进行，预防牵张反射兴奋而产生的更明显的肌张力增高。对于严重痉挛的肌肉，需要重复牵拉才能达到缓解的目的 (3) 训练中动作协调、轻、稳，不可暴力拖、拉、拽，避免碰伤，擦伤，对老年人全身皮肤状态进行观察，观察有无红斑或出血点、局部压红或破溃，观察皮肤的颜色、温度和肢体血液循环等，发现异常及时处理 (4) 密切关注老年人的心率、血压、脉搏、呼吸等。训练过程中注意询问老年人感受，如有不适及时停止并通知医务人员 (5) 当老年人患有严重的心律失常、心力衰竭、严重感染或肢体严重痉挛时，不能进行训练	

技能操作 2　Brunnstrom 技术训练

流程		操作步骤	备注
步骤 1	操作前评估	(1) 站在床前，身体前倾，微笑面对老年人，核对医嘱，对照床头卡核对老年人姓名、床号 (2) 评估老年人的神志、病情和配合程度。老年人心情、饮食、睡眠和二便情况，有无损伤、头晕或心悸等情况。对老年人肌力、肌张力、关节活动度和皮肤情况进行评估，已对老年人进行 Brunnstrom 偏瘫运动功能评定 “张爷爷，您好，我是您的护理员，昨晚睡得好吗？您现在感觉怎么样？最近心情怎么样？饭菜还合胃口吗？有没有不舒服的情况呢？咱大小便还正常吗？” “没有，都挺好的。” “昨天上午我们进行了 Brunnstrom 技术的训练，您完成得非常好！现在是上午的九点半，我们今天再练习一下好吗？慢慢地您的肢体功能就恢复了，可以出去赏花了。” “好的。” “别着急，张爷爷，在练习之前，我先评估一下您的肌力、肌张力、关节活动度情况及皮肤情况。”	在康复训练前，一定要评估老年人处于 Brunnstrom 偏瘫运动功能哪一阶段
步骤 2	工作准备	(1) 环境准备：室内整洁，温湿度适宜，地面平坦防滑 (2) 护理员准备：着装整齐，用七步洗手法洗净双手 (3) 物品准备：训练床 1 张、小毛巾、拐杖、平衡杠、记录单、笔等 (4) 老年人准备：老年人衣着舒适宽松，平卧于床	

续 表

流程		操作步骤	备注
步骤 3	沟通核对	（1）再次核对老年人的房间号、床号、姓名和性别 （2）向老年人讲解训练的目的、步骤和注意事项，以取得老年人配合 “张爷爷，今天上午我们进行 Brunnstrom 技术的训练好吗？这样可以缓解肢体痉挛，提高生活活动能力。如果在过程中您有任何不适，请马上告诉我。” “好的。”	态度和蔼，语言亲切，提前告知老年人训练方法和注意事项
步骤 4 Brunns-trom 分期训练	Brunnstrom Ⅰ-Ⅱ期训练	（1）良肢位摆放（仰卧位、健侧卧位、患侧卧位） （2）利用下肢的联合反应：Raimiste 现象——屈伸诱发、外展内收诱发 老年人取仰卧位，健侧下肢伸展，协助老年人健侧下肢做抗阻屈伸动作以此引导患侧下肢的屈曲 将老年人患侧肢体置于外展位，嘱其健侧下肢内收，在此过程中护理员施加阻力，引导患侧下肢内收；将双下肢均置于中间位，嘱老年人健侧下肢抗阻外展，引导患侧下肢外展 （3）翻身技术 （4）牵拉或叩击老年人瘫痪肌肉，引发上下肢屈肌、伸肌反应或共同运动 （5）利用紧张性反射诱发伸肌或屈肌张力：对称性颈反射；非对称性颈反射；紧张性迷路反射	把握训练力度，注意老年人反应，及时交流感受 帮助老年人进行训练时一定注意保护老年人的安全，防止其坠床
	Brunnstrom Ⅲ期训练	（1）随意控制屈肌、伸肌共同运动 屈肌：护理员抵抗老年人健侧上肢屈肘（利用联合反应）、使老年人的头面向健侧（非对称性紧张性颈反射），牵拉其患侧的近端、轻扣斜方肌、肱二头肌等引起上肢屈肌的共同运动 伸肌：护理员抵抗健侧上肢伸展（利用联合反应）、使老年人的头转向患侧（非对称性紧张性颈反射），轻扣胸大肌、肱三头肌等引起上肢伸肌共同运动 （2）利用紧张性反射、联合反应促进伸肘 （3）帮助老年人把共同运动应用到功能活动中：屈肌共同运动，如患手拿外衣、手提包、擦桌子等；伸肌共同运动，如穿衣时患手拿衣服让健手穿入健侧衣袖中；交替运用屈肌、伸肌共同运动，如擦桌子、缝衣服、编织、划船动作，护理员坐在老年人对面，相互交叉前臂再握手做类似划船时推拉双桨的动作，向前推时前臂旋前，向回拉时前臂旋后。护理员在健侧施加阻力以引导患侧用力 （4）把共同运动与 ADL 结合，如进食、洗脸、梳头等 （5）坐位平衡训练：躯干前屈、旋转训练；坐位诱发髋屈肌 （6）促进老年人足背伸训练	
	Brunnstrom Ⅳ期训练	（1）训练老年人将患手放置腰后 （2）训练老年人肩前屈 90° （3）训练屈肘 90°时前臂旋前、旋后 （4）训练老年人手的功能活动，包括伸、屈、抓握和放松 （5）训练屈髋、屈膝、踝背伸和屈髋下屈膝大于 90° （6）站立位平衡训练	

续 表

流程		操作步骤	备注
步骤4 Brunnstrom分期训练	BrunnstromⅤ期训练	灵活性协调性训练 （1）巩固肩部训练 （2）增强肘和前臂训练 （3）手指强化训练 （4）步行强化训练	
	BrunnstromⅥ期训练	嘱老年人按照正常的方式来完成ADL能力训练、四肢灵活性耐力训练和手精细动作训练	
步骤5	整理、记录	（1）再次洗手 （2）记录训练的结果、老年人反应，如有异常情况及时报告	
注意事项		（1）训练时注意保护老年人安全，防止坠床或跌倒 （2）起始动作幅度要小，逐渐增大训练难度 （3）在训练中给予老年人一定的口令、指导，鼓励老年人发挥主观能动性 （4）训练中动作协调、轻、稳，不可拖、拉、拽，避免碰伤，擦伤，对老年人全身皮肤状态进行观察，观察有无红斑或出血点、局部压红或破溃，观察皮肤的颜色、温度和肢体血液循环等，发现异常及时处理 （5）密切关注老年人的心率、血压、脉搏、呼吸等。训练过程中注意询问老年人感受，如有不适及时停止并通知医务人员 （6）当老年人患有严重的心律失常、心力衰竭、严重感染或肢体严重痉挛时，不能进行训练	

技能操作3　Rood技术训练

一、操作规程

流程		操作步骤	备注
步骤1	操作前评估	（1）站在床前，身体前倾，微笑面对老年人，核对医嘱，对照床头卡核对老年人姓名、床号 （2）评估老年人的神志、病情和配合程度。老年人心情、饮食、睡眠和二便情况，有无损伤、头晕或心悸等情况。对老年人肌力、肌张力、关节活动度和皮肤情况进行评估 “张爷爷，您好，我是您的护理员，昨晚睡得好吗？您现在感觉怎么样？最近心情怎么样？饭菜还合胃口吗？有没有不舒服的情况呢？咱大小便还正常吗？” “没有，都挺好的。” “昨天上午我们进行了Rood技术的训练，您完成得非常好！现在是上午的九点半，我们今天再练习一下好吗？慢慢地您的肢体功能就恢复了，可以出去赏花了。” “好的。” “别着急，张爷爷，在练习之前，我先评估一下您的肌力、肌张力、关节活动度情况及皮肤情况。”	

续 表

流程		操作步骤	备注
步骤 2	工作准备	（1）环境准备：室内整洁，温湿度适宜，地面平坦防滑 （2）护理员准备：着装整齐，用七步洗手法洗净双手 （3）物品准备：训练床、治疗椅、治疗垫、枕头、小毛巾、记录单、笔等 （4）老年人准备：老年人衣着舒适宽松，平卧于床	
步骤 3	沟通核对	（1）再次核对老年人的房间号、床号、姓名和性别 （2）向老年人讲解训练的目的、步骤和注意事项，以取得老年人配合 “张爷爷，今天上午我们进行 Rood 技术的训练好吗？这样可以提高运动能力，有助于生活活动能力的恢复。如果在过程中您有任何不适，请马上告诉我。” “好的。”	态度和蔼，语言亲切，提前告知老年人训练方法和注意事项
步骤 4	促进法训练	应用于弛缓期 （1）触觉刺激：快速刷擦、轻触摸 （2）温度刺激：冰刺激 （3）本体感觉刺激：牵拉肌肉、叩（拍）击肌腱、挤压关节	把握训练力度，注意老年人反应，及时交流感受 帮助老年人进行训练时一定注意保护其安全，防止跌倒或坠床
	抑制法训练	应用于痉挛期 （1）缓慢牵拉降低肌张力 （2）压迫、挤压 （3）温水、持续冰刺激 （4）抗痉挛运动模式	
步骤 5	整理、记录	（1）整理用物 （2）再次洗手 （3）记录训练的结果、老年人反应，如有异常情况及时报告	
注意事项		（1）训练时充分暴露相关关节，注意保护老年人安全，防止坠床或跌倒 （2）起始动作幅度要小，逐渐增大训练难度 （3）在训练中给予老年人一定的口令、指导，鼓励老年人发挥主观能动性 （4）兴奋性手法需要快速达到促进作用；抑制性手法动作要缓慢，避免加重痉挛 （5）密切关注老年人的心率、血压、脉搏、呼吸等。训练过程中注意询问老年人感受，如有不适及时停止并通知医务人员 （6）避免暴力而拉伤肌腱	

二、操作风险点

1. 坠床、跌倒或肢体损伤：老年人身体虚弱、训练前未对老年人身体状况进行充分评估、训练过程中未对老年人做好保护或没有及时关注询问老年人感受。

2. 头晕、心悸、恶心等不适：护理员在老年人训练前未对其进行评估或训练强度过大导致老年人无法承受。

三、操作关键点

1. 训练前通过医护人员了解老年人有无运动功能或认知功能障碍，并充分评估运动功能。

2. 操作时应遵循循序渐进的原则，根据评定结果选择针对性的训练方法。

3. 护理员帮助老年人训练时动作要轻柔，注意力度，态度温和。

单元 9　日常生活活动（ADL）能力训练

案例导入

孙爷爷，77 岁，3 个月前因脑梗死导致右侧肢体偏瘫。目前左侧肢体能正常活动，右侧肢体活动不便，生活不能自理，吃饭、穿衣、如厕、洗浴都需要帮助，为了提高孙爷爷的自理能力，请护理员指导孙爷爷进行 ADL 能力训练。

学习目标

1. 掌握 ADL 能力训练的操作要点及注意事项。
2. 熟悉 ADL 能力训练的内容。
3. 能够安全正确地指导老年人进行 ADL 能力训练。
4. 能识别 ADL 能力训练中的操作风险点和操作关键点，具有爱伤意识、服务意识。

日常生活活动训练是将每一项日常生活活动（ADL）分解成若干个动作成分，进行有针对性的指导，然后再组合成一个完整的动作，并在生活实践中加以运用，从而提高老年人的生活自理能力。

一、ADL 能力训练的目的

第一，建立老年人自我康复意识，充分发挥其主观能动性，提高自信心，重建生活的激情。

第二，建立或维持老年人的基本日常生活活动，调动并挖掘其自身潜能，减少、降低对他人的依赖。

第三，进一步改善老年人的躯体功能，包括关节的灵活性、机体的协调性与平衡能力，帮助其回归家庭、重返社会。

二、ADL 能力训练的内容

1. 床上活动训练

床上活动主要包括床上卧位移动、床上翻身、桥式运动、床上坐起与躺下等。

2. 转移活动训练

转移活动训练主要包括站立与坐下、床椅转移、室内外行走及乘坐交通工具等。

3. 自我照顾训练

自我照顾训练主要包括更衣、进食、如厕及个人卫生等。

4. 家务活动及社会活动能力训练

家务活动是指日常的家庭生活事物，如洗衣、做饭、清洁卫生等。社会活动主要包括上街购物、使用交通工具、公共场所娱乐、与他人交流等。

技能操作

ADL 能力训练

一、操作规程

流程		操作步骤	备注
操作前准备	核对评估	（1）站在床前，身体前倾，微笑面对老年人，核对医嘱，对照床头卡核对老年人姓名、床号 （2）评估老年人的体重、意识状态、病情、躯体活动能力、损伤部位及理解合作程度	
	工作准备	（1）环境准备：环境整洁宽敞，光线充足，温度适宜，保护隐私 （2）护理员准备：着装整齐，用七步洗手法洗净双手，戴口罩 （3）物品准备：枕头、梳子、牙刷、牙膏、漱口杯、电动剃须刀、毛巾、食物、勺子、纸巾、上衣、裤子、袜子、菜、肉、蛋、餐具、菜板、扫把、簸箕、拖把等 （4）老年人准备：着装合理，情绪稳定，能主动配合	
	沟通解释	向老年人讲解日常生活活动能力训练的目的以取得配合 “孙爷爷，您好，我是您的护理员，今天感觉怎么样啊？有没有哪里不舒服？你的右侧胳膊和右侧腿有没有麻木或疼痛的感觉？” “没有。” “好的。为了提高您的生活自理能力，现在我们进行日常生活活动能力训练，可以吗？就像昨天一样，您跟着我的指令慢慢练习就可以。” “好的。”	态度和蔼，语言亲切
操作过程	修饰训练	（1）梳头：指导老年人患手持带有多功能袖套的梳子，用健侧手臂带动患侧手臂上举完成梳头的操作 （2）漱口：协助老年人在颈部垫毛巾，健侧上肢辅助患侧上肢拿起塑料水杯，将水送入口中，清洁口腔 （3）刷牙：将牙刷放在湿毛巾或防滑垫上固定，用健手打开牙膏，将牙膏挤到牙刷上，健手拿起牙刷刷牙 （4）剃须：指导老年人患手握电动剃须刀，用健侧手臂带动患侧手臂上抬完成剃须	若患侧手有一定力量，尽量用患侧手刷牙

续 表

步骤	流程	操作步骤	备注
操作过程	修饰训练	(5) 洗脸：指导老年人把毛巾绕在水龙头上，用健侧手拧干，再用健侧手辅助患侧手完成面部、手的清洗	
	进食训练	(1) 协助老年人取端坐位，将装有食物的碗固定在餐板上，食物颗粒大小、温度适宜 (2) 指导老年人用患侧手使用助食餐具，用健侧手辅助患侧手，将食物送入口中 (3) 进食完毕，指导老年人用健侧手拿纸巾擦嘴	
	如厕训练	(1) 指导老年人驱动轮椅，直对坐便器停稳，拉紧手刹 (2) 健侧脚翻起脚踏，健侧手辅助患侧脚移下脚踏，健侧脚向前迈一小步，健侧手扶住墙壁上的扶手起立 (3) 健侧手将裤子从臀部脱到大腿中部，借助扶手，以健侧下肢为中心旋转身体坐向坐便器 (4) 便后用健侧手拿纸从前向后擦拭，健侧手握住坐便器扶手站起，健手提好裤子。健侧手握扶手，健侧腿后退一小步，旋转身体，健侧手冲厕 (5) 健侧手握扶手，健侧腿后退一小步，身体前倾，坐回轮椅。健侧脚打开脚踏板，辅助患侧脚放在脚踏板上，松开手刹，返回床上休息	
	穿衣训练	(1) 协助老年人取端坐位 (2) 穿上衣：用健侧手将患肢套进衣袖并拉至肩峰，用健侧手拉衣领至健侧肩部斜上方，将健侧上肢穿入另一个衣袖内，系好衣扣并整理好上衣 (3) 穿裤子、鞋、袜：用健侧手从患侧腘窝处将患腿抬起置于健腿上，健侧手放入裤筒内穿上患侧腿，用健手为患足穿袜或鞋，放下患腿，再依次穿好健侧裤筒、袜和鞋，抬臀或站起将裤子提上，坐下整理衣裤 (4) 脱上衣：用健侧手解开纽扣，将患侧衣领拉至肩部以下，再将健侧袖子全部脱下，最后退出患侧的衣袖 (5) 脱裤子、鞋、袜：先于坐位松开裤带，协助站起后，用健侧手将裤子拉至膝部，协助坐下后将鞋、袜、裤子脱掉。先脱健侧，后脱患侧	先穿患侧，后穿健侧 先脱健侧，再脱患侧
	家务训练	(1) 切菜：将菜板置于防滑垫上，在菜板上用不锈钢钉固定肉、菜等食物，单手进行切菜作业练习 (2) 打鸡蛋：用健侧手轻轻抓住鸡蛋，轻碰其中心部位将其打破，拇指、示指、中指三指用力将蛋壳分开，使蛋液流入容器中 (3) 扫地：健侧手持扫把扫地，用患侧臂和身体躯干夹住簸箕的把手，再用健侧手持扫把将垃圾扫入簸箕中 (4) 拖地：先将拖把杆固定在患侧手臂下，再用健侧手拧干拖把，用健侧手持拖把拖地	

续　表

流程		操作步骤	备注
操作后	整理、记录	（1）协助老年人采取舒适体位休息 “孙爷爷，今天我们就训练到这里吧。我扶您回床上休息一会儿。您今天做得非常好，动作也很到位，只要我们坚持每天训练，您的右侧肢体功能一定会越来越好的。” （2）及时清理训练场地及训练用具 （3）洗手，记录训练情况，评定训练反应，必要时调整训练方案	
注意事项		（1）训练前做好各项准备，以防出现训练中断、污染器具等情况 （2）操作时护理员站在老年人身边，注意做好老年人的安全防护 （3）训练时给老年人充足的时间和必要的指导，及时给予肯定和赞扬，增加老年人的康复信心 （4）训练时要注意随时观察老年人的精神状态和身体状况，如有疲劳或身体不适，应及时停止训练并进行恰当的处理	

二、操作风险点

1. 跌倒：未做好训练保护、训练时间过久、老年人体位不当等。

2. 肢体麻木、损伤：训练时间过长、强度过大、训练动作不当等。

3. 烫伤：未控制好食物或水的温度而造成老年人烫伤。

4. 噎食、呛咳：进食、进水速度过快，老年人吞咽功能不良等。

5. 受凉：老年人衣物过薄、暴露过久、环境温度不合适等。

三、操作关键点

1. 训练过程中应注意发挥患侧肢体的潜在功能，充分锻炼患侧肢体，如患侧肢体不能完成训练动作，可用健侧肢体协助进行。

2. 进食训练时，食物温度必须提前测量，以免造成老年人烫伤或胃肠不适。

3. 如厕训练时，应以健侧下肢为中心转动身体完成轮椅与坐便器之间的转移。

4. 指导老年人穿衣时，先穿患侧，再穿健侧；脱衣时，先脱健侧，再脱患侧。

5. 家务活动训练应根据老年人的生活需要和实际情况选择合适的项目。

单元 10　助行器使用的指导训练技术

案例导入

郑奶奶，82 岁，5 个月前因脑梗死导致右侧肢体偏瘫。2 个月前入住养老院，目前右侧肢体活动不便，左侧肢体能正常活动。为了扩大郑奶奶的活动范围，改善其日常活动能力，请护理员对其进行助行器使用的指导训练。

学习目标

1. 掌握手杖的使用方法及注意事项。
2. 熟悉腋杖、助行架的使用方法。
3. 了解助行器的种类、用途。
4. 能安全正确地指导老年人进行手杖、腋杖和助行架的行走训练。
5. 能识别助行器训练中的操作风险点和操作关键点，体现节力原则，具有爱伤意识。

年老体弱或疾病造成老年人离床活动时行走不便，需要助行器辅助行动而增加锻炼机会，扩大老年人的活动和视野范围，有利于增强肌力，改善心情，提高生活质量。因此照护人员应帮助或指导老年人在力所能及的范围内，充分利用各种助行器辅助行走，减少对他人的依赖，从而改善日常活动能力。

一、助行器分类

助行器是辅助行走的工具，能够起到支撑体重、平衡行走、维护老年人行动安全的作用。常用的助行器主要包括拐杖和助行架。

1. 拐杖

（1）手杖

手杖是最常用的助行器（图2-2），是以单侧手扶持以助行走的工具。适用于握力好、手腕力量强、上臂以及肩的肌力正常的老年人使用。根据手杖的结构和功能可分为单脚手杖、多脚手杖、折叠式手杖、多功能手杖等。

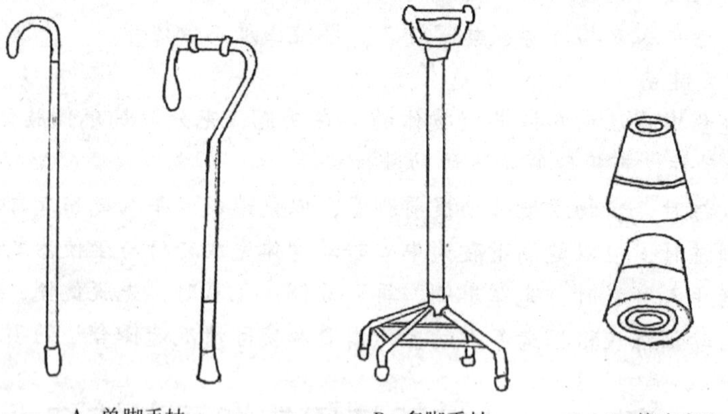

A. 单脚手杖　　B. 多脚手杖　　C. 橡皮底垫

图2-2　手杖

（2）肘拐

肘拐是一种带有一个拐的立柱、一个手柄和一个向后倾斜的前臂支架的拐杖（图2-3A）。因支撑架上部的肘托托在肘部的后下方，命名“肘拐”。

（3）前臂支撑拐

包括一个特殊设计的手柄和前臂支撑支架的拐杖，前臂为承重部位，适用于腕、手不能承重的单侧或双侧下肢无力者，如类风湿关节炎患者等。

(4) 腋杖

腋杖能提供更大的支撑和承重，提高稳定性（图 2-3B）。

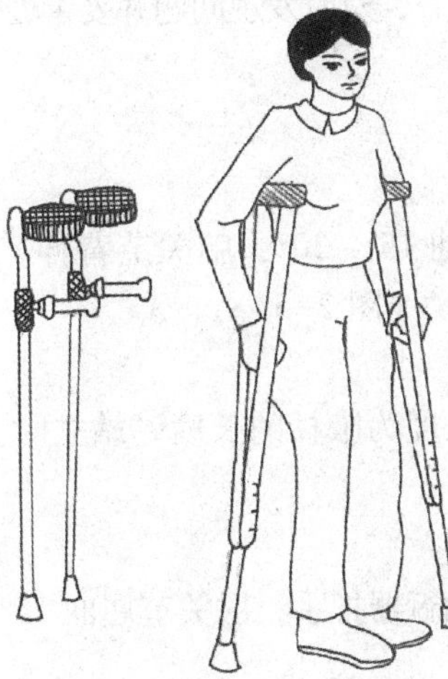

A. 肘拐　　B. 腋杖

图 2-3　拐杖

2. 助行架

用来辅助下肢功能障碍者步行的工具（图 2-4）。常见的有框架式助行架、前轮式助行架、四轮式助行架等。适用于腰腿酸软无力和行走摇晃的老年人，起到保持平衡、支撑体重和增强上肢肌力的作用。

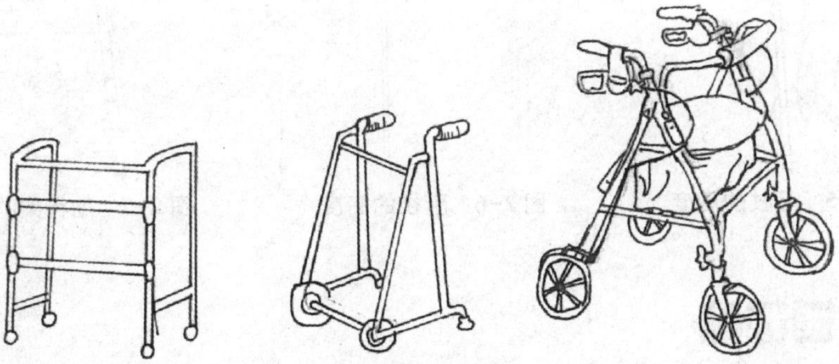

A. 框架式助行架　　B. 前轮式助行架　　C. 四轮式助行架

图 2-4　助行架

二、助行器的使用原则

第一，使用前应对使用者进行全面评估，了解使用者的整体情况，同时了解使用者的生活环境、生活方式及其个人对助行器的要求等。

第二，明确应用助行器的目的及环境，使用时应考虑载物、提供座位等用途，并考虑使用者的家居面积、斜坡、楼梯、通道以及地面情况等。

第三，使用者需具有一定的认知能力，能认识到使用助行器时可能存在的危险以及遇到危险时能作出相应的调节和应对，能注意和发现助行器的缺陷。

第四，使用助行器前应先检查助行器的性能，检查助行器是否完好，把手有无松动，助行器与地面接触的橡胶垫是否牢固，可调高度的助行器调节卡扣是否锁紧等。

第五，定期对助行器进行检查，及时发现问题并妥善处理，以避免意外及危险的发生。

三、助行器的高度调节

1. 手杖的高度

老年人站立时，肘关节屈曲 15°~30°，腕关节背伸，小趾前外侧 15cm 处至背伸手掌面的距离即为手杖的适宜高度（图 2-5）。

2. 腋杖的高度

老年人身高减去 41cm 的长度为腋杖的长度，站立时大转子的高度即为把手的位置（图 2-6）。

3. 助行架的高度

以老年人直立，双手握住助行器把手，肘关节屈曲 15°~30°时的高度为宜（图 2-7）。

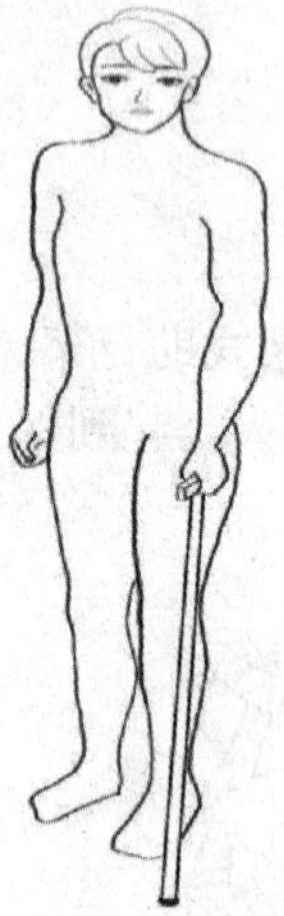

图 2-5　手杖的高度

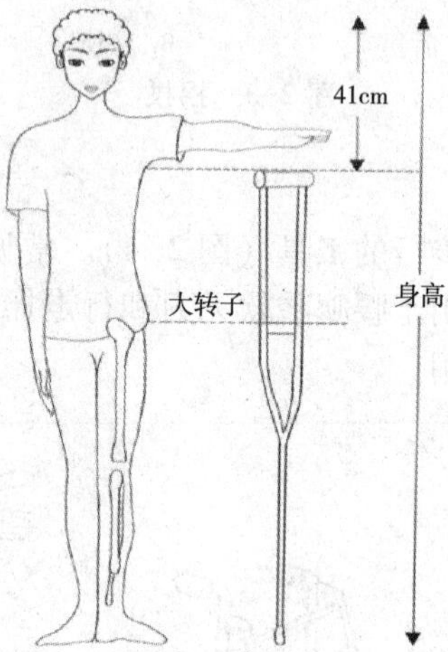

图 2-6　腋杖的高度

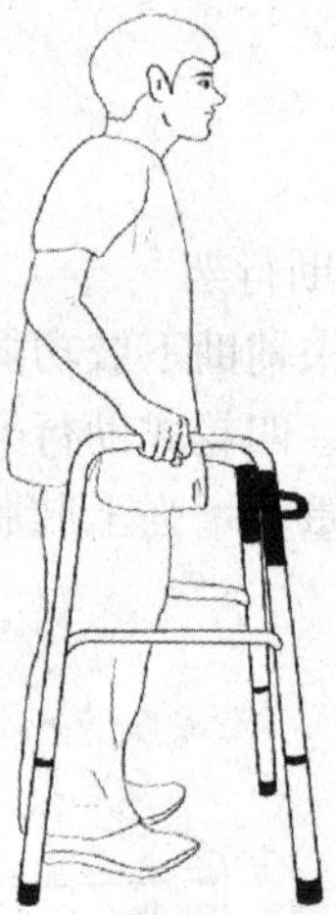

图 2-7　助行架的高度

技能操作

技能操作 1　手杖使用的指导训练技术

一、操作规程

流程		操作步骤	备注
操作前准备	核对评估	（1）站在床前，身体前倾，微笑面对老年人，核对医嘱，对照床头卡核对老年人姓名、床号 （2）评估老年人的体重、意识状态、肢体活动能力，有无跌倒等危险因素，是否使用过手杖及理解合作程度 （3）评估老年人着装是否合适，鞋是否防滑，裤腿和鞋带长度是否合理	

续 表

流程		操作步骤	备注
操作前准备	工作准备	(1) 环境准备：环境宽敞，路面平整干燥，光线充足，温度适宜 (2) 护理员准备：着装整齐，用七步洗手法洗净双手，戴口罩 (3) 物品准备：手杖、记录单、笔 (4) 老年人准备：着装合理，情绪稳定，了解操作目的及配合要点，能主动配合	
	沟通解释	向老年人讲解手杖使用训练的目的以取得配合 “郑奶奶，您好，我是您的护理员，今天感觉怎么样啊？有没有哪里不舒服？你的右侧胳膊和右侧腿有没有麻木或疼痛的感觉？” “没有。” “好的，郑奶奶。您现在行走有些不方便，为了保证您的安全，医生让您用手杖来辅助行走。今天天气挺好的，我们来练习一下手杖的使用方法好吗？”	态度和蔼，语言亲切
	检查手杖	向老年人演示和讲解手杖的检查方法 “郑奶奶，使用手杖之前，我们要先检查一下手杖的安全性能。您看，就是这样，主要检查手杖的把手和橡胶垫有没有松动，高度是不是合适，调节高度的卡扣有没有固定好。全都检查好了，我们再开始练习。”	确保老年人的安全
操作过程	三点步行	(1) 老年人取稳定站立位，护理员站于其患侧保护 (2) 老年人用健手持手杖 (3) 护理员指导老年人先伸出手杖，再迈出患足，然后健足跟上，即“杖—患—健”顺序	护理员要先演示讲解，再指导老年人进行行走训练
	两点步行	(1) 老年人用健手持手杖，取稳定站立位，护理员站在老年人患侧进行保护 (2) 护理员指导老年人先同时伸出手杖和患足，身体重心前移，再迈出健足	
	保护行走	(1) 为老年人系好保护性腰带，指导其用健手持手杖，手杖放在小趾前外侧 15cm 处 (2) 护理员站在老年人患侧保护，一手托住其患侧手臂，另一手从背后抓住老年人的保护性腰带 (3) 指令清晰地指导老年人进行三点步行，熟练后，再进行两点步行的练习 (4) 观察老年人行走的稳定性，有无异常表现，询问老年人的感受，如感到疲劳时应立即休息 “郑奶奶，您感觉怎么样？有没有觉得累呀？” “没有。” “好的，郑奶奶，如果您觉得累或者有其他不舒服的地方，一定要及时告诉我。”	

续 表

<table>
<tr><th colspan="2">流程</th><th>操作步骤</th><th>备注</th></tr>
<tr><td>操作过程</td><td>上下台阶</td><td>步骤 1：上台阶
（1）老年人用健手持手杖，平稳站于台阶下，护理员站在老年人患侧进行保护
（2）护理员指导老年人先把手杖放在上一台阶上，再上健侧脚，将重心移到健侧脚上，然后跟上患侧脚，即“杖—健—患”的顺序
步骤 2：下台阶
（1）老年人用健手持手杖，平稳站于台阶上，护理员站在老年人患侧的下一层台阶进行保护
（2）护理员指导老年人先把手杖放在下一台阶，再下患侧脚，然后跟着下健侧脚，即“杖—患—健”的顺序</td><td>老年人能够熟练在平地上行走后，可先试着在坡道上行走，然后再进行上下楼梯训练
上下台阶训练应遵循健足先上，患足先下的原则</td></tr>
<tr><td>操作后</td><td>整理、记录</td><td>（1）训练结束后，协助老年人取舒适卧位，整理床单位
“郑奶奶，今天我们就训练到这里吧。我扶您回床上休息一会儿。您今天做得非常棒，行走和上下台阶时右侧腿的迈步也都很好，只要我们坚持每天锻炼，您的右侧肢体功能一定会越来越好的。”
（2）询问老年人使用手杖的感受和使用中存在的问题，以便下次改正解决
（3）整理用物，洗手，记录本次手杖使用的训练情况及老年人的感受</td><td></td></tr>
<tr><td colspan="2">注意事项</td><td colspan="2">（1）使用手杖前，应评估老年人的身体状况和着装是否合理
（2）看护行走前，清理路线上的水渍及障碍物，保障老年人在行走过程中的安全
（3）行走中避免拉、拽老年人的胳膊，以免造成骨折
（4）注意观察老年人的情绪和表现，询问感受，出现疲乏，立即休息</td></tr>
</table>

二、操作风险点

1. 跌倒：老年人裤腿或鞋带过长、鞋子不防滑、保护不当、行走场地不安全、助行器不安全（如防滑垫老化或调节卡扣脱落）等。

2. 肌肉拉伤、关节损伤：训练强度过大或时间过长、训练姿势不正确、护理员过度拉拽老年人。

3. 神经损伤、肢体畸形：手杖使用不当，行走训练过度。

三、操作关键点

1. 护理员要演示和讲解手杖的检查方法。

2. 训练时护理员应站在老年人患侧保护。

3. 三点步行训练应按照“杖—患—健”的顺序进行。

4. 两点步行应先出手杖和患肢，再迈健肢。

5. 上下台阶时应按照健足先上，患足先下的原则。

技能操作2 腋杖使用的指导训练技术

一、操作规程

流程		操作步骤	备注
操作前准备	核对评估	(1) 站在床前，身体前倾，微笑面对老年人，核对医嘱，对照床头卡核对老年人姓名、床号 (2) 评估老年人的体重、意识状态、肢体活动能力，有无跌倒等危险因素，是否使用过腋杖及理解合作程度 (3) 评估老年人着装是否合适，鞋是否防滑，裤腿和鞋带长度是否合理	
	工作准备	(1) 环境准备：环境宽敞，路面平整干燥，光线充足，温度适宜 (2) 护理员准备：着装整齐，用七步洗手法洗净双手，戴口罩 (3) 物品准备：腋杖、记录单、笔 (4) 老年人准备：着装合理，情绪稳定，了解操作目的及配合要点，能主动配合	
	沟通解释	向老年人讲解腋杖使用训练的目的以取得配合 "郑奶奶，您好，我是您的护理员，今天感觉怎么样啊？有没有哪里不舒服？你的右侧胳膊和右侧腿有没有麻木或疼痛的感觉？" "没有不舒服。" "好的，郑奶奶。您现在行走有些不方便，为了扩大您的活动范围，让您可以到外面走一走，看一看，调节视野和心情。医生让您学着用双侧腋杖来辅助行走。今天天气挺好的，我们来练习一下腋杖的使用方法好吗?"	态度和蔼，语言亲切
	检查腋杖	向老年人演示和讲解腋杖的检查方法 "郑奶奶，使用腋杖之前，我们要先检查一下腋杖的安全性能。您看，就是这样，主要检查腋杖的腋托、把手和橡胶垫有没有松动，高度是不是合适，调节高度的卡扣有没有固定好。全都检查好了，我们再开始练习。"	确保老年人的安全
	协助站起	(1) 协助老年人坐于床边或椅上，双腋杖并拢合在一起放于患侧，护理员站于患侧进行保护 (2) 老年人用患侧手握腋杖手柄，健侧手扶床面或椅子扶手，双手一起支撑用力，同时健侧腿发力站起 (3) 老年人保持站稳后，再将腋杖分置身体两侧，上臂夹紧 "郑奶奶，我们把腋杖下端的支脚放在小脚趾外侧 15cm 处，注意一下，腋杖的腋托不能抵在腋窝处，应该是贴于腋下两侧胸壁上，距离腋窝 2~3 横指。对，就是这里，您放的位置很准。"	不可将腋托抵在腋窝处，如长期用腋窝支撑体重会伤及臂丛神经

续 表

流程		操作步骤	备注
操作过程	四点步法	(1) 老年人持双腋杖取稳定站立位，护理员站于患侧保护 (2) 老年人先迈出左侧腋杖，后迈出右足，再迈出右侧腋杖，最后迈出左足；也可左右相反 即左杖→右足→右杖→左足，或右杖→左足→左杖→右足均可	适用于无法用任何一脚支撑身体全部重量者
	三点步法	(1) 指导老年人先将两侧腋杖同时向前迈出 (2) 迈出患侧足 (3) 迈出健侧足 “郑奶奶，您感觉怎么样？有没有觉得累或者不舒服呀？” “没有。” “好的，郑奶奶，那我们再练习一下其他的步法。如果您觉得累或者有其他不舒服，一定要及时告诉我。”	适用于一侧腿无法支撑身体重量，而另一侧腿和双臂正常者
	两点步法	(1) 指导老年人先将一侧腋杖和对侧足同时向前迈出 (2) 另一侧腋杖和该侧足同时迈出	适用于腿部无法支撑全部体重，而肌肉协调、臂力强者
	摇摆步态	步骤 1：摆至步 (1) 指导老年人将两侧腋杖同时向前迈出 (2) 用腋杖支撑并向前摆动身体，使双足迈至两腋杖着地点附近 步骤 2：摆过步 (1) 指导老年人将两侧腋杖同时向前迈出 (2) 用腋杖支撑并向前摆动身体，使双足超过两腋杖着地点落地 (3) 将双侧腋杖向前迈出取得平衡	适用于需要快速通过的场所，如横越街道时
	上、下台阶	步骤 1：上台阶 (1) 老年人持双侧腋杖平稳站于台阶下，护理员站在老年人患侧进行保护 (2) 护理员指导老年人先用双腋杖支撑身体，将健侧足迈上台阶，再移动重心在健侧足上 (3) 双侧腋杖与健侧足同时迈上台阶 步骤 2：下台阶 (1) 老年人持双侧腋杖平稳站于台阶下，护理员站在老年人患侧的下一层台阶进行保护 (2) 护理员指导老年人先把双侧腋杖和患侧足同时迈至下一台阶，再将健侧足迈下	上、下台阶训练应遵循健足先上，患足先下的原则

续　表

流程		操作步骤	备注
操作后	整理、记录	(1) 训练结束后，协助老年人取舒适卧位，整理床单位 “郑奶奶，您是不是觉得有点累了？那今天我们就训练到这里吧。我扶您回床上休息一会儿。您今天做得非常棒，动作也很准确，只要我们坚持每天锻炼，您的身体一定会越来越好的。” (2) 询问老年人使用腋杖的感受和使用中存在的问题，以便下次改正解决 “郑奶奶，你现在有没有觉得哪里不舒服？我把呼叫器给您放在枕边了，如果稍后您觉得有哪里不舒服，比如肢体麻木或疼痛，您一定要及时告诉我。” (3) 整理用物，洗手，记录本次腋杖使用的训练情况及老年人的感受	
注意事项		(1) 使用腋杖前，应评估老年人的身体状况和着装是否合理 (2) 使用腋杖行走时，嘱老年人双眼注视前方 (3) 腋托不可压迫腋窝处，以免损伤臂丛神经 (4) 注意观察老年人的情绪和表现，询问感受，出现疲乏，立即休息	

二、操作风险点

1. 跌倒：老年人裤腿或鞋带过长、鞋子不防滑、保护不当、行走场地不安全、腋杖防滑垫老化或调节卡扣脱落等。

2. 肌肉拉伤、关节损伤：训练强度过大或时间过长、训练姿势不正确、护理员过度拉拽老年人。

3. 神经损伤、肢体畸形：腋杖使用不当压迫腋窝、腋下用力不当。

三、操作关键点

1. 训练前检查腋杖的性能，同时向老年人演示和讲解检查方法。

2. 腋托应贴于腋下两侧胸壁，距离腋窝 2~3 横指。

3. 护理员要先演示腋杖的使用方法，再指导老年人进行行走训练，确保老年人听懂、学会。

4. 三点步法应先出双杖，再迈患肢，后迈健肢。

5. 上、下台阶训练应遵循健足先上，患足先下的原则。

技能操作 3　助行架使用的指导训练技术

一、操作规程

流程		操作步骤	备注
操作前准备	核对评估	(1) 站在床前，身体前倾，微笑面对老年人，核对医嘱，对照床头卡核对老年人姓名、床号 (2) 评估老年人的体重、意识状态、肢体活动能力，有无跌倒等危险因素，是否使用过助行架及理解合作程度 (3) 评估老年人着装是否合适，鞋是否防滑，裤腿和鞋带长度是否合理	

续　表

流程		操作步骤	备注
操作前准备	工作准备	（1）环境准备：环境宽敞，路面平整干燥，光线充足，温度适宜 （2）护理员准备：着装整齐，用七步洗手法洗净双手，戴口罩 （3）物品准备：助行架、记录单、笔 （4）老年人准备：着装合理，情绪稳定，了解操作目的及配合要点，能主动配合	
	沟通解释	向老年人讲解助行架使用训练的目的以取得配合 “郑奶奶，您好，我是您的护理员，今天感觉怎么样啊？有没有哪里不舒服？你的右侧胳膊和右侧腿有没有麻木或疼痛的感觉？” “没有。” “好的，郑奶奶。您现在行走有些不方便，为了保证您的安全，医生让您用助行架来辅助行走。今天天气挺好的，我们来练习一下助行架的使用方法好吗？”	态度和蔼，语言亲切
	检查助行架	向老年人演示和讲解助行架的检查方法 “郑奶奶，使用助行架之前，我们要先检查一下助行架的安全性能。您看，就是这样，主要检查助行架的扶手和橡胶垫有没有松动，高度是不是合适，调节高度的卡扣有没有固定好。全都检查好了，我们再开始练习。”	确保老年人的安全
操作过程	四点步法	（1）指导老年人先将助行架一侧向前移动一步（15~30cm） （2）患侧下肢抬高后迈出，足跟落在助行架后腿的位置 （3）将助行架另一侧向前移动一步 （4）迈出健侧下肢，双脚并排 “郑奶奶，您感觉怎么样？有没有觉得累呀？” “没有。” “好的，郑奶奶，那我们再继续练习一会儿。如果训练期间您觉得累或者有其他不舒服，一定要及时告诉我。”	起步时足尖抬高，着地时先足跟再足尖，稳步前进
	三点步法	（1）指导老年人先用双手将助行架向前方移动一步（15~30cm） （2）将患侧下肢向前迈步，足跟落在助行架后腿的位置 （3）健侧下肢再跟进，两脚并排	
操作后	整理、记录	（1）训练结束后，协助老年人取舒适卧位，整理床单位 “郑奶奶，今天我们就训练到这里吧。我扶您回床上休息一会儿。您今天做得非常棒，只要我们坚持每天锻炼，您的右侧肢体功能一定会越来越好的。” （2）询问老年人使用助行架的感受和使用中存在的问题，以便下次改正 “郑奶奶，你现在有没有觉得哪里不舒服？” “没有。” “好的，我把呼叫器给您放在枕边了，如果稍后您觉得有哪里不舒服，比如肢体麻木或疼痛，您一定要及时告诉我。” （3）整理用物，洗手，记录本次助行架使用的训练情况及老年人的感受	

续 表

流程	操作步骤	备注
注意事项	(1) 使用助行架前，应评估老年人的身体状况和着装是否合理 (2) 使用助行架时迈步距离应远近适中，可使用颜色鲜艳的绳子系在与膝高度平齐的助行架两条后腿上，以提醒老年人保持适当距离 (3) 注意观察老年人的情绪和表现，询问感受，出现疲乏，立即休息	

二、操作风险点

1. 跌倒：老年人裤腿或鞋带过长、鞋子不防滑、保护不当、行走场地不安全、助行架防滑垫老化或调节卡扣不牢固等。

2. 肌肉拉伤、关节损伤：训练强度过大或时间过长、训练姿势不正确。

3. 神经损伤、肢体畸形：助行架使用不当，行走训练过度。

三、操作关键点

1. 操作时应遵循循序渐进的原则。

2. 下肢迈出后足跟落在助行架后腿的位置。

3. 三点步法应先移动助行架，再迈患肢，后迈健肢。

4. 步行架向前移动一步距离（15~30cm）。

单元 11　轮椅使用技术

案例导入

王爷爷，76 岁，7 个月前因脑梗死导致右侧肢体偏瘫。2 个月前入住养老院，目前右侧肢体活动不便，左侧肢体能正常活动。为了提高王爷爷自理能力，扩大活动范围，请护理员协助王爷爷安全正确地使用轮椅。

学习目标

1. 熟悉轮椅的基本结构。

2. 掌握轮椅使用的操作要点及注意事项。

3. 熟悉轮椅的参数选择。

4. 能安全、正确地协助老年人使用轮椅。

5. 能识别轮椅使用中的操作风险点和操作关键点，体现节力原则，具有爱伤意识和风险意识。

轮椅是常用的代步工具，老年人由于身体功能减退或疾病等原因，会出现行走困难的问题，轮椅可以代偿老年人行走功能，辅助老年人完成室内外移动、提高生活自理、参与社会活动、减少卧床的目标。护理员可用轮椅护送不能行走但能坐起的老年人入院、出院、检查和治疗，帮助老年人下床活动，促进血液循环和体力恢复。

一、轮椅的基本结构

普通轮椅一般由把手、靠背、扶手、椅座、手刹、手推圈、轮胎、脚踏板等部位组成（图 2-8）。轮椅架要求表面光滑，不能有锐利的边缘或毛刺。轮椅材料不能使用易燃可燃的材料，轮椅上要有反光安全标识。

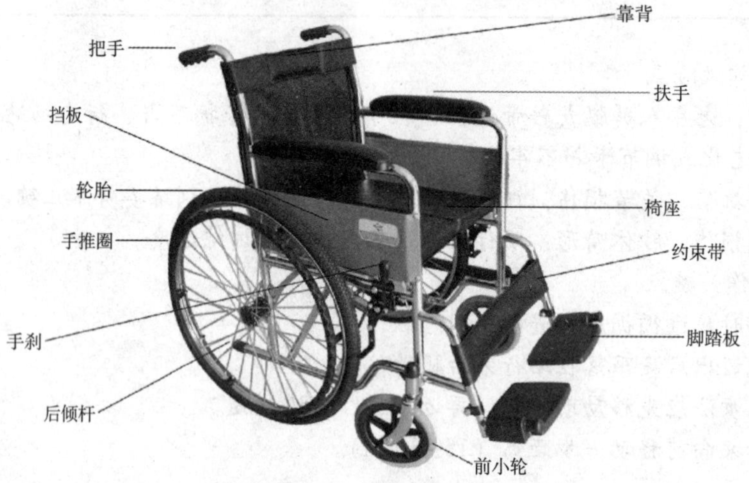

图 2-8　轮椅的结构

电动轮椅是在普通轮椅的基础上，增加电力助力系统，能减轻使用者的体力消耗。

二、轮椅的参数选择

使用者坐在测量用坐椅上，取端坐位，髋关节和膝关节屈曲 90°，足底着地，有支具者要穿戴支具，主要测量以下参数。

1. 座位宽度

测量坐位时两侧臀部最宽处的距离，将其再加 5cm，一般为 40～46cm。如过宽，双臂推动轮椅时伸展过大易疲劳；如过窄，则会磨损老年人臀部及大腿外侧皮肤。

2. 座位深度

测量臀部向后最突出处至小腿腓肠肌的水平距离，将其再减 5cm，一般为 40～45cm。如座位过长会顶住膝后，压迫血管与神经组织，并且会磨损皮肤；如座位过短，则会导致坐位姿势不稳定，使臀部承受的压力增大，引起不适、疼痛、软组织受损及压疮。

3. 座位高度

测量腘窝至足跟的距离，将其再加 5cm，一般为 45～55cm，放置脚踏板时，板面至少离地 5cm。座位太高，身体支撑增加，轮椅不易靠近床椅间；座位太低，则坐骨承受重量过大，易发生压疮。

4. 椅背高度

椅背越高，支撑面越大，越稳定，但会影响老年人活动范围；椅背越低，上身及上肢的活动度就越大，但支撑面会小，影响老年人躯体平稳。低椅背：测量轮椅座面至腋窝的距离（测量时老年人一臂或两臂向前平伸），将此结果减 10cm。高椅背：测量轮椅坐面至肩部或后枕部的实际高度。护理员应根据老年人的实际情况选择合适的椅背高度。

5. 扶手高度

老年人坐下时，上臂下垂，前臂平放于扶手上，肘关节正常屈曲约90°，测量椅面至老年人前臂下缘的高度，将其再加2.5cm就是合适的扶手高度。适当的扶手高度有助于保持正确的身体姿势和平衡，并可使上肢放置在舒适的位置上。如扶手过高时，双肩易疲劳，驱动轮椅时容易造成上臂皮肤擦伤；扶手过低时，驱动轮椅易致上臂前倾，会造成躯体从轮椅上倾出的危险。

6. 轮椅全高

测量把手上缘至地面的高度，一般为88~95cm。

技能操作

轮椅使用技术

一、操作规程

流程		操作步骤	备注
操作前准备	核对评估	(1) 站在床前，身体前倾，微笑面对老年人，核对医嘱，对照床头卡核对老年人姓名、床号 (2) 评估老年人的体重、意识状态、病情、躯体活动能力、损伤部位及理解合作程度	
	工作准备	(1) 环境准备：环境宽敞，路面平整干燥，光线充足，温度适宜 (2) 护理员准备：着装整齐，用七步洗手法洗净双手，戴口罩 (3) 物品准备：轮椅、毛毯（根据季节酌情准备）、别针、软枕（根据老年人需要） (4) 老年人准备：着装合理，情绪稳定，能主动配合	
	沟通解释	向老年人讲解轮椅使用的目的以取得配合 “王爷爷您好，我是您的护理员，您现在感觉怎样啊？要不要喝水？需不需要上厕所啊？今天外面天气很好，阳光明媚，我用轮椅推您到花园散散步，可以吗？”	态度和蔼，语言亲切
	检查轮椅	检查轮椅的轮胎、椅座、椅背、脚踏板及刹车等各部件的性能	确保老年人的安全
操作过程	床至轮椅	(1) 推轮椅至老年人床边，放于老年人健侧，轮椅与床夹角成30°~45°，刹车制动，翻起脚踏板 (2) 协助老年人坐于床边，双腿下垂，穿好衣裤、鞋子 (3) 将老年人双手搭在护理员肩上，嘱其用健手握住患手，护理员双膝微屈抵住老年人患膝外侧，双手环抱老年人腰部或抓紧其背侧裤腰，缓慢用力带动老年人平稳站起，再以自己的身体为轴转动，带动老年人转体，将其移至轮椅前，平稳坐下 (4) 护理员绕到轮椅后方，两臂从老年人背后腋下伸入，使其身体紧靠椅背坐稳	注意控制好老年人的患侧下肢

续 表

流程		操作步骤	备注
操作过程	床至轮椅	(5) 指导老年人用健侧脚打开脚踏板并放上健足，护理员协助老年人将患侧脚放在脚踏板上，系好安全带，天冷时可加盖毛毯 (6) 整理床单位	
	轮椅运送	(1) 观察老年人，确定无不适后，松开轮椅车闸，平稳匀速推送老年人至目的地 “王爷爷，您坐稳了吧，现在我们一起松开车闸，我松左边，您自己松右边。好，现在我推您出去啦。” (2) 在推送过程中注意观察老年人情况，下坡应减速，并嘱老年人抓紧扶手 (3) 过门槛时，翘起前轮，避免过大的震动，保证老年人安全	
	上、下坡道	(1) 上坡道：护理员手握椅背把手均匀用力，两臂保持屈曲，身体前倾，平稳向上推行 (2) 下坡道：采用倒退下坡的方法，嘱老年人抓紧轮椅扶手，身体靠近椅背，护理员握住椅背把手，缓慢倒退行走	
	上、下台阶	(1) 上台阶：护理员用脚踩踏轮椅后侧的杠杆，抬起前轮，以两后轮为支点，使前轮翘起移上台阶，再以两前轮为支点，护理员双手抬车把带起后轮，平稳移上台阶 (2) 下台阶：采用倒退下台阶的方法，嘱老年人抓紧扶手，提起车把，缓慢地将后轮移到台阶下，再以两后轮为支点，稍稍翘起前轮，轻拖轮椅，使前轮移到台阶下	
	进出电梯	(1) 进电梯：护理员在前，轮椅在后，即轮椅以倒退形式进入电梯，及时原地掉头并刹车制动，老年人和护理员均背对电梯门 (2) 出电梯：确认电梯停稳，松开刹车，仍然以倒退形式退出电梯	进出电梯原则是倒退进出 若电梯空间不足，不能掉头时，在确保安全情况下，可选择适当的方式
	轮椅至床	(1) 推轮椅至床边，放在老年人健侧，与床成30°～45°夹角，刹车制动，将老年人双脚放于地上，收起脚踏板，松开安全带 (2) 护理员两脚分开，用膝部抵住老年人患膝外侧，后脚靠近床边；将老年人双手搭在护理员肩部，嘱其用健手握住患手，护理员双手环抱老年人腰部或抓紧其背侧裤腰，将其扶起站稳，以自己身体为轴转动，带动老年人转体，将其移向床沿，并坐在床上 (3) 协助老年人脱去鞋子及衣裤，取舒适卧位，盖好盖被，整理床单位 “王爷爷，您现在的卧位还舒适吗？还有其他需要吗？好的，如果您有需要请及时呼叫我。您先休息一会儿。”	

续 表

流程		操作步骤	备注
操作后	整理、记录	（1）收起轮椅，妥善放回原处 （2）按照七步洗手法洗手 （3）记录轮椅使用过程、时间和效果	
注意事项		（1）使用前应仔细检查轮椅的轮胎、椅座、椅背、脚踏板及刹车等各部件的性能，以确保安全 （2）老年人上、下轮椅时固定好车闸 （3）推轮椅运送老年人时，速度要慢，并随时观察老年人病情变化 （4）寒冷季节注意保暖	

二、操作风险点

1. 跌倒、碰伤：使用轮椅前没有进行安全性检查、床与距离不合理、未系安全带、老年人鞋子不防滑、保护不当、地面有障碍物等。

2. 压疮：老年人坐轮椅时间过长或身体受压部位衬垫不当。

3. 轮椅后翻、前翻：推轮椅速度过快，下坡时未倒退进行，轮椅规格与老年人体型不符等。

三、操作关键点

1. 使用轮椅前必须检查轮椅各部件的性能。

2. 协助老年人上、下轮椅时必须提前刹车制动。

3. 床椅转移时应注意缩短转移距离，并控制好老年人的患侧下肢。

4. 轮椅运送速度要平稳，下坡、下台阶、进出电梯均应倒退进行以确保安全。

单元 12　矫形器使用指导训练技术

案例导入

罗爷爷，75 岁，患高血压 10 余年，2 周前突发脑血管送到医院急救，留下后遗症。出院时左上肢肌张力增高，左手握拳不能主动伸展，左下肢出现足内翻畸形。医生嘱咐老年人回家后要做好家庭护理，配合使用矫形器进行康复训练。针对罗爷爷的个人情况，请护理员指导其正确使用矫形器进行康复训练。

学习目标

1. 掌握矫形器使用的操作要点及注意事项。

2. 熟悉矫形器使用的目的、适应证及禁忌证。

3. 了解矫形器的分类。

4. 能安全、正确地指导老年人使用矫形器。

5. 能识别矫形器使用中的操作风险点和操作关键点，具有爱伤意识。

矫形器是装配于人体躯干、四肢、踝足等部位的一类体外支撑装置的总称，可预防、矫正躯干及四肢的畸形，对病变部位起到固定、保护、支持的作用，辅助治疗骨关节及神经肌肉疾病，提高和补偿功能缺陷，满足功能需要，提高生活质量。

一、矫形器使用的目的

第一，保持肢体、关节的正常对线关系，促进病变愈合。

第二，限制关节的异常活动范围，稳定关节，减轻疼痛或恢复期承重功能。

第三，矫正肢体已出现的畸形，预防潜在畸形的发生和发展。

第四，通过矫形器的外力源装置，代偿已瘫痪肌肉的功能，对肌力减弱者予以助力，使其维持正常运动。

为了帮助老年人保护、稳定肢体，预防、矫正肢体畸形，代偿和助力肌肉功能，护理员应根据老年人的需要，在专业人员的指导下，协助老年人佩戴合适的矫形器并进行科学合理的训练指导，以促进老年人的肢体功能恢复，提高老年人的日常生活活动能力。

二、矫形器的分类

1. 按装配部位分类

分为上肢矫形器、下肢矫形器和脊柱矫形器。

2. 按作用分类

分为保护用矫形器、稳定用矫形器、减免负荷矫形器、站立用矫形器、步行用矫形器、牵引用矫形器、功能性骨折治疗用矫形器等。

3. 按主要材料分类

分为塑料矫形器、金属矫形器、皮质矫形器和木质矫形器等。

4. 按辅助治疗的疾病分类

分为马蹄内翻足矫形器、脊柱侧弯矫形器、先天性髋关节脱位矫形器、骨折治疗矫形器等。

三、矫形器使用的适应证与禁忌证

1. 适应证

①关节活动范围异常。

②肢体或关节骨折。

③骨骼发育异常、关节周围肌力不平衡、肌肉无力对抗重力、损伤引起的反应性瘢痕、关节炎症、肌肉或肢体供血不足需预防、矫正畸形者。

④股骨头无菌性坏死需减轻承重者。

⑤日常生活不便，需改善日常生活活动功能和工作能力者。

2. 禁忌证

①各种皮肤原因不宜穿戴矫形器者。

②有认知功能障碍者，应谨慎使用矫形器。

技能操作

矫形器使用指导训练技术

一、操作规程

流程		操作步骤	备注
操作前准备	核对评估	(1) 站在床前，身体前倾，微笑面对老年人，核对医嘱，对照床头卡核对老年人姓名、床号 (2) 评估老年人的病情、意识状态、对矫形器训练相关知识的认知情况、心理状态及合作程度等 (3) 评估老年人的损伤部位、患肢肌力、畸形程度、穿戴矫形器部位的皮肤情况、承重能力、对矫形器的耐受程度等	
	工作准备	(1) 环境准备：房间干净、整洁，空气清新、无异味 (2) 护理员准备：着装整齐，用七步洗手法洗净双手，戴口罩 (3) 物品准备：根据老年人的实际情况选择合适的矫形器 (4) 老年人准备：卧位或立位，着宽松衣物，情绪稳定，能主动配合	
	沟通解释	向老年人讲解矫形器使用的目的以取得配合 "罗爷爷，您好，我是您的护理员，今天感觉怎么样啊？有没有哪里不舒服？您的四肢有没有麻木或疼痛的感觉？" "没有。" "好的。为了促进您的肢体功能恢复，提高您的生活自理能力，现在我们戴上矫形器来锻炼一会儿，可以吗？就像昨天一样，您跟着我的指令慢慢练习就可以。"	态度和蔼，语言亲切
	检查矫形器	(1) 检查矫形器是否达到处方要求，舒适性及功能是否符合要求，动力装置是否可靠，并进行相应的调整 (2) 告知老年人及其家属矫形器的名称、用途及使用方法 "罗爷爷，现在我们使用的是腕手矫形器和踝足矫形器，针对您现在的症状，可以帮助您矫正手和脚踝的畸形，通过按时佩戴和有效训练，有利于恢复您肢体的正常功能。"	矫形器佩戴前应进行针对性肌肉力量、关节运动范围、协调能力的训练，以消除水肿为主
操作过程	上肢矫形器训练	(1) 穿脱训练：指导老年人掌握正确的穿脱方法，先将肢体矫正至功能位，在保持功能位状态下穿戴矫形器。脱下矫形器后需检查局部皮肤有无发红或感觉异常 (2) 功能训练：指导老年人穿上矫形器进行功能活动，使用护肩、手功能矫形器、指套或腕手伸展矫形器，教会老年人进行日常生活能力训练 (3) 职业训练：根据老年人所要恢复的职业，进行穿戴矫形器后的针对性训练，指导老年人穿戴矫形器恢复工作	操作时按照程序逐一进行，不损害矫形器

续 表

流程		操作步骤	备注
操作过程	下肢矫形器训练	（1）踝足矫形器：指导进行保持身体平衡、站、行走等训练 （2）单侧矫形器：指导进行先迈健肢，后迈患肢训练 （3）双侧矫形器：指导其手扶平行杠站立，待其掌握站立平衡后，再进行平行杠内行走训练	
操作后	整理、记录	（1）协助老年人取舒适体位或功能体位，整理好床单位，根据治疗需要确定穿戴矫形器的时间 “罗爷爷，您感觉怎么样，佩戴矫形器肢体有没有麻木或疼痛等异常感觉？好的，今天咱们已经戴了 30 分钟，比昨天多了 10 分钟呢，您做得非常好。今天我们就训练到这里吧，我协助您脱掉矫形器，您先休息一下，到下午我们再训练一次。别着急，咱们逐渐延长训练时间，加大训练强度。只要持之以恒，您的肢体就能早日恢复正常功能。” （2）洗手，记录矫形器使用训练情况 （3）操作后严密监测老年人穿戴矫形器部位的皮肤情况及末梢血运情况 （4）评定训练反应，必要时调整训练方案	
注意事项		（1）矫形器选择应符合治疗要求，大小要与治疗部位吻合，并根据不同治疗阶段、训练特点，相应调整、更换矫形器 （2）穿戴矫形器后，随时观察有无皮肤损伤、肢体肿胀、血液循环障碍等并发症，有无训练不当引起的疼痛、麻木、神经受压等症状 （3）注意保持肢体清洁，防止皮肤感染 （4）鼓励穿戴者积极进行功能训练，以免对矫形器产生依赖	

二、操作风险点

1. 肢体血运障碍、损伤：使用矫形器无衬垫、绑扎过紧、时间过长、训练不当、肢体没有置于功能位等。

2. 压疮：矫形器使用不规范，没有定时观察或松解矫形器使局部组织长时间受压。

3. 跌倒：下肢矫形器穿戴不规范、训练时无保护、场地不安全、训练姿势不当等。

三、操作关键点

1. 矫形器装配前应进行针对性肌肉力量、关节运动范围、协调能力训练。

2. 穿戴矫形器应避免骨突处受压，不能影响邻近关节的运动或引起不适。若有异常情况，应及时调节固定带或松解矫形器。

3. 使用手功能位矫形器时，保持腕、手指、拇指处于功能位（即腕关节背伸 10°~30°，掌指关节屈曲 45°，指间关节屈曲 30°），防止腕部及手指屈曲挛缩，便于进行肘关节和肩关节训练，教会老年人进行日常生活能力训练。

4. 使用踝足矫形器时，固定踝关节于功能位（即足与小腿成 90°或足背伸 5°），进行保持身体平衡、站立、行走等训练。

5. 穿戴单侧矫形器者上台阶时先迈健肢，后迈患肢。

6. 根据训练效果和实际情况，循序渐进地延长矫形器佩戴时间，增加训练强度。

单元13 自助具使用指导训练技术

案例导入

刘爷爷，男，65岁，脑梗死后5周，现在意识清楚，可进行正常的沟通，但左侧肢体瘫痪，左上肢肌力Ⅲ级，左手屈曲伸展困难，且有大把抓握、对指动作和精细动作困难，左下肢肌力Ⅱ级，左膝后屈小于90°，左踝活动受限，站立行走需要搀扶。针对刘爷爷的实际情况，请护理员正确地指导其进行自助具使用训练。

学习目标

1. 掌握常用自助具分类及功能。
2. 熟悉自助具的选用原则。
3. 能安全正确地指导老年人使用自助具。
4. 能识别自助具使用中的操作风险点和操作关键点，具有爱伤意识和风险防范意识。

自助具是指为弥补降低或丧失的功能，利用残存功能，便于使用者省时、省力地完成一些日常生活、工作或娱乐活动的器具。

随着年龄增长、功能弱化、活动受限，老年人的生活自理能力会逐渐下降，生活质量受到影响。老年人通过使用自助具，可弥补降低或丧失的功能，利用残存功能协助完成进食、穿衣、如厕、梳洗等日常生活活动，提高自身生活自理能力及生活质量。

一、自助具的选用原则

第一，能有效地改善照护对象的生活自理能力，提高学习和交流能力。
第二，简便易学、美观耐用、轻便舒适。
第三，制作材料安全、易清洁、可调节。
第四，价格低廉，购买维修方便。

二、自助具分类及功能

1. 饮食类自助具

老年人一般通过使用改良过的日常餐具，能够防止食物倾倒或滑漏，饮食类自助具包括自助勺，自助筷，自助杯，防洒盘、碗等。

（1）自助勺

适合偏瘫、手功能障碍、手形态异常者用餐。

图2-9所示为粗把握力勺，加粗加大勺把方便拿握，并在勺把上增加一个半圆形的套手圈，套在手掌上握住勺把，左右均可应用。图2-10所示为记忆勺，其手柄材质具有很强的可塑性，加温后手柄变形，可按照个体手的形态制成模板，冷却后固定成形，方便套入手中。图2-11所示为变形勺，手柄材质为形状记忆聚合物，加热后可向

左或向右弯曲变形，冷却后固定成形。

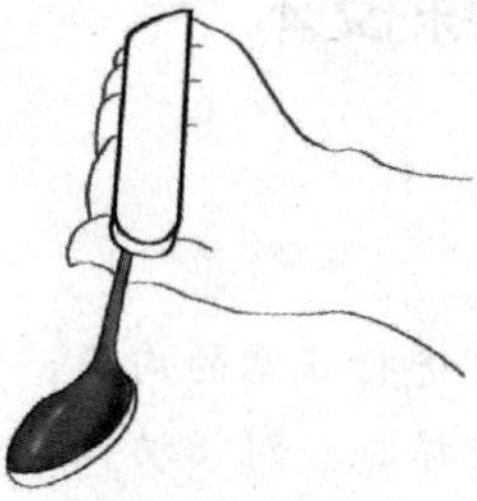

图 2-9　握力勺

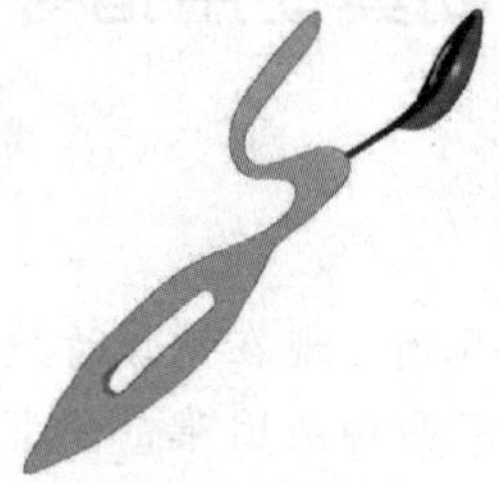

图 2-10　记忆勺

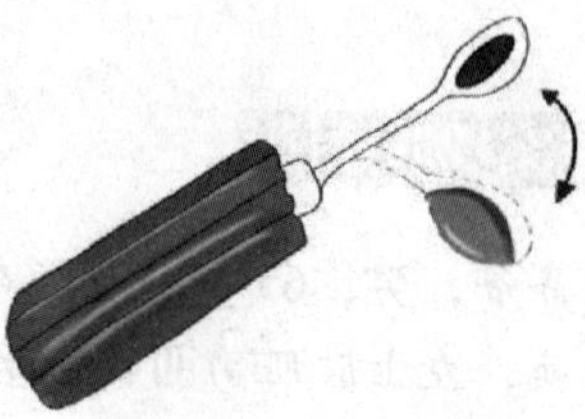

图 2-11　变形勺

（2）自助筷

适用于偏瘫、手精细动作困难者用餐。

自助筷是在普通筷子的基础上增加一个弹力夹，弹力夹可自动伸展打开，由树脂材料制成，有曲线手柄，方便手持把握，防止使用中滑脱（图 2-12）。

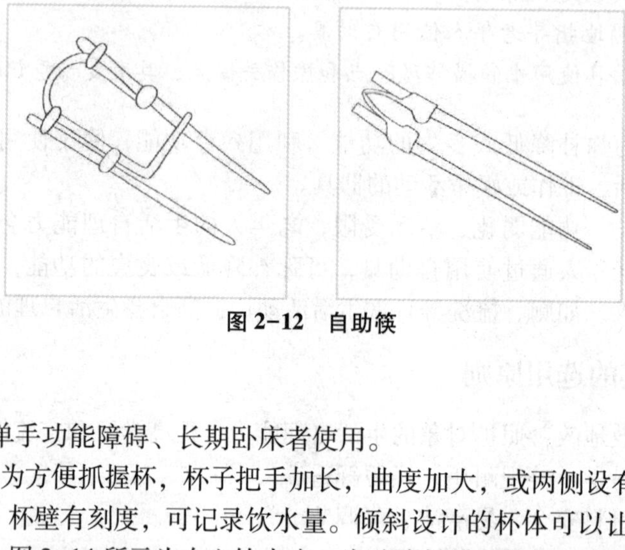

图 2-12　自助筷

（3）自助杯

适合偏瘫、单手功能障碍、长期卧床者使用。

图 2-13 所示为方便抓握杯，杯子把手加长，曲度加大，或两侧设有把手，便于单手握持或双手稳定。杯壁有刻度，可记录饮水量。倾斜设计的杯体可以让使用者在喝水时不需要过高仰头。图 2-14 所示为自立饮水壶，为硅胶材质，软硬适度，该饮水壶有两个吸口，可分别用于饮用液体或米糊流食。壶体有刻度，可记录摄入量。饮水壶有加长壶把，壶把可以左右旋转，方便左右手使用。壶嘴细长，方便送入使用者口中，不易洒漏，防止进食过程中发生噎、呛等。自立饮水壶，配有专用清洁刷，方便清洁壶嘴。

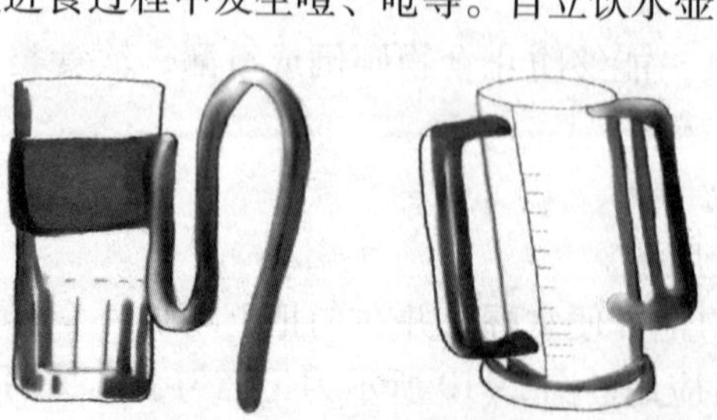

图 2-13　方便抓握杯

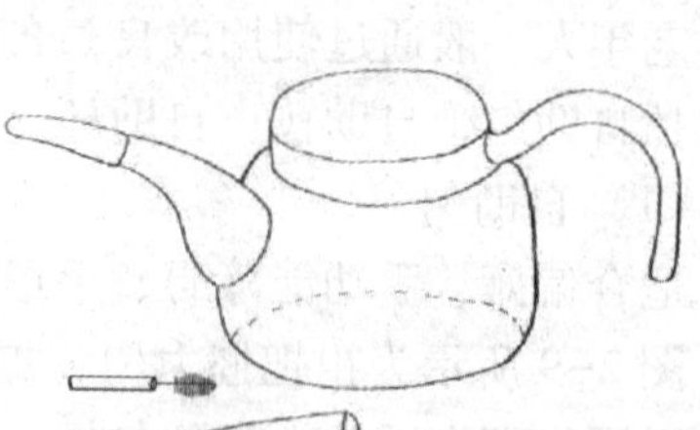

图 2-14　自立饮水壶

（4）防洒盘、碗

适合偏瘫或手精细动作困难者用餐，也适用于家庭康复训练。

防洒盘、碗是在普通盘子或碗上加一个套圈，防止用餐过程中饭菜洒落溢出，底部有吸盘，起固定和助力作用，一般为树脂材质，不怕烫、摔（图 2-15）。

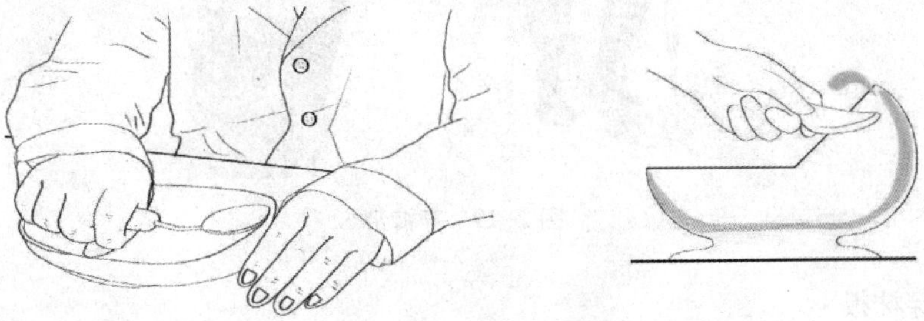

图 2-15　防洒盘、碗

2. 穿衣类自助具

包括穿衣钩、穿纽扣器、拉锁钩、穿裤带和穿袜板等。

（1）穿衣钩

图 2-16 所示为穿衣钩，塑胶长把方便抓握，顶端有两个塑料小钩。健侧手持穿衣钩，先将衣服袖口穿入患侧手臂，拉至肩部，用衣钩寻找身后的衣服，勾起、牵拉、支撑、穿入，辅助单手穿衣。

（2）穿纽扣器

图 2-17 所示为穿纽扣器，手柄为塑胶材质，粗大圆钝，方便抓握，前端弧形环状套圈便于套入纽扣。使用时，健侧手握住手柄，将纽扣器放入衣服纽扣外侧，套圈细端从扣眼进入，套入纽扣底部，拉紧套圈从扣眼中穿过，将纽扣定位在指定位置。

（3）拉锁钩

图 2-18 所示为拉锁钩，手柄粗大方便抓握，前端有一个小钩，可钩入拉锁舌孔内，向上或向下拉动拉锁，适用于手指抓捏功能不佳者。

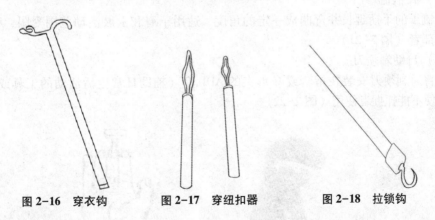

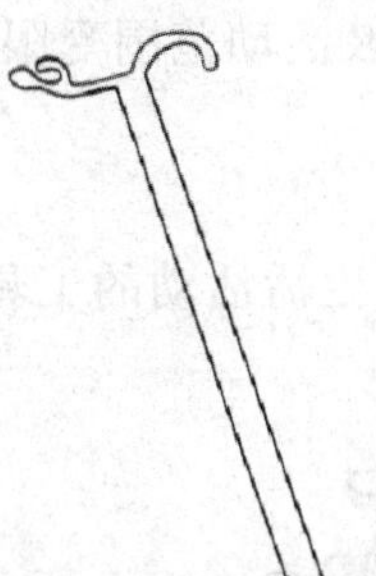

图 2-16　穿衣钩

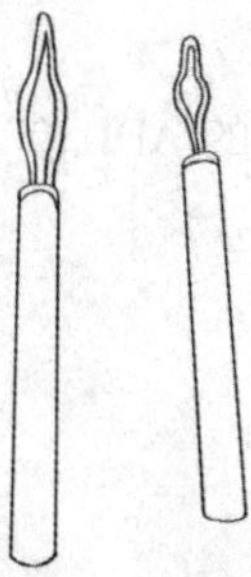

图 2-17　穿纽扣器

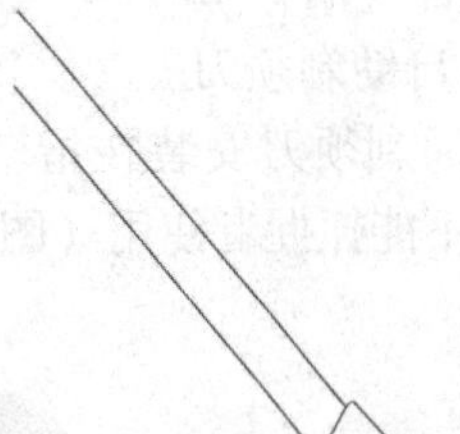

图 2-18　拉锁钩

（4）穿裤带

图 2-19 所示为穿裤带，带子下方有夹子或小钩可夹住或钩住裤腰，手持带子上端将裤腰垂至脚边，使弯腰不便的老年人不用弯腰即可穿上裤子。

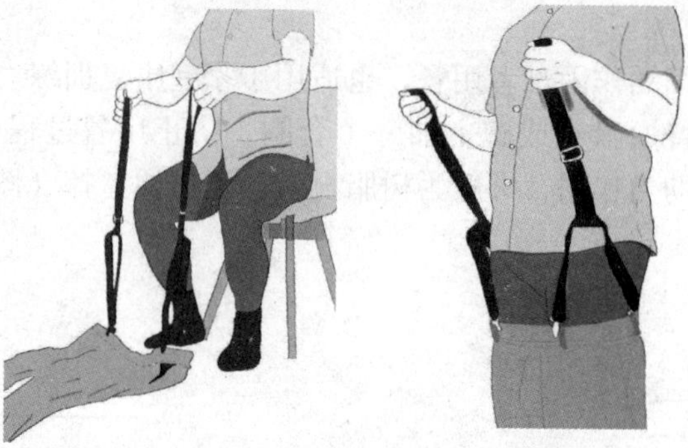

图 2-19　穿裤带

（5）穿袜板

图 2-20 所示为穿袜板，由 U 形塑料薄板和两条细带组成。使用时将 U 形板放入袜中，使袜口张开撑大，方便脚放入，穿入后提拉细带将薄板取出。适用于偏瘫或单手功能障碍者，辅助其穿袜。

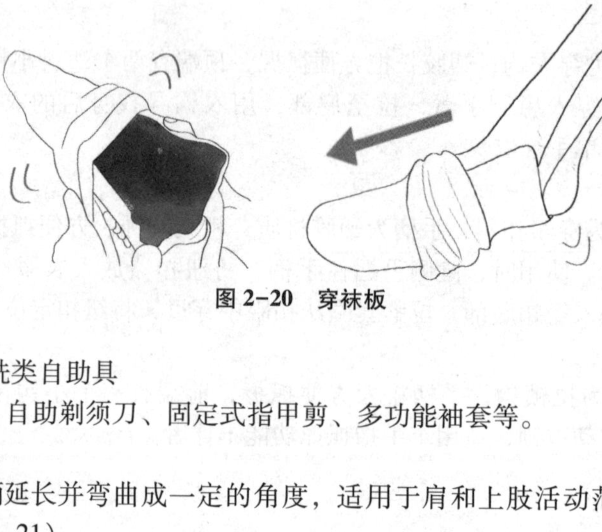

图 2-20　穿袜板

3. 修饰和梳洗类自助具

包括长柄梳、自助剃须刀、固定式指甲剪、多功能袖套等。

（1）长柄梳

将梳子的手柄延长并弯曲成一定的角度，适用于肩和上肢活动范围受限，手不能触及头部者（图 2-21）。

（2）自助剃须刀

将普通剃须刀安装在指套或 C 形夹的 ADL 套（辅助日常生活活动的工具或装置）内，方便不能抓握者使用（图 2-22）。

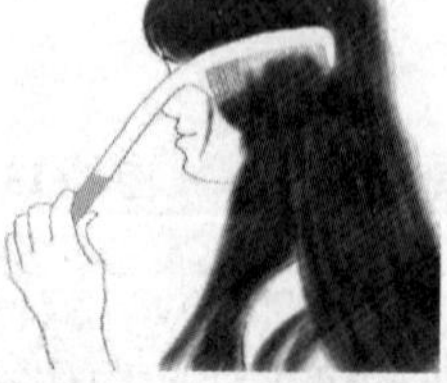

图 2-21　长柄梳

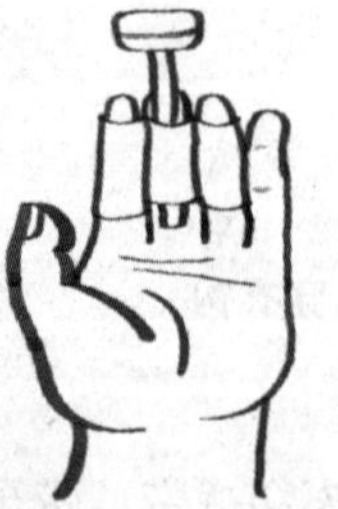

图 2-22　自助剃须刀

(3) 固定式指甲剪

将普通或大号指甲剪固定在底部带吸盘的硬板上，使用时先借助吸盘将硬板固定在稳妥处，然后再按压上方的把手修剪指甲，也可安装放大镜，供视力不佳者使用（图 2-23）。

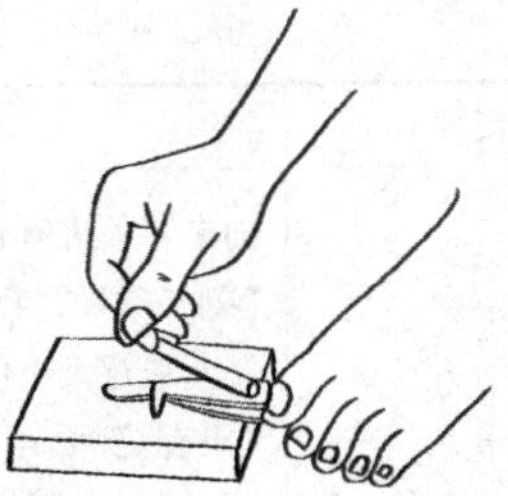

图 2-23 固定式指甲剪

(4) 多功能袖套

由握持装置和 ADL 套组成。握持装置可根据使用者情况选择 C 形夹或环状夹，ADL 套口有 V 形缺口，以便插入牙刷、梳子、剃须刀、笔、刀等生活用具，方便进行多种日常活动（图 2-24）。

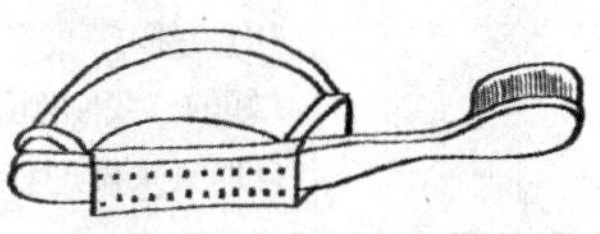

图 2-24 多功能袖套

4. 阅读书写自助具

包括持笔器、加粗笔和自助翻页器等。

(1) 持笔器

一般由热可塑性材料制成，可套在手指或手掌上，以便抓握、对指功能障碍者握笔书写（图 2-25）。

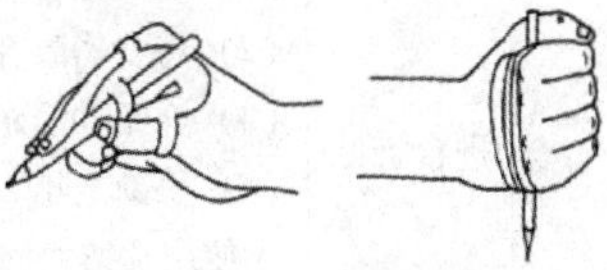

图 2-25 持笔器

(2) 加粗笔

将普通笔的笔杆加粗加大，以便抓握功能障碍者使用（图 2-26）。

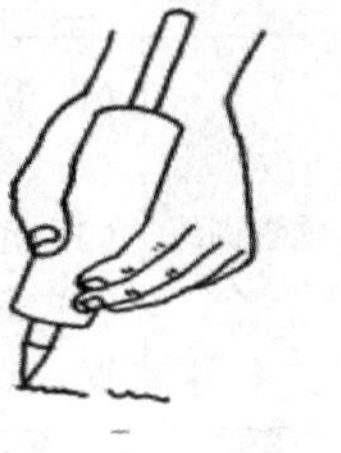

图 2-26 加粗笔

(3) 自助翻页器

由 C 形夹再插入一个带橡皮头的铅笔制成，可用腕关节控制翻页。手指不灵活翻页困难者，也可在示指上套一个橡皮指套来协助翻页。

技能操作

技能操作 1 自助具使用指导训练技术

一、操作规程

流程		操作步骤	备注
操作前准备	核对评估	(1) 站在床前，身体前倾，微笑面对老年人，核对医嘱，对照床头卡核对老年人姓名、床号 (2) 评估老年人的病情、意识状态、进食意愿及理解合作程度 (3) 评估老年人的躯体活动能力、损伤部位及功能障碍情况	
	工作准备	(1) 环境准备：房间干净、整洁，空气清新、无异味 (2) 护理员准备：着装整齐，用七步洗手法洗净双手，戴口罩 (3) 物品准备：握力勺、叉、防洒碗、食物、自助杯、防滑垫、温开水等 (4) 老年人准备：着装合理，情绪稳定，能主动配合	

续 表

流程		操作步骤	备注
操作前准备	沟通解释	向老年人讲解自助具使用的目的以取得配合 “刘爷爷好，我是您的护理员，您现在感觉怎么样？有没有感到腹胀？最近大小便正常吗？有没有便秘或腹泻的情况发生？” “没有。” “距离上一顿饭的时间已经超过 4 个小时了，您有没有觉得饿了啊？” “有点饿了呢。” “好的，我刚刚给您准备了一些时蔬炒饭和温开水，现在我们使用自助具来做进食训练吧。”	态度和蔼，语言亲切
操作过程	进食训练	（1）协助老年人在餐桌前坐好，戴好围兜 （2）将食物放在防洒碗中，借助底部吸盘固定在老年人面前 （3）介绍并演示掌持式握力勺、叉的使用方法 （4）协助老年人将掌持式握力勺、叉固定在患侧手中，协助老年人使用掌持式握力勺、叉进食 （5）若老年人使用困难，可改变餐具形状，方便老年人进食使用	
	饮水训练	（1）协助老年人在餐桌前坐好，戴好围兜 （2）自助杯中盛温开水，放在老年人面前的防滑垫上 （3）介绍并演示自助杯的使用方法 （4）指导老年人用患手握持自助杯把手，肩肘关节屈曲到适当位置，前臂旋前，抬头饮水，吞咽后缓慢放下杯子	若老年人单手握杯饮水困难，可先进行双手训练，熟练后再进行患侧单手训练
操作后	整理、记录	（1）协助老年人取舒适体位，整理床单位 “刘爷爷，我协助您回床上休息吧。您刚吃了饭，咱们先在床上坐一会儿以免食物反流。我给您把床头摇高，您靠在枕头上休息一会儿。” （2）整理餐桌，将餐具洗净、消毒后放回原处 （3）用七步洗手法洗手，记录训练过程、训练时间及效果	
注意事项		（1）训练时要根据老年人的评估情况，选择合适的自助具 （2）训练过程中多用鼓励语言，注意老年人的安全 （3）训练应循序渐进、持之以恒	

二、操作风险点

1. 肢体麻木：使用自助具绑扎过紧、时间过长、训练不当等。
2. 烫伤：未控制好食物或水的温度而造成老年人烫伤。
3. 噎食、呛咳：进食、进水速度过快，老年人吞咽功能不良等。

三、操作关键点

1. 盛装食物的容器要固定在桌面上，水杯应放置在防滑垫上。
2. 训练前，协助老年人妥善固定好自助具；训练时，对老年人整体情况进行观察，如有异常及时与康复医师联系，调整训练内容。

3. 鼓励老年人使用患侧手进食或饮水，锻炼患肢功能；如患侧肢体不能独立完成，可用健侧肢体协助。

技能操作2　指导老年人使用自助具训练

一、操作规程

<table>
<tr><th colspan="2">流程</th><th>操作步骤</th><th>备注</th></tr>
<tr><td rowspan="3">操作前准备</td><td>核对评估</td><td>（1）站在床前，身体前倾，微笑面对老年人，核对医嘱，对照床头卡核对老年人姓名、床号
（2）评估老年人的病情、意识状态、训练意愿及理解合作程度
（3）评估老年人的躯体活动能力、损伤部位及功能障碍情况</td><td></td></tr>
<tr><td>工作准备</td><td>（1）环境准备：房间干净、整洁，空气清新、无异味
（2）护理员准备：着装整齐，用七步洗手法洗净双手，戴口罩
（3）物品准备：清洁衣裤、鞋、袜、穿衣钩、穿纽扣器、拉锁钩、穿裤带、穿袜板、鞋拔等
（4）老年人准备：着装合理，情绪稳定，能主动配合</td><td></td></tr>
<tr><td>沟通解释</td><td>向老年人讲解自助具使用的目的以取得配合
“刘爷爷您好，我是您的护理员，今天感觉怎么样啊？左侧的上、下肢有没有麻木或疼痛等不舒适的感觉？”
“没有。”
“好的。为了锻炼您的左侧肢体，提高您的自主穿衣能力，现在我们进行穿衣类自助具使用训练，可以吗？”</td><td>态度和蔼，语言亲切</td></tr>
<tr><td rowspan="2">操作过程</td><td>穿上衣训练</td><td>（1）协助老年人在床前坐好
（2）指导老年人先将上衣的袖筒夹在两腿之间，用健侧手将袖筒穿入患侧手臂，按照“手—肘—肩”的顺序穿上患侧衣袖。再将剩余部分衣服甩至身后
（3）健侧手持穿衣钩，利用顶端的小钩沿衣领处将衣服拉至健侧肩斜上方，穿好健侧衣袖
（4）整理好衣服前襟，健侧手持穿纽扣器把手，将上方金属环穿过扣孔后，用环的宽大部套住纽扣根部，将环的狭窄部抽出，纽扣即进入扣孔，再将环的宽大部移至纽扣下方退出
（5）上衣如为拉锁式，则先用健侧手将拉锁前端对齐入槽后，再用健侧手持拉锁钩的粗把手，将前端小钩钩入拉链舌孔内，向上提拉完成操作</td><td></td></tr>
<tr><td>穿裤子训练</td><td>（1）协助老年人坐于床前
（2）指导老年人用健侧手将裤腰张开挂于穿裤带的小钩上，然后将裤腰垂至脚边，健侧脚协助患侧脚进入裤腰后，两侧脚各进入相应裤筒
（3）提拉穿裤带，使裤子上提至大腿中部
（4）协助老年人躺在床上
（5）先向健侧转身，拉上患侧裤腰，再向患侧转身，拉上健侧裤腰，完全提上后，将穿裤带上的小钩取下，整理好裤子</td><td>如老年人平衡能力较好，也可站立完成提裤腰的步骤</td></tr>
</table>

续 表

流程		操作步骤	备注
操作过程	穿鞋袜训练	(1) 协助老年人坐于床边 (2) 穿袜：指导老年人用健侧手将袜子套在U形穿袜板上，使袜口张开撑大，健侧手持穿袜器的带子，将穿袜器垂至患侧脚边，健侧脚抵住患侧脚跟，脚进入穿袜板后，向上提拉穿袜板，袜子即套在脚和腿上，最后退出穿袜板 (3) 穿鞋：先把脚伸入鞋中，再用鞋拔紧贴着脚后跟竖直插入鞋中，然后脚后跟用力蹬入后，将鞋拔抽出	如有鞋带或鞋襻应先解开，再利用鞋拔穿鞋
操作后	整理、记录	(1) 协助老年人取舒适体位，整理床单位 “刘爷爷，我们今天训练就到这里吧，您今天表现得非常棒！每项任务都完成得很好。明天我们再复习一下，看看您是否都记住了，只要我们坚持训练，相信您一定可以自主穿衣服和鞋袜，不断提高您的自理能力。” (2) 整理自助具并放回原处 (3) 用七步洗手法洗手，记录训练过程、训练时间及效果	
注意事项		(1) 训练时要根据老年人的评估情况，选择合适的自助具 (2) 训练过程中多用鼓励语言，注意保护老年人的安全 (3) 训练应循序渐进、持之以恒	

二、操作风险点

1. 跌倒：未做好训练保护、训练时间过久、老年人体位不当等。

2. 擦伤、划伤：自助具不光滑、有毛刺、边缘锋利，训练动作不当等。

3. 受凉：老年人衣物过薄、暴露过久、环境温度不合适等。

三、操作关键点

1. 应向老年人及其家属示范和解释如何使用自助具，必要时写下书面指导。

2. 训练过程中应注意发挥患侧肢体的潜在功能，充分锻炼患侧肢体，帮助老年人树立康复的自信心。

3. 指导老年人穿上衣及裤子时，要先穿患侧，再穿健侧；脱衣时，先脱健侧，再脱患侧。

4. 告知老年人康复训练需要极大的耐心和积极配合，不能急于求成造成过度训练，从而影响康复效果。

单元 14　失语症的康复训练技术

案例导入

李奶奶，73 岁，3 年前诊断为脑梗死，临床表现为左侧肢体偏瘫，长期卧床，神志清楚，运动性失语，能点头示意。李奶奶虽然能认识和接受自己疾病的现实状况，但是由于沟通费力，常常情绪不佳。针对李奶奶的情况，请护理员为李奶奶进行失语症的康复训练。

学习目标

1. 掌握失语症的康复训练方法。
2. 能指导失语症老年人进行言语训练。
3. 具有同理心，富有耐心，关心爱护老年人，不歧视、不嘲笑有生理缺陷的老年人。

从理论上讲，凡是有言语障碍的老年人都可以接受言语治疗，但由于言语训练需要训练者（言语治疗师）与被训练者之间的双向交流，因此，对伴有意识障碍、情感障碍、行为障碍、智力障碍或有精神病的老年人，以及无训练动机或拒绝接受治疗的老年人，言语训练难以进行或难以达到预期的效果。

一、失语症治疗的原则

第一，要有针对性。根据老年人是否存在失语症，失语症的类型、程度，明确治疗方向。

第二，综合训练，注重口语。如果听说读写有不同程度的受损，要进行综合训练，但治疗重点和目标应放在口语康复训练上。

第三，因人施法，循序渐进。要适合老年人文化水平及兴趣，先易后难，由浅入深，由少到多，逐步增加刺激量。

第四，配合心理治疗，方式灵活多样。当治疗取得进展时，要及时鼓励老年人，使其坚定信心。老年人精神饱满时，可适当增加难度。

第五，家庭指导和语言环境调整。要经常给老年人家属进行必要的指导，使之配合治疗，效果更佳。

第六，对有某种语言障碍的老年人，要区别轻重缓急，分别治疗。

二、失语症的康复训练方法

对脑卒中失语症老年人的语言沟通训练，不要只注重康复训练，也要注重心理护理。失语症老年人常因无法表达自己的需要和情感而烦躁、自卑，训练者或亲人要及时给予心理支持，主动关心、体贴，充分理解和尊重老年人，帮助老年人树立治疗信心，才能有效地进行沟通训练。

经皮质运动性失语、经皮质感觉性失语、经皮质混合性失语的主要临床表现与 Broca 失语（运动性失语）、Wernicke 失语（感觉性失语）、完全性失语、命名性失语、传导性失语大体相似，因此，以下主要介绍五种失语症的语言康复训练方法。

1. Broca 失语

Broca 失语老年人找不到正确的词将理解的事物变为语言，也就是我们常说的形音失读现象。因此要对老年人加强动词的训练，所以，首先对老年人进行动名词的理解表达训练。

（1）动作配对

展示经常做的动作和出示相应的文字词卡。训练者示范“跑”“拿”“开”等动作，让老年人在众多词卡中选出正确词卡进行配对，配对成功后进行正确的语言发音训练，让语言和图片、动作同时进行。

（2）图物配对

训练者出示带有文字的图片或物品，如桌子、书、本等，让老年人选出正确的词卡进行配对；再进行名词分类训练，让老年人选出相应的词卡进行分类，如苹果放进水果一类，桌子、沙发放进家具一类。当老年人不能顺利地分类时，训练者可以用关联词进行提示，如要把苹果分进水果一类时，可以提醒说“红的”“能吃的”“圆的”……

（3）口型发音训练

进行图文动作结合训练时，一起练习发音。纠正咽喉发音，先学会发叹气音“啊、唉、哈、呀”等，从低音到高音，从长音到短音，诱导发音；后学唇音，如爆破音“p、b”音，逐渐学舌齿音“d、t”音。

（4）简短对话训练

与老年人对话时要用简短的词或句意清楚的句子，如“要不要?”“去不去?”说话的速度比正常缓慢，使老年人可以直接答“要”或“不要”“公园”“家里”；接句训练，训练者说出：我喜欢吃（），你喜欢吃（），老年人可以接出词语——“苹果、香蕉”等；设计短句填涂卡，例如，在本子上写出：我喜欢吃（），有苹果、香蕉、桃子可以选择，然后让老年人进行选择并填写。

（5）纠正电报语训练

在自然轻松环境中的，让老年人朗读词语“苹果”“开心”等，当词语熟练时，就练习朗诵短句子“苹果红了”“我很开心”等，一定要让朗诵流畅。然后，进行问答练习“你喜欢吃什么水果?”“苹果”“你开心吗?”“开心”。如果老年人能熟练表达词语之后，要求其流畅地表达句子“我喜欢吃苹果”“我很开心”。

（6）语言交流训练

当要吃饭时，让老年人自己说出要吃什么。如“吃”“我要吃饭菜”“我要吃那个花菜”。对几乎丧失语言功能者，可用日常生活图片和老年人进行交流。老年人出示图片，如“吃饭”“水果”等或词卡，如“上”“坐”等表示自己的要求；运用手势辅助交流，如“点头”表示是，“摇头”表示不是。

2. Wernicke 失语

Wernicke 失语的老年人具体表现为能认识文字，却听不懂别人讲话的内容，自己的表达内容和发出的语音不相符。主要对老年人进行理解力训练。

（1）听力训练

首先要进行听力训练，熟悉发音。如听广播、看电视、读书、读报、听音乐等，不仅使老年人提高听觉能力和语言模仿能力，还能刺激思维，增强语言的理解力。训练者还可以采用刺激其脚心和腋下的方法使老年人从喉部发出“啊”的声音，有了第一声便有第二声，反复地练习。

（2）听辨理解训练

出示一定数量的实物图片或词卡，让老年人进行图画与事物的配对，并且展开关于物品的交流。如出示“苹果”。先教学苹果的读音，然后问“这是什么呀?”“它长什么样啊?”如果多次提问后老年人不能及时回答或理解问题，可配上文字辅助帮助理解再进行问答；从物品名称到物品相关的外表、特点功能、感受设置问题，问题可以由易到难，在过程中一定要老年人听清、听懂训练者的语言；还可以将对话写成文字，当不理解时，多次练习并让其反复阅读，促进理解。

（3）视觉训练

虽然老年人不能理解我们讲话的意思，我们可以通过反复的视觉刺激来加强老年人的理解。如“让老年人坐下吃饭”用手指向这桌子，比画吃饭的动作，老年人就能理解是让他过来吃饭。

（4）音乐音调治疗法

以旋律、节奏、重音为基础，主要是使老年人聆听熟悉的旋律联想起与旋律有关的歌词，提高了老年人的理解力，促进老年人语言功能的恢复。

3. 完全性失语

有严重理解能力和口语表达障碍，所有语言功能均严重受损或几乎完全丧失，但是老年人对眼神、姿态、面部表情极其敏感。训练可采取 Broca 失语和 Wernicke 失语的康复措施，但护理员还要加强非语言交流训练。

①进行手势语训练，保证利用手势语能完成“是”“不是”“几个”等简单沟通交流活动。有必要时，还可以进一步进行手势语训练。

②训练文字理解能力，先从简单的常用的词语到常用的句子，如“我的名字是……”“我住在……”等；进行训练文字理解的同时，让其认识文字、读音和写字三步共同进行以加强学习效果，在训练过程中尽可能地利用图片、实物、视频、音频等具有直观刺激的工具进行教学。

③完全性失语的老年人在开发残余语言能力的过程中除了接受传统的语言康复训练外，也应尽早进行实用交流能力的训练，以提高老年人的综合交流能力。在实践中，老年人的眼神、姿态、表情等能发生丰富变化，更有利于沟通交流。

4. 命名性失语

老年人经常出现命名障碍。词越长，错误率越高。

（1）要注重视觉刺激

在认知事物时候要给予实物或图片的刺激和文字的反复提示。先从词短或字音相似的物体开始，如“香蕉”“书”，首先给予图片或触摸实物的刺激，再分别描述两个物体的特征，“香蕉”是黄色的、弯的、能吃的。“书”是长方形，纸做的、学习用的、不能吃。

（2）慢慢加长词语

摆放两种颜色的香蕉，生的——绿色，熟的——黄色。“你要吃什么香蕉”，在老年人准确说出香蕉的特征“绿色的”“黄色的”后才给香蕉吃，并且说明绿色的不能吃。“绿色的香蕉是生的，所以不能吃”，可以在具体的情境中增加词语。

（3）实际操作反复训练

平时，在使用中不断询问物体的名称和用途，加强记忆。如在吃饭时，让老年人说出餐具的名称，在洗漱时，说出洗漱用具的名称，针对有些接触不多的物品，可以进行视频教学。

5. 传导性失语

老年人口语理解接近正常水平，口语表达流利，但语错现象较多，复诵和模仿语言有明显的障碍。主要训练老年人的口语复诵和模仿能力。

（1）认识、熟悉句子

所有的复诵都要在理解、熟悉复诵内容和熟悉读音的前提下开展。首先，解释词语意思和示范正确发音，让老年人知道意思并能正确发音；再对词语进行造句，可让老年人来造句然后读出来，根据老年人具体的语错表现进行纠正。老年人足够熟悉和理解句子后，进行复诵练习。

（2）有奖励意识的训练

如果老年人没有主动练习的意识，就用老年人喜欢的食物和做的事作为奖励，如老年人喜欢看电视，当老年人坚持复诵练习某些词语和句子后，可让其看一会儿电视。但前提一定是完成诵读任务后。

（3）情景中朗读训练

如果老年人的理解能力正常、口语表达流利，可加强语言的表达训练来纠正老年人的语错现象，所以平时要加强朗诵训练；播放视频，让老年人明白在具体语言环境中怎样进行言语表达，并对情景中的正确语言进行模仿，重复朗读，直至熟悉并能运用到类似的语言环境中；可以通过模仿视频中的情景，让老年人进行角色扮演训练语言表达。

技能操作

失语症康复训练

一、操作规程

流程		操作步骤	备注
操作前准备	核对评估	（1）站在床前，身体前倾，微笑面对老年人，核对医嘱，对照床头卡核对老年人姓名、床号 （2）评估老年人的意识状态及配合程度；评估老年人失语症的类型及严重程度 “李奶奶好，我是您的护理员，您现在感觉怎么样，看您心情不是很好，是因为和家人交流不方便，感到不开心了吗？” “李奶奶别着急，根据康复师的要求，我们今天继续进行语言训练，您能配合我吗？”	态度和蔼，语言亲切
	工作准备	（1）环境准备：尽可能安静，避免噪声，以免干扰老年人的情绪，分散注意力；室内照明、温度、通风等要适宜。尽量减少老年人视野范围的不必要物品 （2）护理员准备：着装整齐，用七步洗手法洗净双手，戴口罩 （3）物品准备：包括录音机、录音带、呼吸训练器、镜子、秒表、压舌板和喉镜、单词卡、图卡、短语和短文卡、动作画卡和情景画卡、各种评估表和评估用盒、签字笔等 （4）老年人准备：安排舒适稳定的座椅及高度适当的桌子，扶稳坐好，着宽松衣物	环境适宜，用物准备齐全
	沟通解释	向老年人讲解语言康复训练的目的以取得配合 “李奶奶您好，为了提高您的语言功能，恢复自主沟通能力，现在开始进行语言康复训练，可以吗？”	态度和蔼，语言亲切

续 表

流程		操作步骤	备注
操作过程	失语症康复训练	(1) 发音器官的训练：先做简单的张口、伸舌、呲牙、鼓腮动作，再进行软腭提高训练，指导老年人将嘴张大，教其发“ɑ”音；舌部训练，让老年人尽量向外伸舌，反复做伸缩舌运动，由慢到快，逐步提高其速度，舌尖舔上下唇、左右唇角，再做顺向及逆向舔全舌动作；唇部训练，指导老年人反复进行抿嘴、噘嘴训练 (2) 发音训练：采用示教—模仿方法，从英语音标元音“a-e-i-o-u”开始，然后学喉音“h、hɑ”，唇音“b、p”音，舌齿音“d、t”音 (3) 词、句训练：从简单的单词开始，如“西瓜”“床”“鸡”“吃饭”等。适当提示，如说“吃”老年人多会接着说“饭”，最后说出完整单词“吃饭”。如模仿吃水果动作，诱导老年人主动说出“吃苹果”。0~1 级老年人以单词训练为主，2~3 级老年人以词组、短句为主 (4) 听理解训练： ①单词的认知和辨别：桌上摆放数个相应的训练图，每次出示一定数量的实物、图片或词卡，说出一个物品名称后令老年人指出相应的物品图片，或说出某词，让老年人指认 ②语句理解：治疗师每次出示 5 个常用物品图片，说出其中一个物品的功能（如“你用什么喝水？”），让老年人听后将其指出，也可用情景画进行对话 (5) 阅读训练：老年人失语程度达 2 级以上者，经过 1~2 周训练，掌握一般词组、短句即能接受跟读或阅读短文的训练 (6) 书写训练：0~1 级老年人从简单字开始，如车、人，逐步到单词、句子，2~3 级老年人进行单词—句子—短文的训练。这种训练每天 10 次，每次 10 分钟 “李奶奶，今天的康复训练就完成了，您做得非常好呢！您的语言功能恢复得很好，相信过不了多久就能正常交流了呢！明天同一时间我们继续训练好吗?”	不能嘲笑老年人或者出现厌烦的情绪。当老年人有进步时要及时鼓励
操作后	整理、记录	(1) 整理用物。洗手，记录本次锻炼情况 (2) 询问老年人对操作的满意度 (3) 评定治疗反应，必要时调整训练方案	
注意事项		(1) 训练时间：每日的训练时间应根据老年人的具体情况决定，老年人状况差时应缩短训练时间，状况较好时可适当延长。最初的训练时间应限制在 30 分钟以内。短时间、高频率训练比长时间、低频率的训练效果要好 (2) 防止疲劳：要密切观察老年人的行为变化，一旦有疲倦迹象应及时调整时间和变换训练项目或缩短训练 (3) 训练目标要适当：每次训练时从对老年人来说容易的课题开始，并每天训练结束前让老年人完成若干估计能正确反应的内容，令其获得成功感而激励进一步坚持训练	

二、操作风险点

1. 疲劳。训练时间过长可能导致老年人疲劳。

2. 心理问题。训练时老年人跟不上训练节奏、发音不准确等，可能会引起老年人焦虑、退缩、抗拒训练等心理问题。

三、操作关键点

1. 正确示范，先示范后训练。

2. 由易到难，制订合适的训练目标，让老年人有成就感。

单元 15　构音障碍的康复训练技术

案例导入

李奶奶，女，67 岁，1 年前因尺骨鹰嘴骨折术后延迟愈合，在臂从加全麻下行植骨术，术中血压下降，出现昏迷经抢救后转救治，10 天苏醒，头颅 CT 检查未见异常。2 个月后头颅 MRI 检查显示小脑萎缩，四脑室略大，40 天后出现肢体不自主运动。今年 3 月入住养老院，目前可独立行走，步态异常，言语费力，自发语费力，音量尚可，音调正常，韵律正常，唇舌运动灵活，力量正常，软腭抬举无力，鼻漏气明显，咽反射减弱，饮水无呛咳。请护理员为李奶奶进行构音障碍康复训练。

学习目标

1. 掌握构音障碍的训练方法。

2. 能指导老年人选择合适的训练方法进行构音障碍康复训练。操作规范，方法正确。

3. 具有严谨求实的工作态度和崇高的职业道德，具备维护老年人及家属的尊严和权利的职业理念，尊老、助老意识和较强的人际沟通能力，关爱老年人。

构音障碍是和发音相关的中枢神经、周围神经或肌肉疾病导致的一类言语障碍的总称。老年人具有交流所必备的语言形成及接受能力，仅表现为口语的声音形成困难，主要为发音困难、发音不清，或者发声、音调及语速的异常，严重者完全不能发音。老年人通常听理解正常并能正确地选择词汇以及按语法排列词句，但不能很好地控制重音、音量和音调。

一、舌感觉运动技术

1. 定义

采用多种感觉刺激和运动训练，对造成构音障碍的舌运动力量、运动协调性和感觉障碍进行治疗的方法。

2. 适应证与禁忌证

适应证：各种中枢神经系统、周围神经系统损伤或病变等导致的舌解剖结构保留，但感觉或运动功能受损。

禁忌证：舌部溃疡、口腔溃疡。

3. 设备与用具

小棉棒、纱布、手套、压舌板、果酱等。

4. 操作方法与步骤

(1) 舌运动

①用压舌板或勺把后部，在舌一侧由里向外划，然后引出舌向一侧运动，随后换边做。

②舌尖抵在硬腭上，停5秒。

③用舌头碰触硬腭，发音。

④张嘴，舌尽量伸出，向上、下运动，每个方向停5秒。

⑤在压舌板上放些花生酱、糖、果酱类，让老年人用舌尖去舔，做10次。

⑥用柠檬棒或棉花棒蘸点柠檬水，从舌尖中间往后滑动（刺激舌尖向上）。

(2) 舌牵拉运动

用干纱布包住舌，用拇指、食指向外牵拉舌。

(3) 舌尖抵抗运动

①戴手套，用手指或压舌板抵抗舌尖，要求老年人尽量将舌尖伸出来抵抗手指，做10次。

②放置小棉棒在上下磨牙之间，老年人用舌头去抵住小棉棒数次之后，换边做。

5. 注意事项

①舌肌牵拉要缓慢，老年人如有恶心反射或其他不适，不要勉强。

②全身状态不佳、病情进展期或体力差难以耐受治疗者、拒绝治疗或完全无康复意愿者不宜进行构音障碍训练。

二、口唇感觉运动技术

1. 定义

采用多种口唇活动，对造成构音障碍的口唇运动力量、运动协调性和感觉障碍进行治疗的方法。

2. 适应证与禁忌证

适应证：各种中枢神经系统、周围神经系统损伤或病变等导致的口唇解剖结构保留，但感觉或功能受损。

禁忌证：口腔溃疡。

3. 设备与用具

棉棒、毛巾、纽扣、压舌板、气球、吸管等。

4. 操作方法与步骤

(1) 唇运动

①抵抗棉棒运动：张开口，将棉棒放在双唇之中，紧闭双唇，抵抗棉棒抽出。

②抵抗毛巾运动：用双唇含住毛巾或纱布条，抵抗毛巾或纱布条拉出。

③纽扣运动：将已系好牙线的纽扣放在双唇中间含紧，然后用手拉着牙线，往外拉，暂停数秒钟，再放开；也可左右拉以训练嘴角肌肉力量。

④吹吸运动：老年人缩唇吹口哨；吹笛子、气球；双唇含着吸管进行吸豆子游戏。

⑤紧吸食指运动：给老年人戴上指套，老年人将手指含在嘴中，抵抗手指拉出。

⑥夹压舌板运动：双唇含住压舌板，在压舌板两边各放一枚至数枚硬币（视老年

人的唇肌力量而定)，每次紧含压舌板数秒后移开压舌板。也可将压舌板放在双唇中间含紧，然后用双手将压舌板拿出来，但双唇含紧不让压舌板被拉出来。

⑦练习闭唇音：如“宝贝”“版本”“冰雹”“爸爸”“保镖”“标本”“不必”。

⑧练习咬唇音：如“发奋”“方法”“反复”“发放”“发福”“翻覆”“犯法”。

(2) 唇角冷摩擦

用毛巾包住冰块，或用冰冻棉棒从唇角外斜下方，向唇角快速摩擦，并从唇角向面部快速摩擦，以促进嘴角上抬运动，每天3~4次，每次5~6分钟。

5. 注意事项

①口轮匝肌痉挛的老年人，先做轻柔的按摩，动作要缓慢。

②全身状态不佳、病情进展期或体力差难以耐受治疗者、拒绝治疗或完全无康复意愿者不宜进行构音障碍训练。

三、下颌运动技术

1. 定义

采用多种运动方式，对造成构音障碍的下颌运动力量、运动协调性和本体感觉障碍进行治疗的方法。

2. 适应证与禁忌证

适应证：各种中枢神经系统、周围神经系统损伤或病变等导致的下颌解剖结构保留，但感觉或功能受损。

禁忌证：下颌关节脱位。

3. 设备与用具

压舌板、汤匙、口香糖等。

4. 操作方法与步骤

(1) 下颌运动

①推下颌：将手心放在下颌上，开口手往上推，抵抗下颌往下。

②咬塑料棒：老年人口含一个塑料棒，用牙咬住。

③张口：张开口停留5秒。

(2) 增加下颌开口度运动

①让老年人尽量张口，将两三个压舌板放入上下齿之间。

②逐步增加压舌板以增加下颌张开之高度。

(3) 增加下颌咬合力运动

①老年人咬住压舌板，头、下颌保持平直。

②治疗师用手将压舌板往外拉。

③老年人尽量咬住，不让压舌板拉出。只能下颌用力而不是全身用力。

(4) 下颌稳定运动

①磨牙咬压舌板，不让压舌板拉出，尤其是肌肉无力侧要加强。

②门牙横咬压舌板，双手拉住压舌板两头，门牙横咬不让手将压舌板拉出。

③下颌肌肉无力的老年人也可以用牙线系住的纽扣练习。

④汤匙或压舌板放入口中，再拿出，下颌尽量张开使牙齿不要咬住压舌板。

⑤嚼口香糖时，先放在一侧磨牙嚼几下，再转到另一边嚼几下，一直嚼到口香糖没味道为止；为保证口香糖不被误咽，将口香糖放入纱布袋内，用线绳扎紧，揪住线绳，防止口香糖滑落咽部。

5. 注意事项

①合并咬肌瘫痪、下颌关节半脱位的老年人，动作要缓慢，不要造成关节全脱位。

②全身状态不佳、病情进展期或体力差难以耐受治疗者、拒绝治疗或完全无康复意愿者不宜进行构音障碍训练。

四、软腭感觉运动技术

1. 定义

采用感觉刺激和运动训练，对造成构音障碍的软腭上抬困难进行治疗的方法。

2. 适应证与禁忌证

适应证：各种中枢神经系统、周围神经系统损伤或病变等导致的软腭解剖结构保留，但感觉或功能受损。

禁忌证：口腔溃疡。

3. 设备与用具

棉棒、吸管、哨子、蜡烛等。

4. 操作方法与步骤

（1）冷刺激腭弓

压舌板压住舌头，暴露软腭，嘱老年人发“ɑ”，并观察软腭运动，冰冻棉棒快速自内向外、自下而上地划过软腭。

（2）发音法

吸气后发短音“ɑ”反复数次；发长音“ɑ”持续数秒；反复发爆破音与开元音“lɑ、dɑ”，鼻音与元音“mɑ、mi”。

（3）鼓腮

鼓腮闭嘴时，如有漏气（手指挤压面颊，气流从鼻孔漏出），让老年人反复说“s”不让气流由鼻漏出。

（4）分辨

分辨鼻音与非鼻音，让老年人发“爸、妈”“波、摸”“被、妹”。

（5）推撑法

老年人双手放在桌面上向下推或两手掌对推的同时发“ɑ”音，这种方法可以与打哈欠和叹息相结合。发舌后音如“kɑ、gɑ”等也用来加强软腭肌力。

（6）引导气流法

①通过各种活动引导气流通过口腔，减少鼻漏气，例如，吹吸管、吹乒乓球、吹喇叭、吹哨子、吹奏乐器、吹蜡烛、吹羽毛、吹纸张。

②也可用一张中心有洞或画有靶心的纸，用手拿着接近老年人的嘴唇，让老年人通过发“屋”声去吹洞或靶心，当老年人持续发音时，把纸慢慢向远处移，一方面可以引导气流，另一方面可以训练老年人延长吹气。

5. 注意事项

①根据软腭功能障碍的程度，选择适当的项目分次进行，原则是由易到难。

②全身状态不佳、病情进展期或体力差难以耐受治疗者、拒绝治疗或完全无康复意愿者不宜进行构音障碍训练。

五、声带运动技术

1. 定义

采用多种运动方式，对造成构音障碍的喉运动异常进行治疗的方法。

2. 适应证与禁忌证

适应证：各种中枢神经系统损伤或病变、周围神经系统损伤或病变等导致的声带内收障碍。

禁忌证：中央型声带麻痹。

3. 设备与用具

需要的设备与用具主要就是靠背椅。

4. 操作方法与步骤

（1）推撑运动

①坐在有背部支撑的椅子上，双手直臂去推前方稳定的桌子。

②在推的同时说出：一、二、三、四、五。

（2）双手合掌

①双手十指相对，深呼吸。

②对掌的同时说出：一、二、三、四、五。

（3）用力互推

一人推老年人最有力的手，用力互推的同时说出：一、二、三、四、五。

5. 注意事项

①根据老年人自身状态，如有无偏瘫，选择适当的项目分次进行，原则是由易到难。

②全身状态不佳、病情进展期或体力差难以耐受治疗者、拒绝治疗或完全无康复意愿者不宜进行构音障碍训练。

六、呼吸训练技术

1. 定义

采用多种呼吸运动方式，对造成构音障碍的呼吸运动力量和运动协调性障碍进行治疗的方法。

2. 适应证与禁忌证

适应证：各种中枢神经系统损伤或病变、周围神经系统损伤或病变等导致的呼吸功能障碍。

禁忌证：心脏病老年人、体弱者。

3. 设备与用具

用到的器具是吸管。

4. 操作方法与步骤

（1）仰卧位

①仰卧位时双下肢屈曲，腹部放松并平稳地呼吸。

②治疗师的手平放在老年人的上腹部，在吸气末时，随着老年人的呼气动作平稳地施加压力，通过横膈的上升运动使呼气相延长。

③逐步让老年人呼气时发“f、ha”等音。

（2）坐位

①双手往上抬，同时深吸气，然后双手慢慢放下，同时吐气。

②双手往上抬，同时深吸气，手提到最高点时停止呼吸 3 秒，再慢慢吐气。

③双手往上抬，同时深吸气，手提到最高点时停止呼吸 3 秒，慢慢放手同时喊“啊”，保持匀速，尽量延长时间。

④用吸管吹泡泡，尽量延长吹气时间，保持匀速，每次练习 10 分钟。

5. 注意事项

①根据老年人的病情选择训练体位，选择适当的项目分次进行，原则是由易到难。

②全身状态不佳、病情进展期或体力差难以耐受治疗者、拒绝治疗或完全无康复意愿者不宜进行构音障碍训练。

③呼吸运动要在饭后 1 小时后实施，治疗师动作要缓慢。

七、发音训练技术

1. 定义

采用听、视、发音等方式对中枢神经系统、周围神经系统损伤或病变导致的发音异常进行治疗的方法。

2. 适应证与禁忌证

适应证：发音异常。

禁忌证：严重心脏病老年人、体弱者。

3. 设备与用具

录音机、节拍器、镜子、笔、纸。

4. 操作方法与步骤

①做无声的构音运动：如双唇闭合、舌上抬等。

②轻声引出靶音：先训练发韵母，然后发声母；声母先由双唇音开始，如“b、p、m、f”等。待能发声母后，训练将已掌握的声母与韵母相结合，如音节“ba、pa、ma、fa”等。

③利用视觉反馈纠错：通过画图、照镜子让老年人了解发音部位和机制，指出其主要问题所在，并告诉其准确的发音部位。

④语音分辨：通过口述或放录音，也可采取小组训练形式，由其中一个老年人说一段话，让其他老年人评议并分辨错音，治疗师协助纠正。

⑤减慢言语速度：当老年人可以发绝大多数音，但由于痉挛或运动不协调而使多数音歪曲或失韵律。可以利用节拍器控制速度，逐渐由慢变快。节拍的速度根据老年人的具体情况决定。也可以由治疗师轻拍桌子，老年人随着节奏进行训练。

⑥克服费力音：费力音是由于声带过分内收所致，听起来喉部充满力量，声音好似从其中挤出来。因此，治疗目的是获得轻松的发音方式。

a. 打哈欠伴发声：让老年人处于轻松的打哈欠状态时发声；在打哈欠的呼气相说词和短句。

b. 放松伴发声：以头颈部为中心放松，让老年人由前向后缓慢转头，同时发声。

5. 注意事项

在训练发音之前，一定要依据构音检查中构音类似运动的检查结果，掌握了靶音构音类似运动后，才能进行该音的训练。

八、语调音量训练技术

1. 定义

采用发音、唱音阶、朗读等多种方式对中枢神经系统、周围神经系统损伤或病变导致的语调异常、音量减退进行治疗的方法。

2. 适应证与禁忌证

适应证：语调异常、音量减退的老年人。

禁忌证：严重心血管疾病老年人、体弱者。

3. 设备与用具

可视音高训练仪、乐器。

4. 操作方法与步骤

（1）语调训练

①发音：指出老年人的音调问题，指导老年人发音由低到高或由高到低。

②唱音阶：让老年人跟随乐器的音阶变化唱出音阶。如果老年人不能唱完整的一个音阶，可集中训练三个不同的音高，以后再逐渐扩大音高范围。可唱任何元音或辅音元音连起来唱。

③仪器训练：用可视音高训练仪帮助训练，老年人可以通过仪器监视器上曲线的升降调节音高。

④复述、朗读短感叹句、疑问句、命令句等。

（2）音量训练

①治疗师数 1~5、6~10 时，音量由小逐渐增大；再由大逐渐减小，音量一大一小交替，老年人模仿。指导老年人强有力地呼吸并延长呼气的时间。

②发元音，音量由小至大，由大至小，大小音量交替。

③在复述练习时鼓励应用最大音量，治疗师逐步拉长与老年人的距离，直到治疗室可容下的最长距离。鼓励老年人让声音充满房间。提醒老年人尽可能地放松，深呼吸。

④可使用具有监视器的语言训练器，老年人在发音时观看监视器的图形变化训练和调节发音的音量。

5. 注意事项

训练时循序渐进，音量不要过大，以免损坏声带。

技能操作

构音障碍康复训练

一、操作规程

流程		操作步骤	备注
操作前准备	核对评估	（1）站在床前，身体前倾，微笑面对老年人，核对医嘱，对照床头卡核对老年人姓名、床号 （2）评估老年人的意识状态及配合程度。评估老年人失语症的类型及严重程度 “李奶奶好，我是您的护理员，您现在感觉怎么样，看您心情不是很好，是因为和家人交流不方便，感到不开心了吗？” “李奶奶别着急，根据康复师的要求，我们今天继续进行语言训练，您能配合我吗？”	态度和蔼，语言亲切
	工作准备	（1）环境准备：尽可能安静，避免噪声，以免干扰老年人的情绪，分散注意力，加重自我紧张；室内照明、温度、通风等要适宜。尽量减少老年人视野范围的不必要物品 （2）护理员准备：着装整齐，用七步洗手法洗净双手，戴口罩 （3）物品准备：细毛刷、冰块、镜子、签字笔等 （4）老年人准备：安排舒适稳定的座椅及高度适当的桌子；扶稳坐好，着宽松衣物	着装整洁，用物准备齐全
	沟通解释	向老年人讲解语言康复训练的目的以取得配合 “李奶奶您好，为了提高您的语言功能，恢复自主沟通能力，现在开始进行语言康复训练，可以吗？”	态度和蔼，语言亲切
操作过程	构音障碍康复训练	（1）松弛训练 充分松弛胸腹部，背部，肩、颈、头部 （2）呼吸训练 ①照护者一手置于老年人膈部，另一手置于一侧11、12肋部。平稳地由鼻吸气，然后缓慢地由嘴呼出。注意膈的向外运动和肋骨的向上、向外运动。纠正肩部运动。每次呼吸之间要有停顿，防止过度换气 ②上臂运动：做上肢举起或划船动作，增加肺活量。双臂上举时呼气，协助呼吸动作 ③增加气流：用一标有刻度（毫升）的透明玻璃杯，装上三分之一的水，把一吸管放入水中，对着吸管吹气，观察气泡达到的刻度以及吹泡的持续时间，告诉老年人吹气泡的结果，将进展情况记录下来 （3）口面与发音器官运动训练 ①感觉刺激：用一块冰由嘴角向外沿颧肌肌腹向上划，并可刺激笑肌，由下向嘴角划动，持续3~5秒，反复刺激，其作用立即出现，但持续时间短。其机制是刺激温度感受器，冲动通过纤维到达中枢神经，肌梭的敏感性增加，神经肌肉兴奋，肌肉收缩	不能嘲笑老年人或者出现厌烦的情绪。当老年人有进步时要及时鼓励 老年人在无帮助下尚不能执行某一运动时，可使用压力和牵拉技术，促进运动的实施

续　表

流程		操作步骤	备注
操作过程	构音障碍康复训练	②压力、牵拉与抵抗 a. 压力：由手指或拇指指尖实施，对颏下舌肌外部施行触压，对舌骨施行压力，有助于吞咽 b. 牵拉：指在运动时，用手指对收缩的肌纤维施行反复的轻击，刺激更大的收缩。如沿收缩的笑肌轻轻拍打，可促进微笑动作 c. 抵抗：指对运动施加一个相反方向的力量，以加强这一运动。只有当老年人能够做某种程度的肌肉收缩动作，才能执行。抵抗力量施加于健侧，当患侧力量足够强后，才可施加于患侧 ③发音器官的训练 ● 下颌提高 a. 尽可能大地张嘴，使下颌下降，然后再闭合。缓慢重复5次，休息。以后加快速度，但需保持上下颌最大的运动范围 b. 下颌前伸，缓慢地由一侧向另一侧移动。重复5次，休息 ● 唇闭合、唇角外展 a. 双唇尽量向前噘起（发“u”音位置），然后尽量向后收拢（发“i”音位置）。重复5次，休息。逐渐增加交替运动的速度，保持最大的运动范围 b. 一侧嘴角收拢，维持该动作3秒，然后休息。重复5次，休息。健、患侧交替运动 c. 双唇闭紧，夹住压舌板，增加唇闭合力量。治疗师可向外拉压舌板，老年人闭唇防止压舌板拉出 d. 鼓腮数秒，然后突然排气，有助于发爆破音，老年人也可在鼓腮时用手指挤压双颊 ● 舌的伸出、舌抬高、交替运动与环形运动 a. 舌尽量向外伸出，然后回缩，向上、向后卷起，重复5次，休息，逐渐增加运动次数。治疗师可将压舌板置于老年人唇前，由老年人伸舌触压舌板。用压舌板抵抗舌的伸出，以加强舌的伸出力量。保持最大运动范围，增加重复次数，以增加运动速度。可用秒表记录重复次数和运动速度 b. 舌尖外伸尽量上抬。重复该动作5次，休息。逐渐增加练习次数。练习时可用手扶住下颌，防止下颌抬高。当舌的运动力量增强时，可用压舌板协助和抵抗舌尖的上抬运动，以增加运动力量 c. 舌面抬高至硬腭。舌尖可紧贴下齿，舌面抬高，重复5次，休息。逐渐增加运动次数 d. 舌尖伸出，由一侧口角向另一侧口角移动。用压舌板协助和抵抗舌的一侧运动。做上述运动时，逐渐增加运动速度 e. 舌尖沿上下齿龈做环形“清扫”动作 ● 软腭抬高 a. 用力叹气可促进软腭抬高 b. 重复发“ɑ”音，每次发音之后有3~5秒的休息 c. 重复发爆破音与开元音“pɑ、dɑ”；重复发摩擦音与闭元音“si、shu”；重复发鼻音与元音“mɑ、ni” d. 用细毛刷等物直接刺激软腭	

续 表

<table>
<tr><th colspan="2">流程</th><th>操作步骤</th><th>备注</th></tr>
<tr><td>操作过程</td><td>构音障碍康复训练</td><td>e. 如果软腭轻瘫，用冰块快速擦软腭，数秒后休息，可增加肌张力
f. 在刺激后立即发元音，同时想象软腭抬高，然后鼻音与唇音交替发，作为对照
g. 发元音时，将镜子、手指或纸巾放在鼻孔下，观察是否漏气
• 交替运动
a. 颌的交替运动：做张嘴动作
b. 唇的交替运动：需要唇前噘，然后缩回
c. 舌的交替运动包括舌伸出、缩回；舌尖于口腔内提高、降低；舌由一侧嘴角向另一侧移动
d. 尽快重复动作，随后发音
（4）发音训练
①发音启动
a. 呼气时嘴张圆，发“h”音的口型，然后有声发“ɑ”音。重复练习后，逐渐减少发“h”音的时间，增加发“ɑ”音的时间，最后可练习发其他音
b. 与上述练习相同，做发摩擦音口形，然后做发元音口形，如“s……ɑ，s……u”
c. 沙哑是因喉紧张造成的，可使用摩擦和松弛技术。可在颏舌骨肌、下颌舌骨肌两处进行按摩和振动按摩。按摩后，喉紧张降低，可进行发音练习。也可让老年人打哈欠伴随呼气，在打哈欠的呼气相发出字词。因打哈欠时可以完全打开声门，停止声带的内收
d. 迟缓型构音障碍可进行下列任一推举练习
• 双手握拳，举至胸水平，然后双臂突然向下推，排出气体
• 双手举至胸水平，双手掌突然将胸壁向内推，排出气体
• 双手突然用力按压桌面或椅子的扶手
• 双臂举至肩水平，肘部屈曲，双手十指交叉，然后突然用力将手分开
e. 进一步促进发音启动的方法：深吸一口气，在呼气时咳嗽，然后将这一发音动作改变为发元音。一旦发音建立，应鼓励老年人大声叹气，促进发音
f. 爆破音也可用来辅助发音启动，如“bɑ、bu”
②持续发音
a. 当老年人能够正确地启动发音，则可进行持续发音训练。一口气尽可能长时间地发元音，使用秒表记录持续发音时间，最好能达到 15~20 秒
b. 由一口气发单元音，逐步过渡到发两三个元音
③音量控制
为了改善音量控制，进行音量变化训练，可数 1~5、6~10 时，音量由小至大，然后由大至小，或音量一大一小交替。发元音，音量由小至大，由大至小，大小音量交替。在复述练习中，鼓励应用最大音量，治疗师逐步拉长与老年人的距离，直到治疗室可容纳的最长距离。鼓励老年人让声音充满房间，提醒老年人尽可能地放松，深呼吸</td><td></td></tr>
</table>

续 表

流程		操作步骤	备注
操作过程	构音障碍康复训练	④音高控制 a. 扩大音高范围，指导老年人唱音阶 练习元音的升调和降调，如： ɑ……↗ɑ……↘ɑ……↗↘ɑ ……↘↗ɑ 可集中训练三个不同的音高，以后再逐渐扩大音高范围 b. 当老年人的音高建立后，可进行“滑移”训练，它是语调训练的前提。发元音，由一个元音向另一个元音滑动，如低→中→高；高→中→低；中→高；中→低；高→中→高；低→高→中 ⑤鼻音控制 a. 深吸气，鼓腮，维持数秒，然后呼出 b. 练习发双唇音、舌后音等，如“ba、da、ga” c. 练习发摩擦音，如“fa、sa” d. 唇、鼻辅音交替练习，如“ba、ma、mi、pai”	
操作后	整理、记录	（1）整理用物。洗手，记录本次训练情况 （2）询问老年人对操作的满意度 （3）评定治疗反应，必要时调整训练方案	
注意事项		（1）训练时间：每日的训练时间应根据老年人的具体情况决定，老年人状况差时应缩短训练时间，状况较好时可适当延长。最初的训练时间应限制在 30 分钟以内。短时间、多频率训练比长时间、少频率的训练效果要好 （2）防止疲劳：要密切观察老年人的行为变化，一旦有疲倦迹象应及时调整时间和变换训练项目或缩短训练 （3）训练目标要适当：每次训练时从对老年人来说容易的课题开始，并每天训练结束前让老年人完成若干估计能正确反应的内容，令其获得成功感而激励进一步坚持训练	

二、操作风险点

1. 损伤。使用压舌板、冰冻棉棒如有不慎，可能导致舌、软腭等组织损伤。

2. 焦虑、气馁。训练时老年人跟不上训练节奏可能会引起其焦虑、气馁等心理问题。

三、操作关键点

1. 正确示范，先示范后训练。

2. 由易到难，制订合适的训练目标，让老年人有成就感。

单元 16 吞咽训练技术

案例导入

李奶奶，75 岁，4 个月前因脑梗死住院治疗，病情稳定后入住养老院。目前神志清楚，生命体征平稳，左侧肢体偏瘫，右侧肢体能正常活动，有吞咽功能障碍。请护理员针对李奶奶目前的情况，指导李奶奶进行吞咽功能训练。

学习目标

1. 掌握吞咽训练的方法。
2. 能指导老年人选择合适的方法进行吞咽训练。
3. 对老年人有爱心、耐心，具有风险防范意识。

吞咽障碍是食物从口腔运送到胃的过程中出现障碍的一种表现。由于下颌、双唇、舌、软腭、咽喉、食管口括约肌或食管功能受损所致进食障碍。有相关器官解剖结构异常改变的吞咽障碍，为器质性吞咽障碍；而由中枢神经系统或周围神经系统损伤、肌病等引起运动功能异常，无器官解剖结构改变的吞咽障碍，为功能性吞咽障碍。部分功能性吞咽障碍老年人的吞咽功能可逐渐恢复，但仍有部分老年人不能自行缓解，需要进行专门的康复治疗。

一、颈部放松及口周肌群训练

1. 定义

通过放松头颈部肌肉并增强口周肌群力量和协调性训练改善吞咽功能的治疗方法。

2. 适应证与禁忌证

适应证：存在头颈部紧张因素或口腔期吞咽障碍的老年人。

禁忌证：无。

3. 设备与用具

镜子、压舌板、纱布、乳胶手套。

4. 操作方法与步骤

（1）颈部放松训练

点头、仰头、左右偏头、左右转头、耸肩动作。动作须缓慢。

（2）口唇闭锁训练

①老年人面对镜子训练抿嘴动作，对无法主动完成动作的老年人，可予以辅助。

②也可让老年人做鼓腮练习，并在鼓腮的同时使用适当阻力挤压两腮。

③还可进行吹口哨、做鬼脸或夸张表情等。

（3）下颌运动训练

①练习张口动作，然后松弛及下颌向两侧运动练习。对张口困难老年人，可对痉挛肌肉进行冰棍刺激或轻柔按摩，也可在局部进行温热理疗，使咬肌放松，软组织伸展性得到改善。

②通过主动或被动的运动让老年人体会咀嚼过程中开合下颌的感觉。

③老年人做以臼齿咬紧压舌板的练习。

（4）舌体运动训练

可参考构音障碍章节中的舌感觉运动技术，包括舌的前后伸缩训练、舌尖舔吮口唇周围和齿颊间隙的训练和舌根抬高抵抗压舌板训练。

5. 注意事项

①假性延髓性麻痹的老年人可能会伴有吸吮反射和掌颌反射，也可因训练口唇部位

动作而诱发强哭强笑动作，此时口唇闭锁训练应注意避免过度强化局部肌肉的痉挛模式。

②伴有颞下颌关节功能紊乱的老年人下颌运动时会产生疼痛，应避免过度忍痛训练，必要时可予局部超短波理疗或注射治疗。

③如果有舌体萎缩时，可在纱布保护下进行适度的舌体牵拉，但始终要强调老年人主动活动的重要性。

④颈部放松训练时，有严重颈椎病的老年人应注意动作幅度不宜太大，速度不宜太快。

二、咳嗽训练

1. 定义

通过训练老年人的咳嗽技巧，提高咳嗽效率，降低误咽、误吸或吸入性肺炎等吞咽障碍并发症的治疗方法。

2. 适应证与禁忌证

适应证：咳嗽反射减弱或消失、咳痰无力的吞咽障碍老年人。

禁忌证：咽喉感染与肿痛、咯血史、肺大泡的老年人，肋骨骨折，老年人。

3. 设备与用具

此训练不需要设备和用具。

4. 操作方法与步骤

（1）主动咳嗽训练法

深吸气→屏气→用力咳嗽。首先由治疗师示范动作，然后由老年人进行实践。

（2）辅助咳嗽训练法

①腹部推挤辅助法：老年人平卧，治疗师手掌交叠，掌根置于剑突下方位置，但又不能挤压到下位肋骨和剑突。老年人先深吸气然后在指令下咳嗽，咳嗽的同时治疗师向前上方推挤。也可采用坐式，治疗师位于老年人身后。

②肋膈辅助咳嗽法：老年人平卧，治疗师将双手呈蝶状置于老年人两肋，拇指指向剑突，另四指与肋骨平行。在老年人深呼气终末，治疗师快速向下、向内按压并要求老年人深吸气。在吸气终末，要求老年人屏气并用力咳嗽，咳嗽期间，治疗师快速在两侧前方施加手部力量，以增加老年人咳嗽终末的气流。该辅助方法最容易在侧卧位完成。

③平卧位胸部前方挤压：治疗师在侧方以前臂横置于老年人上胸部和下胸部，老年人咳嗽时，治疗师位于老年人上胸部的手臂维持不动，帮助固定上胸部，而置于老年人下胸部的手臂则进行推挤以增加咳嗽气流，加强上胸部活动能力的改善。

④反式辅助咳嗽：以左侧卧位为例，髋部扭转45°，治疗师跪在老年人后方，从髋的上方斜向面对老年人肩部。治疗师左手放在老年人右肩胛骨，右手放在髂前上棘部位。老年人吸气，治疗师左手向前、向上推，右手向后、向下挤压。到最大程度时，要求老年人屏气，同时治疗师两手交换位置。交换好位置后要求老年人咳嗽，同时治疗师左手向后、向内收，右手向上、向前推。

（3）被动咳嗽训练法

治疗师以中指指腹推压老年人环状软骨下缘，刺激其产生咳嗽反射。

5. 注意事项

①辅助训练时需要注意治疗师施加外力的位置，应避免对下位肋骨和剑突施加暴

力，以免造成骨折。尤其是老年女性和明确的骨质疏松病史者就更要警惕。

②屏气需要适度，避免长时间用力憋气。

③肋膈辅助咳嗽法适用于无法耐受腹部推挤动作但又有可能从手动辅助深呼吸中获益的老年人。反式辅助咳嗽手法模拟了肋间肌的收缩模式，要在侧卧位进行，有脊柱旋转的老年人不宜采用。

三、门德尔松手法

1. 定义

通过手法辅助改善老年人吞咽过程中的喉部上抬动作，使食物顺利进入食管的治疗方法。

2. 适应证与禁忌证

适应证：喉部上提无力的吞咽障碍。

禁忌证：无。

3. 设备与用具

此手法不需要设备与用具。

4. 操作方法与步骤

（1）喉部可以上抬的老年人

①吞咽时让老年人以舌部顶住硬腭、屏住呼吸，以此位保持 2~3 秒。

②同时让老年人食指置于甲状软骨上方，中指置于环状软骨上，感受喉部上抬。

（2）喉部上抬无力的老年人

①治疗者按摩其颈部、上推其喉部促进吞咽。

②只要开始抬高，治疗者置于环状软骨下方的手指推住喉部并固定。

③让老年人感觉喉部上抬，逐渐成为可能，再让其有意识地保持上抬位置。

5. 注意事项

①施加外力时也有可能会诱发老年人的咳嗽反射，因而要注意外力的部位和力度。

②在施加外力辅助上提喉部时需要确保颈部处于放松状态。

四、屏气吞咽训练

1. 定义

训练屏气状态下的吞咽动作以及关闭声门避免误咽的治疗方法。

2. 适应证与禁忌证

适应证：咽部期吞咽功能障碍老年人。

禁忌证：血压未得到有效控制的老年人。

3. 设备与用具

此训练不需要设备与用具。

4. 操作方法与步骤

（1）传统法

由鼻腔先深吸一口气，屏住气进行吞咽。吞咽后呼气或咳嗽。

（2）改良法

先吸气后屏气，向口腔中放入5~10毫升液体，继续屏气的同时将头部后仰，从而将液体流入咽部。继续屏气的同时头部前屈吞咽2~3次或更多次数，以尽可能将液体全部咽下。放开气道，咳嗽数次以清除残留液体。

5. 注意事项

①该动作适合于仅存在咽部期障碍，而口腔准备期和转运期障碍轻微，能够经鼻吸气后屏气状态下经口下咽食物的老年人。如果老年人无法达到上述要求，则可以采用屏气后做空吞咽的动作作为训练，不直接进食。

②对于一些同时存在口腔转运期障碍的老年人，可以采用改良法。

③不能过度屏气，对于一些有心脑血管基础疾病的老年人，需要在内科情况稳定时，在有经验的医师或治疗师指导下使用。

五、吞咽反射促通技术

1. 定义

通过各种刺激诱发和促使吞咽反射消失或减弱的老年人重建正常吞咽反射的治疗方法。

2. 适应证与禁忌证

适应证：咽部期吞咽功能障碍老年人。

禁忌证：无。

3. 设备与用具

压舌板、竹筷、纱布、棉线、凉开水、手电筒、冰箱。

4. 操作方法与步骤

①先用1~2根筷子将纱布缠在一头，呈约1厘米直径，湿润后冰冻制成冰棍。

②使用时先蘸少许凉开水，以使冰棍表面的冰凌化解，避免划伤口腔黏膜或冻伤。

③刺激部位为软腭、腭弓、舌根及咽后壁，然后嘱老年人做吞咽动作。

④在做吞咽动作的同时刺激双颊部以及甲状软骨与下颌之间的皮肤，促进吞咽动作的产生。

⑤进食前训练，每天3次，每次10分钟。

5. 注意事项

①在操作之前要进行详细的口腔检查，并处理可脱卸假牙和松动的牙齿。

②不熟练或暴力操作容易造成口角或口腔黏膜损伤，也可能会导致老年人门齿受损。

③如出现呕吐反射则应终止刺激。如老年人流涎过多，可对患侧颈部唾液腺行冰刺激。

六、电疗

1. 定义

通过电刺激或采集肌电信号进行生物反馈训练以改善老年人吞咽功能的治疗技术。

2. 适应证与禁忌证

适应证：吞咽肌无力和吞咽反射减弱或消失的吞咽功能障碍。

禁忌证：安装心脏起搏器，体内金属植入物；未控制的频繁发作的癫痫、恶性肿瘤；局部皮肤过敏、破损或感染；妊娠。

3. 设备与用具

神经肌肉电刺激治疗仪，肌电生物反馈治疗仪。

4. 操作方法与步骤

（1）神经肌肉电刺激（低频）

①电极放置要求：对口腔期吞咽功能障碍，一块电极片水平贴于舌骨上方皮肤，另一块电极置于偏瘫侧颊部。对咽部期吞咽功能障碍，一块电极片水平贴于舌骨上方皮肤，另一块电极沿正中线垂直贴于甲状软骨切迹。也可采用一块电极片水平贴于舌骨上方皮肤，另一块电极沿正中线垂直贴于颈后。

②操作过程：根据仪器不同可选择1~80Hz频率，治疗结束后，取下电极，具体操作按仪器说明书实施。

③操作频次：每天2~3次，每次20~30分钟，10天为一个疗程。

（2）肌电生物反馈治疗

①电极放置要求：舌骨与甲状软骨之间平行放置。

②操作方法：通过所置电极片采集肌电信号，在治疗仪屏幕上转变为信号波幅，老年人通过视觉反馈有意识地调整吞咽动作。

③操作频次：每天3次，每次20~30分钟，10天为一个疗程。

5. 注意事项

电刺激治疗时要注意贴合电极片与皮肤，避免电极脱落形成单通道刺激。

七、进食训练

1. 定义

通过对食物准备、一口量控制以及进食技巧的训练，改善吞咽障碍老年人的实际进食能力的治疗方法。

2. 适应证与禁忌证

适应证：意识清醒、生命体征稳定、吞咽反射存在、少量误咽或误吸能通过随意咳嗽咳出的老年人。

禁忌证：不满足以上条件的吞咽障碍老年人。

3. 设备与用具

餐具、量杯。

4. 操作方法与步骤

（1）设置食物性状

容易吞咽的理想食物性质通常有以下特征：

①柔软，密度及性状均一；

②有适当的黏性，不易松散，在口腔内容易形成食团；

③易于咀嚼，通过咽及食管时容易变形；

④不易在黏膜上粘附滞留。

（2）调整进食体位

30°或 60°仰卧位、颈部前倾、肩背部垫高、健侧喂食。

（3）调整一口量

应从小量（1~5 毫升）开始，逐步增加，掌握合适的一口量。

（4）设置进食速度

应以较常人缓慢的速度进行摄食、咀嚼和吞咽。通常一般每餐进食的时间以 45 分钟左右为宜。如无法坚持 45 分钟，采取少量多次的方式进行训练，逐步延长每餐进食时间，减少用餐次数。

（5）减少食物残留的代偿动作

①空吞咽：吞咽一口食物后，反复做几次空吞咽，使口内滞留食物全部咽下，然后再进食下一口。

②交替吞咽：让老年人交替吞咽固体食物和流食，或每次吞咽后饮水 1~2 毫升。

③点头样吞咽：颈部后仰使会厌谷变窄挤出滞留食物，随后低头并做吞咽动作，反复数次。

④转头吞咽：单侧梨状隐窝内残留食物时，头部向受损侧转动并做点头样吞咽动作；两侧梨状隐窝内残留食物时，反复左右转动头部进行侧方吞咽。

⑤倾斜吞咽：向健侧倾斜头部并做吞咽的动作，有利于食团随重力进入口腔和咽部的健侧，适用于单侧舌部和咽部功能障碍。

⑥屈颈缩下颌吞咽：让老年人做屈颈同时头部后缩的动作，增加咽部期向下推挤食物的力量，有利于吞咽反射迟缓的老年人产生充分的吞咽。

5. 注意事项

为了防止口咽部食物残留或进食后反流造成误吸，应在进食后检查口咽部。

技能操作

进食训练

一、操作规程

流程		操作步骤	备注
操作前准备	核对评估	（1）站在老年人旁边，身体前倾，微笑面对老年人，核对医嘱，对照床头卡核对老年人姓名、床号 （2）评估老年人的意识状态及配合程度。评估老年人吞咽障碍的严重程度 “李奶奶好，我是您的护理员，您现在感觉怎么样，今天吃饭发生了呛咳，咱们来做一下吞咽功能康复训练可以吗？”	

续 表

流程		操作步骤	备注
操作前准备	工作准备	(1) 环境准备：尽可能安静，避免噪声，以免干扰老年人的情绪，分散注意力，避免加重自我紧张；室内照明、温度、通风等要适宜。尽量减少老年人视野范围的不必要物品 (2) 护理员准备：着装整齐，用七步洗手法洗净双手，戴口罩 (3) 物品准备：餐具、量杯等 (4) 老年人准备：安排舒适稳定的座椅及高度适当的桌子；扶稳坐好，着宽松衣物	护理员着装整洁，用物准备齐全。保护老年人安全
	沟通解释	向老年人讲解吞咽训练的目的以取得配合。 “李奶奶您好，为了提高您的吞咽能力，减少呛咳发生的风险，现在进行吞咽功能康复训练可以吗?”	态度和蔼，语言亲切
操作过程	进食训练	(1) 选择食物：选择柔软、有适当的黏性、不易松散、易于咀嚼的食物 (2) 调整进食体位：30°或60°仰卧位、颈部前倾、肩背部垫高、健侧喂食 (3) 调整一口量：应从小量（1~5毫升）开始，逐步增加，掌握合适的一口量 (4) 设置进食速度：应以较常人缓慢的速度进行摄食、咀嚼和吞咽。通常一般每餐进食的时间以45分钟左右为宜。如无法坚持45分钟，采取少量多次的方式进行训练，逐步延长每餐进食时间，减少用餐次数 (5) 减少食物残留的代偿动作 ①空吞咽：吞咽一口食物后，反复做几次空吞咽，使口内滞留食物全部咽下，然后再进食下一口 ②交替吞咽：让老年人交替吞咽固体食物和流食，或每次吞咽后饮水1~2毫升 ③点头样吞咽：颈部后仰使会厌谷变窄挤出滞留食物，随后低头并做吞咽动作，反复数次 ④转头吞咽：单侧梨状隐窝内残留食物时，头部向受损侧转动并做点头样吞咽动作；两侧梨状隐窝内残留食物时，反复左右转动头部进行侧方吞咽 ⑤倾斜吞咽：向健侧倾斜头部并做吞咽的动作，有利于食团随重力进入口腔和咽部的健侧，适用于单侧舌部和咽部功能障碍 ⑥屈颈缩下颌吞咽：让老年人做屈颈同时头部后缩的动作，增加咽部期向下推挤食物的力量，有利于吞咽反射迟缓的老年人产生充分的吞咽	
操作后	整理、记录	(1) 整理用物。洗手，记录本次锻炼情况 (2) 询问老年人对操作的满意度 (3) 评定治疗反应，必要时调整训练方案	

续 表

流程	操作步骤	备注
注意事项	(1) 进行吞咽训练时的环境应安静、轻松，使老年人注意力集中，避免不必要的交谈，以免分散注意力，影响顺利吞咽 (2) 训练时应将床头适当抬高，在老年人病情允许和身体耐受的前提下，坐位训练是最理想的选择 (3) 食物应温度适中，适当增加黏性大、不易残留的清淡糊状食物，如鸡蛋羹、米糊等，适量，不宜过多，应少食多餐，逐渐增加食物密度及硬度 (4) 吞咽训练需要循序渐进、坚持不懈才会看到效果，需要鼓励老年人及其家属积极配合治疗，坚持训练才可以重新享受美食	

二、操作风险点

1. 误吸。

2. 损伤。不熟练或暴力操作容易造成口角或口腔黏膜损伤，也可能会导致老年人门齿受损。

三、操作关键点

1. 环境安静，老年人集中注意力，避免干扰。

2. 采取合适体位。

3. 训练要循序渐进、持之以恒。

思政课堂

思维导图

扫码查看
课程资源

课程七　帕金森病康复服务技术

帕金森病是一种常见的中老年人神经系统变性疾病，主要病变在黑质和纹状体。震颤、肌强直及运动减少是本病的主要临床特征。

单元1　运动治疗

案例导入

李奶奶，66岁，于2年前出现静止时左手不自主颤抖，情绪紧张时加剧，写字时越写越小且出现身体僵硬，行动迟缓，走路、起步及转身困难，步伐细小等情况。请护理员指导李奶奶进行运动康复治疗。

学习目标

1. 掌握帕金森病运动治疗的内容。
2. 熟悉帕金森病的运动治疗的原则及目的。
3. 能对帕金森病老年人进行运动治疗康复指导。
4. 具有爱心、耐心、责任心。

一、运动治疗的原则

第一，抑制不正常的运动模式，学会正常的运动模式。在训练中应通过大量重复简单的正常动作来让老年人学会正常的运动方式。

第二，充分利用帕金森病老年人自身的良好视听反馈来帮助运动训练。

第三，让老年人积极主动地参与治疗。在治疗中应善于调动老年人的积极性，增强治疗疾病的信心。

第四，避免劳累，帕金森病老年人容易发生疲劳，训练过程中应避免劳累。

第五，避免抗阻运动。抗阻运动易引起肌紧张，并且消失缓慢，导致帕金森病老年人不愉快的感受。

二、运动治疗的目的

第一，改善震颤、肌僵直、运动迟缓和姿势平衡障碍等运动功能障碍。

第二，预防继发性的功能障碍，如肌萎缩、骨质疏松、驼背、压疮、直立性低血压等。

三、运动治疗的内容

1. 松弛训练

目的是减轻肌强直和肢体僵硬。训练时先做被动运动再做主动运动，动作要慢、关节活动从小范围逐渐增大，不应使老年人感觉到明显的牵拉感。

（1）头颈及上肢的旋转运动

①仰卧位，头缓慢转向左侧、两下肢屈膝向右侧转动，然后反过来，头转向右侧，而两下肢屈膝转向左侧；

②仰卧位，双侧上肢屈肘90°，肩外展45°，一侧上肢做肩旋后运动，同时对侧肩做旋前运动，然后再做相反方向动作；

③使头、肩和下肢做类似的两侧相反方向的转动。

（2）胸部与骨盆的旋转运动

侧卧位，在上侧的肩部和胸部缓慢向前转，复原位，再缓慢向后转。活动时治疗师可把手放在老年人髂嵴上以限制骨盆运动，让老年人感觉胸部和骨盆的分离运动。

2. 维持和改善关节活动度训练

采取主动或被动的训练方法，重点是牵拉短缩的、绷得紧的屈肌群。训练方法如下。

①老年人坐位，一侧肩外展，屈肘用一只手的手掌够后枕部，弯腰，用另一只手尽力去触碰对侧的足尖，两侧交替进行；

②老年人面朝墙站立，身体紧贴墙，双上肢沿墙壁尽量向上伸展。训练过程中应注意避免过度牵拉引起疼痛或软组织损伤；注意老年人可能有骨质疏松，预防发生骨折。

3. 姿势训练

针对老年人的“屈体姿势”可利用姿势镜让老年人自我纠正。也可进行以下活动练习。

①上肢上举做肩屈曲、外展、外旋的动作，改善上部躯干伸展；

②下肢后伸做髋伸展、外展、内旋的动作，促进髋、膝伸展；

③坐或立位，两手握体操棒上举，同时仰头、挺胸、伸腰。

4. 平衡训练

训练老年人在坐位及立位时上肢向各个方向够物，逐渐增加距离；抛接球练习等训练过程中一定要注意对老年人的保护，避免摔倒。

5. 协调训练

老年人坐位，治疗师与老年人相对而坐，让老年人模仿治疗师进行双上肢、双下肢、上下肢之间的交互动作、反向动作等。动作从易到难。

6. 步态训练

①使步行时足容易离地的训练：让老年人双手持体操棒，双上肢及躯干先向左侧摆动有助于右足抬离地面，然后向相反方向运动，反复进行；

②治疗师击掌或给予“1、2、1”的口令，让老年人按击掌或口令迈步，改善步行启动的速度和步行过程中控制速度；

③在地板上画线或画上足印标记让老年人按线或足印迈步，改善老年人行走的步幅和步宽；

④跨越障碍物步行训练；

⑤上肢摆动和躯干旋转训练；

⑥转弯训练。

7. 维持性治疗

要求老年人每天进行有规律的活动训练，避免长期不活动。教给老年人及家属正确的伸展和移动练习的体操，包括头颈部体操、上肢体操、下肢体操、躯干体操、呼吸体操、口面肌体操等。

技能操作

为帕金森病老年人进行运动治疗

一、操作规程

流程		操作步骤	备注
操作前准备	核对评估	（1）身体前倾，微笑面对老年人，核对老年人信息 （2）评估老年人的神志、病情、肌力、肌张力、配合程度，是否需工作人员协助或予保护性约束，老年人视力、听力、语言表达能力	评估应考虑个体差异，如关节炎、视力或听力问题
	工作准备	（1）环境准备：房间安静、整洁，温湿度适宜，光线明亮 （2）物品准备：笔、记录单、体操棒等 （3）护理员准备：着装整齐，无配饰，洗净双手	
	沟通核对	（1）再次核对房间号、床号、姓名、性别 （2）核对检查单 （3）向老年人告知准备进行运动治疗，取得老年人配合	态度和蔼，语言亲切
操作过程	运动治疗	（1）松弛训练 ①头颈及上肢的旋转运动 a. 仰卧位，头缓慢转向左侧，两下肢屈膝向右侧转动，然后反过来，头转向右侧，而两下肢屈膝转向左侧 b. 仰卧位，双侧上肢屈肘 90°，肩外展 45°，一侧上肢做肩旋后运动，同时对侧肩做旋前运动，然后再做相反方向动作 c. 使头、肩和下肢做类似的两侧相反方向的转动 ②胸部与骨盆的旋转运动：侧卧位，在上侧的肩部和胸部缓慢向前转，复原位，再缓慢向后转。活动时治疗师可把手放在老年人髂嵴上以限制骨盆运动，让老年人感觉胸部和骨盆的分离运动 （2）维持和改善关节活动度训练 ①老年人坐位，一侧肩外展，屈肘用一只手的手掌够后枕部，弯腰，用另一只手尽力去触碰对侧的足尖，两侧交替进行 ②老年人面朝墙站立，身体紧贴墙，双上肢沿墙壁尽量向上伸展 （3）姿势训练 针对老年人的“屈体姿势”可利用姿势镜让老年人自我纠正 ①上肢上举做肩屈曲、外展、外旋的动作，改善上部躯干伸展 ②下肢后伸做髋伸展、外展、内旋的动作，促进髋、膝伸展 ③坐或立位，两手握体操棒上举，同时仰头、挺胸、伸腰	训练时先做被动运动再做主动运动，动作要慢、关节活动从小范围逐渐增大，不应使老年人感觉明显的牵拉感

续 表

流程		操作步骤	备注
操作过程	运动治疗	(4) 平衡训练 训练老年人在坐位及立位时上肢向各个方向够物，逐渐增加距离 (5) 协调训练 老年人坐位，治疗师与老年人相对而坐，让老年人模仿治疗师进行双上肢、双下肢、上下肢之间的交互动作、反向动作等 (6) 步态训练 ①使步行时足容易离地的训练：让老年人双手持体操棒，双上肢及躯干先向左侧摆动有助于右足抬离地面，然后向相反方向运动，反复进行 ②治疗师击掌或给予“1、2、1”的口令，让老年人按击掌或口令迈步，改善步行启动的速度和步行过程中控制速度 ③在地板上画线或画上足印标记让老年人按线或足印迈步，改善老年人行走的步幅和步宽 ④跨越障碍物步行训练 ⑤上肢摆动和躯干旋转训练 ⑥转弯训练 (7) 维持性治疗 要求老年人每天进行有规律的活动训练，避免长期不活动	
操作后	整理、记录	整理物品，记录老年人评估情况	
注意事项		(1) 测试时保持环境安静，地面平整无异物 (2) 老年人不能安全独立完成所要求动作时，要注意予以保护以免摔倒，必要时给予帮助 (3) 心理支持，步态训练可能会引起焦虑或挫败感，因此应提供情感上的支持和鼓励	

二、操作风险点

1. 跌倒。动态平衡及步态练习时，老年人可能跌倒。

2. 疼痛或软组织损伤。训练过程中应注意过度牵拉引起疼痛或软组织损伤。

3. 注意老年人可能有骨质疏松，预防发生骨折。

三、操作关键点

1. 保证安全。在进行平衡训练及步态训练时，确保场地安全，没有滑倒或绊倒的风险。

2. 循序渐进。训练项目由静到动，由易到难。教给老年人及家属正确的伸展和移动练习的体操，包括头颈部体操、上肢体操、下肢体操、躯干体操、呼吸体操、口面肌体操等。

单元 2 作业治疗

案例导入

张爷爷，72 岁。右侧肢体震颤伴行走不便 3 年。3 年前开始出现右侧肢体不自主震颤，从右下肢开始，呈节律性抖动，渐累及右上肢，震颤多于静止时出现，精神紧张时加重，并有行走笨拙、缓慢，走路时起步困难，步伐小，身体前倾，且面部表情呆滞的情况。10余天前，张爷爷肢体震颤较之前有加重的趋势，行走困难，四肢抖动。请护理员为其进行适合的作业治疗。

学习目标

1. 掌握帕金森病的作业治疗内容。
2. 能对帕金森病老年人进行作业治疗康复指导。
3. 具有爱心、耐心和责任心。

帕金森病目前还不能治愈，但这并不意味着患病之后没有什么可以做的事情。事实上，除了药物和手术以外，康复锻炼也是一个重要的方面。那么康复治疗会有什么作用呢？它能够改善症状，能够减轻帕金森病带来的功能障碍，增加生活能力，能够改善帕金森病的结局，能够降低照料者的负担。我们今天来了解一下在康复治疗中一个主要的分支——作业治疗。

作业治疗的目的主要是针对帕金森病老年人完成那些有意义的活动，从而能够在家庭和社区中扮演应有的角色。它能够改善帕金森病老年人自理能力，增强独立性，也能够提高老年人参加社会活动的能力。它和康复治疗里另一个领域（物理治疗）的作用是类似的。

一、手活动训练

1. 旋前、旋后训练

坐位或立位，双上肢屈肘90°，一侧手臂旋前，同时另一侧手臂旋后，来回翻转活动。

2. 抓放训练

双手抓住竖直的体操棒，双手交替放开向上抓握。

3. 手的精细运动训练

根据老年人的兴趣爱好，进行书写、画画、用电脑打字、手工编织、捡豆子等练习，都可训练手的精细运动。

二、日常生活活动能力训练

1. 疾病早期

尽可能维持粗大运动和精细协调活动以保持日常活动的自理，要保持与家人、社会的正常交往。可进行穿脱衣服练习，尽量自己系鞋带、系纽扣、拉拉锁等；尽量自己进食，可配备必要的辅助工具；练习床上移动、卧位坐起、站起—坐下等；进行兴趣爱好活动。

2. 疾病中后期

随着病情发展，老年人的活动能力会逐渐减退，此期康复训练目的是尽可能维持老年人原有的功能和活动能力，给予必要的帮助及安全性防护，对家居环境进行适当的改造，如抬高老年人进食的餐桌高度、配备床边扶架、配备容易穿脱的衣裤鞋袜等，方便进行自我照料。室内地面采用防滑材料并去除容易绊倒的障碍物，如地毯等。

帕金森病是一种逐渐发展的疾病，但其日常生活活动能力障碍表现却有很大差别，属于同一阶段的帕金森病老年人有卧床不起的，也有各类日常生活都能自理的。作业治疗要根据每个老年人的具体情况设计作业训练方案。

技能操作

为帕金森病老年人进行作业治疗

一、操作规程

流程		操作步骤	备注
操作前准备	核对评估	（1）身体前倾，微笑面对老年人，核对老年人信息 （2）评估老年人的神志、病情、肌力、肌张力、配合程度，是否需工作人员协助或予保护性约束，老年人视力、听力、语言表达能力	评估应考虑个体差异，如关节炎、视力或听力问题
	工作准备	（1）环境准备：房间安静、整洁，温湿度适宜，光线明亮 （2）物品准备：笔、记录单、进食用具、轮椅等 （3）护理员准备：着装整齐，无配饰，洗净双手	
	沟通核对	（1）再次核对房间号、床号、姓名、性别 （2）核对检查单 （3）向老年人告知准备进行作业治疗，取得老年人配合	态度和蔼，语言亲切
操作过程	日常生活活动作业治疗	（1）进食作业 ①把餐具放在桌上 ②老年人坐稳桌边，注意食物及食具，拿起餐具 ③让老年人执行进食动作，分析进食动作缺失情况 ④针对老年人进食动作中的缺失成分反复训练	食物应放在老年人面前稳定的台上 餐具用防滑垫固定，患侧上肢放在桌上有助于稳定肘部
		（2）转移作业 ①床椅转移： a. 轮椅置于老年人健侧，移开脚踏板，刹住车闸 b. 老年人移向轮椅，健足稍前，患足稍后放置 c. 健手抓住轮椅内侧的扶手，老年人站起 d. 健手抓扶轮椅的外侧扶手，转动身体，移进轮椅 e. 从轮椅转回床与上述步骤相反 ②如厕转移： a. 进入厕所 b. 接近座厕，从健侧转身坐在座厕上 c. 倾斜身体，将裤子脱到大腿中部 d. 便后完成清洁 e. 再次倾斜身体，拉上裤子至臀部上 f. 冲水、走出厕所 ③入浴转移： a. 靠近浴室 b. 准备水，脱衣 c. 坐在浴椅上或移进浴缸里 d. 洗澡 e. 穿衣 f. 从浴室出来	仔细分析老年人转移活动中的缺失成分，予以反复练习及反馈

续 表

流程		操作步骤	备注
操作后	整理、记录	整理物品，记录老年人训练情况	
注意事项		（1）移进和移出浴缸时，健侧的身体先进出 （2）为避免烫伤，先调试好水温 （3）浴室内的地板尽可能保持干燥，使用防滑垫、安装扶手等	

二、操作风险点

1. 呛咳。吃饭或饮水过程中如果持续发生呛咳，应进行详细吞咽功能评定。对于卧床的老年人，饮水时用有盖的小壶、小杯或吸管比较容易。

2. 烫伤。为避免烫伤，先调试好水温。

三、操作关键点

1. 床椅转移时轮椅与床呈45°放置。

2. 必要时对老年人予以辅助，但要避免牵拉患侧上肢。

3. 轮椅转回床时，患腿先转动且要均匀负重，否则有跌倒的危险。

4. 进行如厕训练的老年人还应具备一定的行走能力。

思政课堂　　思维导图

课程八　脊髓损伤康复服务技术

扫码查看
课程资源

单元1　轴线翻身技术

案例导入

杨奶奶，73岁，于1个月前不慎被车撞倒，伤及脊柱，当即疼痛难忍，无法活动。行脊柱内固定术后入住养老院，请护理员为其进行轴线翻身。

学习目标

1. 掌握轴线翻身的操作要点。
2. 能应用二人法、三人法为老年人进行轴线翻身。
3. 具有爱伤意识、安全意识。

轴线翻身是指将头与脊柱成一直线，以这条线为轴线所进行的体位变换。主要适用于颅骨牵引、脊柱损伤、脊柱术后、髋关节术后的老年人翻身，起到预防压疮、保持老年人舒适、预防脊椎损伤及髋关节脱位的作用。轴线翻身可能发生的并发症有坠床、继发性脊髓神经损伤、植骨块脱落、椎体关节突骨折、管道脱落等。

轴线翻身的操作要点如下。

①操作者固定病床床闸，拉起对侧床挡，老年人呈平卧位。

②去除枕头，松开被尾，检查各留置管路，并妥善固定。

③老年人仰卧，两臂交叉放于胸前。

④两名护理员站在床的同侧，护理员A双手置于老年人肩背部，护理员B双手置于老年人腰背部、髋部，护理员A喊口令，两人同时用力将老年人移至近侧。

⑤护理员B位于对侧，两人双手置于老年人肩、腰背部、髋部、大腿等处，护理员A喊口令，两人动作一致将老年人整个身体呈轴线翻转至侧卧。

⑥软枕放于老年人背部支撑身体，根据老年人病情选择不同角度的侧卧位，检查四肢有无受压，确保老年人舒适。

技能操作

轴线翻身技术

流程		操作步骤	备注
操作前准备	核对评估	(1) 站在床前，身体前倾，微笑面对老年人，核对医嘱，对照床头卡核对老年人姓名、床号 (2) 评估老年人意识状况、手术部位、脊柱稳定性、损伤节段、体重、生命体征、认知水平、心理自理能力、老年人配合程度等，有无外固定支架或石膏托各种管路及固定情况，病床床闸处于制动状态，床挡完好	
	工作准备	(1) 环境准备：房间干净、整洁，空气清新、无异味 (2) 护理员准备：着装整齐，用七步洗手法洗净双手，戴口罩 (3) 物品准备：软枕 3~4 个、翻身记录卡 (4) 老年人准备：卧位，着宽松衣物	
	沟通解释	(1) 再次核对老年人房间号、床号、姓名、性别 (2) 向老年人讲解操作的目的及方法以取得配合 (3) 请老年人放轻松不要紧张	态度和蔼，语言亲切
操作过程	轴线翻身（二人法）	(1) 床面平整，固定病床床闸，拉起对侧床挡 (2) 老年人呈平卧位，移去枕头，松开被尾，检查管路并妥善安置 (3) 移动老年人：老年人平卧，两臂交叉放于胸前，两名护理员站于病床同侧，护理员 A 双手置于肩背部，护理员 B 双手置于腰背部，护理员 A 喊口令，两人同时用力将老年人移至近侧，再次确认老年人手臂放于胸前，拉起床挡 (4) 协助侧卧：护理员 B 位于对侧，两人双手分别置于老年人肩、腰背部、髋部、大腿处，护理员 A 喊口令，两人动作一致地将老年人呈轴线翻转至侧卧	操作过程随时观察老年人病情变化及与其沟通有无不适
	轴线翻身（三人法）	(1) 床面平整，固定床闸，拉起对侧床挡，老年人呈平卧位，移去枕头（必要时佩戴颈托），松开被尾，检查管路并妥善安置 (2) 移动老年人：老年人平卧，两臂交叉放于胸前，护理员 A 位于老年人头侧，固定老年人头颈部、纵轴向上略加牵引，使头颈部随躯干一起慢慢移动，护理员 B 双手置于老年人肩背部，护理员双手置于腰背部，使老年人头、颈、胸、腰保持在同一水平，护理员 A 喊口令，三人同时移动老年人至近侧，再次确定老年人手臂置于胸前 (3) 转向侧卧：使老年人头、颈、胸、腰、保持在同一水平，护理员 A 喊口令，三人同时向同一方向协助老年人翻转至侧卧，翻转角度不超过 60°	

续 表

流程		操作步骤	备注
操作过程	轴线翻身（三人法）	(4) 安置体位：将一软薄枕垫于老年人头颈部，背部放一软枕支撑身体根据老年人病情选择不同角度侧卧位，检查留置管路，妥善安置，检查四肢有无受压，保持功能位，确保老年人舒适整理床单位，填写翻身卡，正确记录时间、卧位、全身皮肤情况	
操作后	整理、记录	(1) 协助老年人恢复舒适体位，整理好床单位 (2) 整理用物。洗手，记录本次锻炼情况 (3) 操作后严密监测老年人生命体征、活动部分的皮温和颜色改变以及关节活动度、疼痛或运动质量的改变 (4) 评定治疗反应，必要时调整训练方案	
注意事项		(1) 有牵引者，轴线翻身时应指定专人维持牵引，牵引不能放松 (2) 观察老年人颈后、背部、臀部等受压处皮肤情况及伤口敷料有无渗血 (3) 有引流管者，轴线翻身后开放并固定引流管，检查其是否通畅；使用仪器者检查各导线连接完好情况 (4) 移动和翻动老年人时避免拖、拉、拽，减少局部皮肤的摩擦 (5) 老年人在翻身过程中出现呼吸困难等不适，应立即停止翻身并通知医生	

单元 2　截瘫老年人平车转移技术

案例导入

杨奶奶，73岁，于1个月前不慎被车撞倒，伤及脊柱，当即疼痛难忍，无法活动。行脊柱内固定术后入住养老院，为进一步复查，请护理员使用平车转移杨奶奶。

学习目标

1. 掌握平车转移的操作方法。
2. 能用挪动法及多人搬运法转移老年人。
3. 具有安全意识、风险意识。

一、转移目的

运送不能自行移动的老年人出、入院、转科，做各种特殊检查、治疗和手术等，将老年人正确、安全地运送到目的地。

二、转移方式

第一，轮椅转移法：运送不能行走的老年人。

第二，平车转移法：运送不能起床的老年人。

三、平车转移的操作方法

1. 挪动法（适用于能在床上配合的老年人）

①推平车至老年人床旁，移开床旁桌、床旁椅，松开盖被。

②将平车推至床旁与床平行，大轮靠近床头，将制动闸制动。

③协助老年人将上身、臀部、下肢依次向平车移动。

④协助老年人在平车上躺好，用盖被包裹老年人，先足部再两侧，头部盖被折成45°。

2. 一人搬运法（适用于上肢活动自如，体重较轻的老年人）

①平车移至老年人床旁，大轮端靠近床尾，使平车与床成钝角，用制动闸制动。

②松开盖被，协助老年人穿好衣服。

③搬运者一臂自老年人近侧腋下伸入对侧肩部，另一臂伸入老年人臀下；老年人双臂过搬运者肩部，双手交叉于搬运者颈后；搬运者抱起老年人，稳步移动将其放于平车中央，盖好盖被。

3. 二人搬运法（适用于不能活动，体重较重的老年人）

①同一人搬运法步骤①和步骤②。

②搬运者甲、乙二人站在老年人同侧床旁，协助其将上肢交叉于胸前。

③搬运者甲一手伸至老年人头、颈、肩下方，另一手伸至老年人腰部下方；搬运者乙一手伸至老年人臀部下方，另一手伸至老年人膝部下方，两人同时抬起老年人至近侧床沿，再同时抬起老年人向平车处移动，将其放于平车中央、盖好盖被。

4. 三人搬运法（适用于不能活动，体重超标的老年人）

①同一人搬运法步骤①和步骤②。

②搬运者甲、乙、丙三人站在老年人同侧床旁，协助其将上肢交叉于胸前。

③搬运者甲双手托住老年人头、颈、肩及胸部，搬运者乙双手托住老年人背部、腰部和臀部；搬运者丙双手托住老年人膝部及双足，三人同时抬起老年人至近侧床沿，再同时抬起老年人稳步向平车处移动，将其放于平车中央，盖好盖被。

5. 四人搬运法（适用于颈椎、腰椎骨折和病情较重的老年人）

①同挪动法步骤①和步骤②。

②搬运者甲、乙分别站于床头和床尾；搬运者丙、丁分别站于病床和平车的一侧。

③将中单放于老年人腰臀部下方（中单能承受老年人体重）。

④搬运者甲抬起老年人的头、颈、肩；搬运者乙抬起老年人的双足；搬运者丙、丁分别抓住中单四角，四人同时抬起老年人向平车处移动，将其放于平车中央，盖好盖被。

四、注意事项

①搬运时注意动作轻稳、准确，确保老年人安全、舒适。

②搬运过程中，注意观察老年人的病情变化，避免造成损伤等并发症。

③保证老年人的持续性治疗不受影响。

④搬运老年人过程中注意病情观察，推行时护理员应站在老年人头侧，以便观察；

上、下坡时老年人头部应在高处一端，以免引起不适。

⑤搬运颅脑损伤、颌面部外伤及昏迷的老年人，应注意头偏向一侧；带气管插管/气管切开套管的老年人，头部切勿后仰，搬运者身体水平上移，以防气管插管脱出。

⑥病情危重者配备急救器材和药品。

技能操作

平车转移技术

一、操作规程

流程		操作步骤	备注
操作前准备	核对评估	(1) 站在床前，身体前倾，微笑面对老年人，核对医嘱，对照床头卡核对老年人姓名、床号 (2) 评估老年人病情、意识状况、皮肤情况、心理、认知水平、双上肢肌力及躯干控制能力、自理能力及肢体活动情况、老年人及照护者的配合程度等，双上肢无外伤、骨折，病床床闸制动状态，床挡完好，平车制动性能良好	
	工作准备	(1) 环境准备：房间干净、整洁，空气清新、无异味 (2) 护理员准备：着装整齐，用七步洗手法洗净双手，戴口罩 (3) 物品准备：平车、床 (4) 老年人准备：卧位，着宽松衣物	
	沟通解释	(1) 再次核对老年人房间号、床号、姓名、性别 (2) 向老年人讲解平车转移技术的目的及方法，得到配合	态度和蔼，语言亲切
操作过程	平车转移	(1) 将平车推至老年人床边，将平车与床相邻侧床挡放下 (2) 护理员将平车与床位平行放置，使二者紧密相连，固定病床及平车车闸 (3) 护理员在平车另一侧倚靠平车，保证老年人安全 (4) 老年人可坐在床面上，利用双上肢支撑，平车一侧上肢不能离躯干过远，避免力量不足，另一侧上肢尽量靠近躯干 (5) 双上肢同时用力，将臀部抬离床面并移向平车，再分别移动双足，反复数次直至移至平车上，将平车床挡拉起。调整体位	操作过程随时观察老年人病情变化及与其沟通有无不适
操作后	整理、记录	(1) 协助老年人取舒适体位，整理好床单位 (2) 整理用物。洗手，记录本次转运情况 (3) 操作后严密监测老年人生命体征、活动部分的皮温和颜色改变以及关节活动度、疼痛或运动质量的改变	
注意事项		(1) 床铺保持平整，清洁 (2) 移动过程中避免拖拉现象，保证臀部转移时能够离开床面 (3) 平车及床闸制动性能良好 (4) 每日检查全身皮肤情况，及时发现转移过程中出现的皮肤破溃 (5) 转移过程中应有护理员保护，避免意外伤害发生	

二、操作风险点

1. 跌落。老年人位置靠近一侧，平车床挡未及时拉起，如有路面不平颠簸等可能会跌落。

2. 导管脱出。

三、操作关键点

1. 转移过程中避免拖拉现象，保证老年人转移时臀部能够离开床面。

2. 转移脊柱骨折者时，需注意保持脊柱轴线稳定。

3. 保证平车及床闸制动性能良好。

单元3　四肢瘫老年人轮椅转移技术

案例导入

杨奶奶，73岁，于3个月前不慎被车撞倒，伤及脊柱，当即疼痛难忍，无法活动，确诊为四肢瘫，经医院治疗病情平稳后入住养老院。目前四肢仍瘫痪，请使用轮椅转移杨奶奶。

学习目标

1. 掌握四肢瘫老年人轮椅转移的具体操作方法。

2. 能正确应用轮椅转移四肢瘫老年人。

3. 注意安全，敬畏生命。

一、轮椅转移的目的

第一，协助四肢瘫老年人完成轮椅至床间的相互转移。

第二，提高生活自理能力。

第三，扩大活动范围。

二、评估

1. 老年人

（1）整体情况

意识状况、骶尾部有无压力性损伤、有无骨盆骨折、生命体征、认知水平、皮肤、心理、自理能力、老年人配合程度等。

（2）局部情况

各种管路及固定情况等。

2. 环境

（1）安全

病床床闸制动状态，床挡完好，轮椅制动良好

(2) 房间

安静宽敞明亮，温湿度适宜，空气清新，适宜操作。

三、准备

第一，护理员着装整洁，去除尖锐物品，洗手，戴口罩。

第二，需要准备 1 个高靠背轮椅，轮椅大小、高度合适，轮胎充气状态，刹车及脚踏板性能良好。

第三，老年人了解操作目的、过程、注意事项及配合要点。

四、具体操作方法

1. 床-轮椅转移

轮椅至床旁与床呈 30°~45°角，制动轮椅，制动床轮。卸去靠近床沿一侧的轮椅扶手，收起脚踏板。将老年人移至床旁，协助坐起，老年人双足前后交错（靠轮椅侧脚在前）置于地面上。护理员夹住老年人双膝，老年人下颌放在护理员离轮椅远端一侧肩上，双臂或抱住护理员的颈部，或垂挂于膝前。再次确认床与轮椅之间的距离，护理员双手抱紧老年人臀部或拉住裤带，将老年人抱起呈站立状，并转移至轮椅上，双足置于脚踏板上，调整坐姿，双下肢放一垫枕，肘关节自然屈曲放于垫枕上，系好安全带。

2. 轮椅-床转移

轮椅至床旁与床呈 30°~45°角，制动轮椅，制动床轮。卸去靠近床沿一侧的轮椅扶手，收起脚踏板。老年人双足前后交错（靠病床侧脚在前）置于地面上，护理员夹住老年人双膝，老年人下颌搭在协助者离床远端一侧肩上，双臂或抱住护理员的颈部，或垂挂于膝前。再次确认轮椅与床之间的距离，护理员的双手抱紧老年人臀部或拉住裤带，将老年人抱起呈站立状，并转移至床上，协助老年人取舒适卧位，整理床单位，拉好床挡。

技能操作

为四肢瘫老年人进行轮椅转移

一、操作规程

流程		操作步骤	备注
操作前准备	核对评估	(1) 身体前倾，微笑面对老年人，核对老年人信息 (2) 评估老年人的意识状况、骶尾部有无压力性损伤、有无骨盆骨折、生命体征、认知水平、皮肤、心理、自理能力、老年人的配合程度等，老年人视力、听力、语言表达能力	评估应考虑个体差异，如视力或听力问题
	工作准备	(1) 环境准备：房间安静、整洁，温湿度适宜，光线明亮 (2) 物品准备：选择合适的轮椅，检查轮椅性能，病床床闸制动状态、床挡完好、轮椅制动良好 (3) 护理员准备：着装整齐，无配饰，洗净双手	

续 表

流程		操作步骤	备注
操作前准备	沟通核对	（1）再次核对房间号、床号、姓名、性别 （2）向老年人讲解轮椅转移的目的及方法，取得配合	态度和蔼，语言亲切
操作过程	轮椅转移	（1）床–轮椅转移 ①轮椅与床呈 30°～45°角，制动轮椅，制动病床卸去靠床沿一侧的轮椅扶手，翻起脚踏板 ②再次评估老年人肢体障碍程度，老年人双足前后交错置于地面上，护理员操作节力 ③老年人下颌搭在护理员离轮椅远端一侧肩上，双臂抱住护理员的颈部，或垂挂于膝前，护理员夹住老年人双膝 ④再次确认床与轮椅之间的距离，护理员双手抱紧老年人臀部或拉住裤带，将老年人抱起呈站立状，将其转移至轮椅上，双足置于脚踏板上 ⑤双下肢放一垫枕，肘关节自然屈曲放于垫枕上，调整坐姿、系好安全带 （2）轮椅–床转移 ①轮椅与床呈 30°～45°角，制动轮椅，制动病床 ②解开轮椅安全带，协助老年人坐于轮椅边缘处，卸去靠床沿一侧的轮椅扶手，翻起脚踏板 ③老年人双足前后交错置于地面上，老年人下颌搭在护理员离床远端一侧肩上，双臂抱住护理员的颈部或垂挂于膝前，护理员夹住老年人双膝 ④再次确认轮椅与床之间的距离，护理员双手抱紧老年人臀部或拉住裤带，将老年人抱起呈站立状，将其转移至病床上 ⑤协助老年人躺好并摆舒适体位，整理床单位、拉好床挡，操作方法正确，护理员和老年人配合良好且操作节力	床面与轮椅面尽可能在同一水平上
操作后	整理、记录	整理物品，记录老年人训练情况	
注意事项		（1）转移前护理员应评估老年人的能力，全身及局部肢体的活动情况，轮椅坐位耐受程度，对使用轮椅的认知程度及接受程度 （2）在转移过程中，动作要轻柔，不可暴力拉、拽，避免碰伤肢体、臀部、踝部的皮肤	

二、操作风险点

1. 跌倒。护理员未能抱紧老年人，导致老年人滑脱在地。

2. 损伤。转移过程中，牵拉、拖拽导致肢体或皮肤损伤。

三、操作关键点

1. 操作过程中提高老年人参与度，实现从完全协助过渡到部分协助。

2. 体位转移前需消除老年人紧张、对抗心理，以配合转移训练，护理员应详细讲解转移方法和步骤技巧，并对老年人全身皮肤进行检查，有无压红、破溃等。

思政课堂

思维导图

课程九 骨关节疾病康复服务技术

扫码查看
课程资源

单元1 颈托使用技术

案例导入

陈奶奶，69岁，入住养老院1年，患有骨质疏松症10年，颈椎病3年，颈部反复酸痛、活动受限并伴有左上肢麻木2周。住院治疗1周后出院回到养老院进行康复，医生让老年人出院后穿戴颈托以巩固疗效。请护理员遵医嘱为陈奶奶穿戴颈托。

学习目标

1. 熟悉颈托的作用。
2. 熟悉使用颈托的适应证和禁忌证。
3. 了解颈椎保健操。
4. 能正确地为老年人穿戴颈托。
5. 能识别颈托佩戴的操作风险点和操作关键点，具有爱伤意识。

颈椎病是指颈椎间盘退行性变、颈椎肥厚增生以及颈部损伤等引起颈椎骨质增生或椎间盘脱出、韧带增厚，刺激或压迫颈部脊髓、神经、血管而产生一系列症状的临床综合征。主要表现为颈肩痛、头晕、头痛、上肢麻木、肌肉萎缩，严重者双下肢痉挛、行走困难，甚至四肢麻痹、大小便障碍，出现瘫痪。本病多发生在中老年人，男性发病率高于女性。

颈托是颈椎病辅助治疗器具，能起到制动和保护颈椎、减轻对神经根的磨损、减轻椎间关节创伤性反应的作用，并有利于组织水肿的消退和巩固疗效、防止复发。颈托可应用于各型颈椎病，对急性发作期老年人，尤其对颈椎间盘突出症、交感神经型及椎动脉型颈椎病的老年人更为适合。

一、颈托的作用

第一，限制颈椎活动，减少对受压脊髓和神经根的反复摩擦和不良刺激，有助于脊髓、神经根、关节囊、肌肉等组织的水肿和炎症消退。

第二，增大椎间隙和椎间孔，减轻甚至解除神经根所受的刺激和压迫。

第三，解除肌肉痉挛，恢复颈椎的平衡，降低椎间盘内压，缓冲椎间盘向四周的压力。

第四，牵开小关节间隙，解除滑膜嵌顿，恢复颈椎间的正常序列和相互关系。

第五，使扭曲于横突孔间的椎动脉得以伸直，改善椎动脉的血液供应。

第六，使颈椎管纵径拉长，脊髓伸展，韧带褶皱变平，椎管容积相对增加。

二、使用颈托的适应证和禁忌证

1. 适应证

①颈椎骨折、脱位。

②颈椎牵引治疗后，颈椎手术后。

③颈椎间盘突出症。

④颈椎病。

2. 禁忌证

颈部有外伤或过敏时，不宜直接使用。

三、颈托的结构

颈托分为前片、后片（图 2-27）。前片边缘压于后片之上，下颌可以完全放入颈托前片的下凹槽内，下颌宽度可以较合适地贴合前片的弧度。后片上缘应靠近枕骨，下缘应靠近双肩。

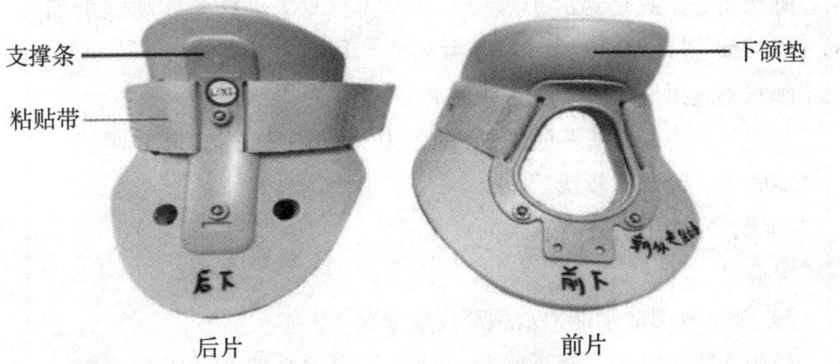

图 2-27 颈托的结构

知识链接

颈椎保健操

颈椎保健操可以改善颈部血液循环，增强颈部肌力和耐力，防止关节粘连僵硬，促进颈部功能的改善和恢复。

第一步：与颈争力

取站立位或坐位，抬头望天，低头看地，保持自然呼吸。

第二步：前伸探海

头颈前伸并转向右下方，然后还原向左下方。

第三步：回头望月

头颈向右（左）后上方尽力转。

第四步：往后观瞧

头颈向右（左）后转，目视右（左）后方。

第五步：金狮摇头

头颈向左、右各环绕数周。

技能操作

颈托佩戴技术

一、操作规程

流程		操作步骤	备注
操作前准备	核对评估	（1）站在床前，身体前倾，微笑面对老年人，核对医嘱，对照床头卡核对老年人姓名、床号 （2）评估老年人的全身一般情况和颈椎病症状 “陈奶奶好，我是您的护理员，您今天感觉怎么样？昨晚睡眠如何？最近胃口如何？大小便正常吗？” “睡眠不是很好，脖子还有些酸痛。” “奶奶是因为颈部有些酸痛，睡眠比较浅，还是完全睡不着呢？” “能睡着，睡眠比较浅。” “奶奶，左侧手臂还有麻木的症状吗？” “没有。” （3）评估颈部活动能力及颈部皮肤情况 “奶奶，我了解了，接下来我了解一下您颈部的活动情况，能向左、向右偏头，低头、仰头吗？我看看您颈部的皮肤情况，您下颌、耳廓、枕骨以及颈前、侧、后部的皮肤都挺好的。”	
	工作准备	（1）环境准备：房间干净、整洁，空气清新、无异味 （2）护理员准备：着装整齐，用七步洗手法洗净双手 （3）物品准备：大小合适的颈托、小毛巾 （4）照护对象准备：平卧位，着宽松衣物	
	沟通解释	向老年人讲解佩戴颈托的目的，以取得配合 “陈奶奶好，为了限制颈部活动、保护颈椎，增加颈椎的稳定性，减少颈部神经的磨损，巩固疗效，医生让您每天佩戴颈托4~6小时，我们起床活动时就佩戴，躺下休息时就取下来，等会儿我帮您佩戴好吗？”	态度和蔼，语言亲切

续 表

<table>
<tr><th colspan="2">流程</th><th>操作步骤</th><th>备注</th></tr>
<tr><td rowspan="2">操作过程</td><td>佩戴颈托</td><td>（1）协助老年人取床上平卧位
（2）保护颈部，协助老年人轴向翻身至侧卧位
“奶奶，我现在协助您翻身侧卧。”
（3）检查颈部轴线，佩戴颈托后片，颈托后片位置正确，后片上缘应靠近枕骨，下缘应靠近双肩
“奶奶，我现在为您佩戴颈托后片。”
（4）协助轴向翻身至平卧位，佩戴颈托前片，前片边缘压于后片，前片上凹槽应托住下颌
“奶奶，我现在协助您翻身平卧，为您佩戴颈托前片。”
（5）如老年人的喉结较大，可在颈托的前片喉结处垫一块小毛巾，以防压伤皮肤。在颈托佩戴期间应注意观察下颌及喉结处有无皮肤压迫，避免皮肤磨损
（6）粘尼龙搭扣，检查颈托松紧，以插入一指为宜
（7）佩戴完毕，协助老年人床边坐起，并询问老年人是否舒适
“奶奶，松紧度合适吗，有没有不舒服的地方？”</td><td>老年人下颌可以完整放入颈托前片突出的槽内，下颌宽度可以较合适地贴合前片弧度，左右两侧下颌与前片弧度相差小于1厘米</td></tr>
<tr><td>摘除颈托</td><td>（1）询问今天老年人穿戴颈托的感受，协助老年人平卧于床上
“奶奶，今天戴颈托的感觉还好吗？我们要上床休息了，我现在协助您摘下颈托。”
（2）打开颈托尼龙搭扣，取下颈托前片，检查局部皮肤情况
（3）保护颈部，协助老年人轴向翻身至侧卧位
（4）一手轻托颈部，使颈部稍离床面，另一手取下颈托后片，检查局部皮肤情况
（5）清洁颈部皮肤
“奶奶，我为您检查了颈部的皮肤情况，接下来我为您清洁一下。”</td><td>应注意观察下颌、耳廓、枕骨、喉结等部位有无皮肤受损情况</td></tr>
<tr><td>操作后</td><td>整理、记录</td><td>（1）协助老年人恢复舒适体位，整理好床单位
（2）整理用物
（3）洗手，记录本次颈托佩戴的时间、皮肤情况、老年人反应等情况</td><td></td></tr>
<tr><td colspan="2">注意事项</td><td colspan="2">（1）颈托佩戴与摘除应遵循卧位佩戴、卧位摘除的原则
（2）颈托佩戴的时间应遵医嘱，卧床休息时摘除颈托。每天佩戴的时间以及佩戴的周期不可过久，因为长期应用颈托会引起颈背部肌肉萎缩、关节僵硬，所以在症状逐渐减轻后，要及时除去，加强肌肉锻炼
（3）在停止使用颈托前，必须到医院进行复查，再决定停止使用时间
（4）使用颈托的整个过程中如有不适，要及时与医护人员沟通
（5）颈托佩戴期间应每天进行颈部皮肤清洁及更换衬垫1~2次
（6）避免颈部剧烈运动，继续肢体功能训练，停止做某些过度活动颈椎的活动
（7）颈托的保养：用软刷蘸温水或冷开水加洗洁精将颈托清洗干净，用毛巾擦干，放阴凉处晾干，不可用吹风机吹干或在烈日下晾干，以免颈托变形</td></tr>
</table>

二、操作风险点

1. 呼吸不畅：与颈托佩戴得太紧或位置不正确有关。

2. 颈部皮肤损伤：特别是下颌、耳廓、枕骨、喉结等部位的皮肤易发生压力性损伤，与颈托佩戴的松紧度不适、颈托的材质较硬、颈部汗液刺激等有关。

3. 颈背部肌肉萎缩、关节僵硬：与佩戴颈托的时间太长有关。

三、操作关键点

1. 颈托佩戴与摘除应遵循的原则：卧位佩戴、卧位摘除，俗称“躺着戴、躺着摘”，即坐起之前将颈托戴好，躺下后再除去颈托。翻身时应轴向翻身。

2. 佩戴颈托的松紧度以一指为宜，过紧会造成呼吸困难，过松会起不到对颈椎的固定作用。

3. 颈托后片的上缘应靠近枕骨，下缘应靠近双肩。颈托前片的上凹槽应托住下颌，前片边缘压于后片之上。老年人下颌可以完整放入颈托前片突出的槽内，下颌宽度可以较合适地贴合前片弧度，左右两侧下颌与前片弧度相差小于1厘米。

4. 颈托佩戴期间，应注意观察下颌、耳廓、枕骨、喉结等处有无皮肤压迫，可在颈托里面垫一块小毛巾或纱布，以防压伤皮肤。

单元2　腰围使用技术

案例导入

李爷爷，73岁，入住养老院3年，患有高血压10年，腰椎间盘突出症5年，最近2周腰背痛、坐骨神经痛加剧，影响睡眠。到社区医院进行康复理疗后回到养老院康复，医生让老年人出院后穿戴腰围以巩固疗效。请护理员遵医嘱为李爷爷穿戴腰围。

学习目标

1. 熟悉腰围的作用和佩戴的原则。
2. 熟悉使用腰围的适应证和禁忌证。
3. 能正确地为老年人穿戴腰围。
4. 能识别腰围佩戴的操作风险点和操作关键点，具有爱伤意识和风险防范意识。

腰围是腰椎间盘突出症及其他下腰部疾患患者的护具。腰围适用于急性腰痛症、腰椎滑脱、腰椎间盘突出、坐骨神经痛及腰部疾患术后等临床治疗，同时被广泛地应用于轻度腰椎病、急慢性腰部损伤、腰肌劳损的老年人以及长期从事弯腰负重劳动者等。

一、腰围的作用

第一，通过正确佩戴腰围，使腰部制动，限制腰椎的屈曲等运动，使损伤的椎间盘充分休息，为老年人机体的恢复创造良好的条件。

第二，使腰部肌肉得到放松休息，减轻腰背部肌肉的劳损。

第三，正确佩戴腰围，可以保持腰椎曲线处于一个良好的状态，也可以保护腰部，减少牵拉对腰部神经根的不良反应刺激，减轻椎间关节的创伤性反应，避免再度损伤。

二、使用腰围的适应证和禁忌证

1. 适应证

①急慢性腰部疼痛。

②腰椎间盘突出。

③急性腰部扭伤。

④腰椎骨折脱位。

⑤各类腰部手术后需要腰部制动者。

2. 禁忌证

腰部皮肤有外伤或过敏时，不宜直接使用。

三、腰围的结构

腰围有数条软硬适度的支撑板，可有效支撑腰部并符合人体工程学，贴合腰椎曲线，让腰椎稳固。数条弹力加压绑带可起到固定腰部、调节松紧度、调节压力的作用（图 2-28）。

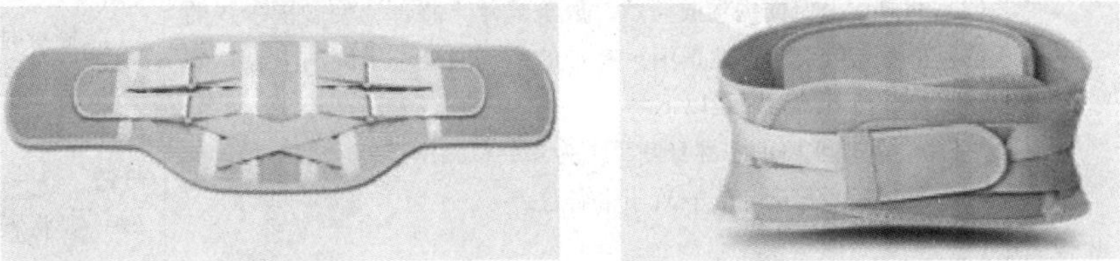

图 2-28　腰围

技能操作

腰围佩戴技术

一、操作规程

流程		操作步骤	备注
操作前准备	核对评估	（1）站在床前，身体前倾，微笑面对老年人，核对医嘱，对照床头卡核对老年人姓名、床号 （2）评估老年人的全身一般情况、腰椎病症状 “李爷爷好，我是您的护理员，您今天感觉怎么样？昨晚睡眠怎样？最近胃口如何？大小便正常吗？” “睡眠不是很好，腰还有些痛。”	

续 表

<table>
<tr><th colspan="2">流程</th><th>操作步骤</th><th>备注</th></tr>
<tr><td rowspan="3">操作前准备</td><td>核对评估</td><td>“爷爷是因为腰部有些痛，睡眠比较浅，还是完全睡不着呢？”
“能睡着，睡眠比较浅。”
“爷爷，除了腰部疼，还有哪里不舒服？腿疼吗？”
“没有。”
（3）评估上下肢体活动情况
（4）评估腰部皮肤情况
“爷爷，我看看您腰部的皮肤情况，腰部、脊柱、肋下缘、髂嵴的皮肤都挺好的。”</td><td></td></tr>
<tr><td>工作准备</td><td>（1）环境准备：房间干净、整洁，空气清新、无异味
（2）护理员准备：着装整齐，用七步洗手法洗净双手
（3）物品准备：大小合适的腰围
（4）老年人准备：平卧位，着宽松衣物</td><td></td></tr>
<tr><td>沟通解释</td><td>向老年人讲解佩戴腰围的目的，以取得配合
“李爷爷好，为了限制腰部活动、保护腰椎，增加腰椎的稳定性，减轻腰背部肌肉的劳损，巩固疗效，医生让您每天在下床活动时佩戴腰围，等会儿我就帮您佩戴，好吗？”</td><td>态度和蔼，语言亲切</td></tr>
<tr><td rowspan="2">操作过程</td><td>穿腰围</td><td>（1）协助老年人轴线翻身至侧卧位
（2）将腰围一侧向内卷成筒状，放至老年人腰部，使腰围中线的位置正对老年人的脊柱正中，有带的一侧向外。腰围的上缘达到肋上缘，而下缘至臀裂以下
“爷爷，我现在协助您翻身侧卧，为您穿戴腰围。”
（3）轴线翻身将老年人安置于平卧位
（4）调整腰围松紧度
将腰围两侧的粘贴胶带粘于腰围的粘贴处，检查松紧度，松紧以1~2 指为宜
“爷爷，我现在为您调整腰围，这个松紧度合适吗？”
（5）协助老年人起床
协助老年人翻身侧卧，侧身起床，以减轻腰椎的压力，老年人于床边静坐 15~30 分钟无不适后再下床活动
“爷爷，我现在协助您侧身起床，头晕吗？我们在床边坐一会儿，适应一下腰围，您有哪里不舒服就告诉我。”</td><td>（1）翻身时使老年人颈椎呈一条直线，并保证老年人安全、舒适
（2）要将腰围放至正确的位置，过高或过低都达不到效果
（3）腰围松紧度应适宜，过紧会影响呼吸及造成皮肤受压，过松达不到腰围固定的效果</td></tr>
<tr><td>脱腰围</td><td>（1）询问今天老年人穿戴腰围的感受，协助老年人平卧于床上，打开腰围粘扣
“爷爷，今天戴腰围的感觉还好吗？我们要上床休息了，我现在协助您脱腰围。”
（2）行轴线翻身，将腰围一侧塞入老年人腰下部，再相反方向行轴线翻身，将腰围拿出
（3）检查腰部、脊柱、肋下缘、髂嵴等部位的皮肤有无潮湿、压红、破溃等情况
“爷爷，我现在为您检查一下腰部的皮肤情况。”</td><td>应注意观察腰部、脊柱、肋下缘、髂嵴等部位有无皮肤受损情况</td></tr>
</table>

续 表

流程		操作步骤	备注
操作后	整理、记录	(1) 协助老年人恢复舒适体位，整理好床单位 (2) 整理用物 (3) 洗手，记录本次腰围佩戴的时间、皮肤情况、老年人反应等情况	
注意事项		(1) 腰围的规格要与使用者腰部的长度、周径相适应，其上缘需达肋上缘，下缘至臀裂以下。腰围后侧一般以平坦或稍向前凸为宜。一般不要使用过窄的腰围，以免腰椎过度前凸，也不要使用过短的腰围，以免腹部过紧。一般先试戴半小时，以不产生不适感为宜 (2) 腰围佩戴时间要根据病情适当掌握，一般整个使用时间以 3~6 周为宜，最长不超过 3 个月 (3) 在腰部症状较重时，应常佩戴，不要随意取下。病情轻的老年人，可以在外出时，特别是要较长时间站立或一个姿势久坐时戴上腰围，在睡眠、休息及不痛或轻度疼痛时，要适当摘下腰围一段时间，防止腰部肌肉失用性萎缩 (4) 佩戴腰围后，仍要注意避免腰部过度活动。一般以完成正常的日常生活及工作的活动为度 (5) 在使用腰围期间，应遵医嘱逐渐进行腰背肌锻炼，防止腰肌的萎缩及神经根粘连 (6) 腰背部疼痛明显或腰椎骨折的老年人，佩戴腰围时应在平卧状态下佩戴好，再坐起或下床活动，腰围应在平卧后再取下 (7) 注意观察老年人受压皮肤有无压红、疼痛，以及肢体肿胀、麻木等症状 (8) 老年人佩戴腰围后不宜在短期内进食大量食物，否则容易导致胃部不适，甚至出现恶心、呕吐	

二、操作风险点

1. 胃部不适：与腰围佩戴得太紧或佩戴腰围后在短期内进食大量食物有关。

2. 腰部皮肤损伤：特别是脊柱、肋下缘、髂嵴等部位的皮肤易发生压力性损伤，与腰围佩戴的松紧度不适、腰部汗液刺激等有关。

3. 腰部肌肉萎缩：与佩戴腰围的时间太长有关。

三、操作关键点

1. 腰背部疼痛明显或腰椎骨折及术后的老年人应遵循卧位佩戴、卧位摘除，俗称“躺着戴、躺着摘”的原则，即坐起之前将腰围戴好，躺下后再脱下。翻身时应轴向翻身。

2. 佩戴腰围的松紧度以 1~2 指为宜，过紧会影响呼吸及造成皮肤受压，过松达不到腰围固定的效果。

3. 腰围中线的位置正对老年人的脊柱正中，腰围有带的一侧向外。腰围的上缘达到肋上缘，而下缘至臀裂以下。

4. 腰围佩戴期间，应注意观察腰部、脊柱、肋下缘、髂嵴等处有无皮肤压迫。

单元3　胸腰背支具使用技术

案例导入

张爷爷，70岁，患有骨质疏松症8年，2个月前不慎跌倒，导致腰椎骨折，经医院手术治疗后逐渐康复，现入住养老院，医生让张爷爷出院后穿戴胸腰背支具以限制脊柱活动，巩固治疗效果。请护理员遵医嘱为张爷爷穿戴胸腰背支具。

学习目标

1. 熟悉胸腰背支具的作用。
2. 熟悉使用胸腰背支具的适应证和禁忌证。
3. 能正确地为老年人穿戴胸腰背支具。
4. 能识别胸腰背支具佩戴的操作风险点和操作关键点，具有爱伤意识。

支具是一种置于身体外部，旨在限制身体运动，从而巩助手术治疗效果，或直接用于非手术治疗的外固定。胸腰背支具背心就像一个“硬背心”，能够限制脊柱的屈曲及旋转运动。用于胸腰椎骨折、椎间盘突出、椎体滑脱、椎体结核等疾病的辅助治疗。

一、胸腰背支具的作用

第一，胸腰背支具可限制胸腰椎的屈曲、伸展、侧屈和旋转，可以很好地保护脊椎。

第二，减轻椎体负重，避免造成骨折加重等并发症。

第三，缩短卧床时间，促进血液循环，预防肌肉萎缩等并发症。

二、使用胸腰背支具的适应证和禁忌证

1. 适应证

①脊柱（除颈椎外）急性损伤的制动保护。

②胸腰椎椎体及其软组织损伤的术后固定、保护治疗、康复训练过程中的早期站立。

③胸腰椎结核术后，腰椎椎体滑脱；胸腰椎骨折术后，限制躯干的旋转和屈伸。

2. 禁忌证

胸腰部皮肤有外伤或严重感染者。

三、胸腰背支具的结构

胸腰背支具采用中硬度高分子合成材料，由数片成型后板材构成，围长可调节，适合不同体型，能贴合胸腰椎曲线，整体前后两片式结构来矫正和稳定躯干，为脊柱提供可靠的稳定支撑作用，有效限制胸腰椎的屈曲、拉伸、侧屈和旋转（图2-29）。

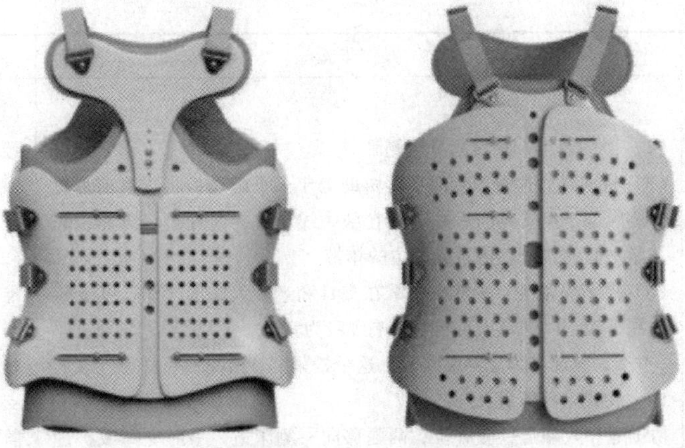

图 2-29 胸腰背支具

技能操作

胸腰背支具佩戴技术

一、操作规程

流程		操作步骤	备注
操作前准备	核对评估	（1）站在床前，身体前倾，微笑面对老年人，核对医嘱，对照床头卡核对老年人姓名、床号 （2）评估老年人的全身一般情况、疾病症状 “李爷爷好，我是您的护理员，您今天感觉怎么样？昨晚睡眠怎样？最近胃口如何？大小便正常吗？” “睡眠不是很好，腰还有些痛。” “爷爷，是因为腰部有些痛，睡眠比较浅，还是完全睡不着呢？” “能睡着，睡眠比较浅。” “爷爷，除了腰部疼，还有哪些不舒服吗？腿疼吗？” “没有。” （3）评估上下肢体活动情况 （4）评估胸腰背部皮肤情况 “爷爷，我看看您胸腰背部的皮肤情况，肩胛骨、脊柱、肋骨、髂嵴等部位的皮肤都挺好的。”	
	工作准备	（1）环境准备：房间干净、整洁，空气清新、无异味 （2）护理员准备：着装整齐，用七步洗手法洗净双手 （3）物品准备：大小合适的胸腰背支具 （4）老年人准备：平卧位，着贴身、柔软、合体的衣服	
	沟通解释	向老年人讲解佩戴胸腰背支具的目的，以取得配合 “李爷爷好，为了限制脊柱活动、促进腰椎骨折的康复，医生让您每天在下床活动时佩戴胸腰背支具，等会儿我就帮您佩戴好吗？”	态度和蔼，语言亲切

续 表

流程		操作步骤	备注
操作过程	穿胸腰背支具	(1) 协助老年人轴线翻身至侧卧位 (2) 将支具后片置于背部，再协助老年人平卧位，将支具前片置于胸腹部，使支具前后片边缘在腋中线重叠，前片边缘外露，先系紧中间的扣带，再系紧两边的扣带 (3) 调节松紧度：平放一手掌在支具和老年人胸廓之间，嘱老年人深呼吸，以老年人自觉不影响呼吸为宜 “爷爷，我现在为您穿戴支具，这个松紧度合适吗?” (4) 协助老年人起床 协助老年人翻身呈侧卧位，两腿移向一侧床边，手肘支撑或护理员协助老年人侧身起床，过程要缓慢，在床边坐起后，待无眩晕等不适时，用手支撑床沿在床边站立，稍后再走动 “爷爷，我现在协助您侧身起床，头晕吗？我们在床边坐一会儿，适应一下，您有哪里不舒服就告诉我。”	(1) 翻身时使老年人颈椎呈一条直线，并保证老年人安全、舒适 (2) 佩戴支具位置要准确，松紧度适宜，与胸腰椎的生理曲度相适应，过紧易出现支具边缘致肩胛骨或髂嵴处皮肤压伤，过松则达不到制动目的 (3) 必须掌握正确的离床活动方法，防止因脊柱受力而造成再损伤
	脱胸腰背支具	(1) 询问今天老年人穿戴支具的感受，协助老年人先坐在床边，双手支撑躯干侧卧在床上，然后两腿先后上床，协助老年人翻身由侧卧位转成仰卧位，解开尼龙搭扣，取下支具前片 “爷爷，今天戴支具的感觉还好吗？我们要上床休息了，我现在协助您脱支具。” (2) 行轴线翻身，将支具后片取出 (3) 检查肩胛骨、脊柱、肋骨、髂嵴等部位的皮肤有无潮湿、压红、破溃等情况 “爷爷，我现在为您检查一下胸腰背部的皮肤情况。”	应注意观察肩胛骨、脊柱、肋骨、髂嵴等部位有无皮肤受损情况
操作后	整理、记录	(1) 协助老年人恢复舒适体位，整理好床单位 (2) 整理用物 (3) 洗手，记录本次胸腰背支具佩戴的时间、皮肤情况、老年人反应等情况	
注意事项		(1) 必须在床上佩戴支具，将支具背心松紧度调节好后方可下床活动，上床后再将支具去除 (2) 佩戴支具位置要准确，松紧要适宜 (3) 避免支具衬垫与皮肤直接接触，支具穿在内衣的外面 (4) 佩戴时间遵医嘱执行，佩戴过程中会引起肌肉萎缩、脊柱僵硬、活动受限等后果，要在医护人员指导下进行腰背肌功能锻炼 (5) 去除支具需循序渐进，逐渐减少佩戴时间，直至完全去除支具 (6) 定时到门诊复查，一般 3 个月、半年、1 年复查，出现不适时随时门诊就医 (7) 支具保养：用温水加普通清洁剂将支具清洗干净，用毛巾拭干抚平，或平放于阴凉处晾干备用。绝不可用强清洁剂用力清洗，更不可用吹风机吹干或暴晒，以免变形。变形后易造成受力点不准，达不到固定作用，也有可能造成再次损伤而加重病情	

二、操作风险点

1. 呼吸不畅或胃部不适：与支具佩戴得太紧或佩戴腰围后在短期内进食大量食物有关。

2. 胸腰背部皮肤损伤：特别是肩胛骨、脊柱、肋骨、髂嵴等部位的皮肤易发生压力性损伤，与支具佩戴的松紧度不适、局部汗液刺激等有关。

3. 腰背部肌肉萎缩：与佩戴支具的时间太长有关。

三、操作关键点

1. 胸腰背支具应遵循卧位佩戴、卧位摘除，俗称“躺着戴、躺着摘”的原则，即坐起之前将支具戴好，躺下后再脱下。翻身时应轴向翻身。

2. 佩戴胸腰背支具的松紧度以平放一手掌在支具和老年人胸廓之间，嘱老年人深呼吸，老年人自觉不影响呼吸为宜。

3. 胸腰背支具的前后片边缘在腋中线重叠，前片边缘外露。

4. 支具佩戴期间，应注意观察肩胛骨、脊柱、肋骨、髂嵴等处有无皮肤压迫。

单元 4　膝关节可调节支具使用技术

案例导入

吴奶奶，75 岁，入住养老院 3 年，右膝骨关节炎 5 年，最近膝关节疼痛加剧、行走困难、不能上下楼梯、膝关节肿胀明显。经医院康复治疗 2 周后回养老院康复，医生让老年人出院后穿戴膝关节可调节支具以限制关节活动，保护膝关节，巩固治疗效果。请护理员遵医嘱为吴奶奶穿戴膝关节可调节支具。

学习目标

1. 熟悉膝关节可调节支具的作用。
2. 熟悉使用膝关节可调节支具的适应证和禁忌证。
3. 了解膝关节骨性关节炎的治疗方法。
4. 能正确地为老年人穿戴膝关节可调节支具。
5. 能识别膝关节可调节支具佩戴的操作风险点和操作关键点，具有爱伤意识。

膝关节骨性关节炎是最常见的中老年性关节疾病之一，一般由膝关节退行性病变、外伤、过度劳累等因素引起，是以关节软骨的变性、破坏及骨质增生为特征的慢性关节病，常并发半月板的撕裂、软骨的剥脱、韧带的松弛等病理改变。主要表现为膝关节酸痛、上下楼梯痛、跑步痛，伴有膝关节肿胀、弹响、积液等。膝关节骨性关节炎常引起膝关节畸形，最常见的是膝内翻畸形，即“O”形腿，而且畸形会随着病情的加重而加重，至行走困难。

膝关节可调节支具通过三点力线设计原理，扩充患侧膝关节间隙，调整下肢生物力线平衡，帮助恢复运动功能，从而有效缓解疼痛，提高生活质量，延长关节使用寿命。

一、膝关节可调节支具的作用

第一，保持膝关节的相应角度，进行固定。有些疾病需要膝关节固定在某一个角度，可以通过膝关节的支具，使膝关节固定在这个角度，有利于疾病的恢复和治疗。

第二，限制膝关节的活动，如膝关节出现损伤、劳损等。如果活动过多，会导致劳损加重，膝关节支具可以限制膝关节的活动，有利于疾病的治疗。

第三，对膝关节提供支撑及保护，防止二次损伤。对于膝关节稳定性较差的情况，支具的防滑绑带和侧面的连接钢条，能够有效防止胫骨和股骨发生相对旋转及外翻动作，并限制过伸对韧带产生过大张力，在自身稳定性不足的情况下通过外力将关节固定在安全的轨道上运动，同时也能避免外力所造成的二次伤害。

第四，对于膝关节术后的老年人，通过正确佩戴支具进行早期功能锻炼，循序渐进地进行膝关节肌力与活动度的训练，有利于更快、更好地恢复膝关节的功能。

二、使用膝关节可调节支具的适应证和禁忌证

1. 适应证

①膝关节韧带损伤或修复术后康复。

②半月板手术后的固定或活动限制。

③膝关节松脱、关节炎术后或骨折术后。

④膝关节及其软组织损伤的保守治疗、挛缩的预防。

2. 禁忌证

局部皮肤有外伤或严重感染者。

三、膝关节可调节支具的结构

膝关节可调节支具由舒适亲肤内衬、角度调节卡盘、长度调节键、合金固定架、魔术贴绑带等构成（图 2-30）。角度调节卡盘可调控膝盖伸直/弯曲的角度，穿戴时，卡盘应对准膝关节（图 2-31）。支具能够与人体膝关节致密组织紧密贴合，可通过长度调节键自由调整支具长短（图 2-32）。魔术贴绑带可调节松紧度（图 2-33）。支具角度的调节范围为 0°~120°，按医生对膝盖要求弯曲成各种角度，使膝关节做不同角度大小屈伸运动（图 2-34）。

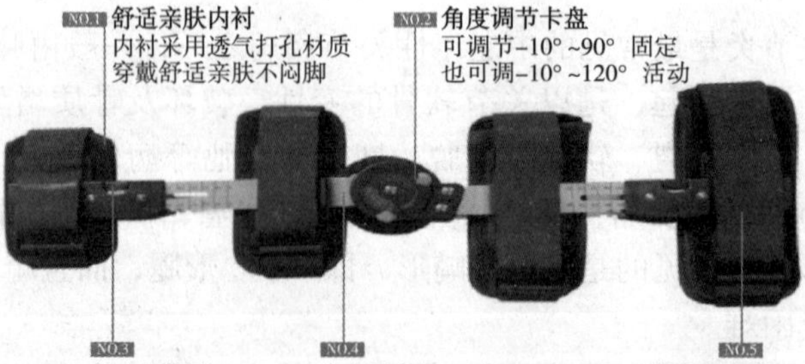

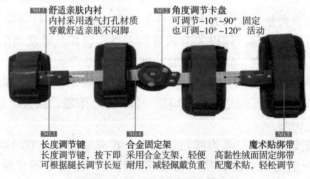

图 2-30 膝关节可调节支具结构

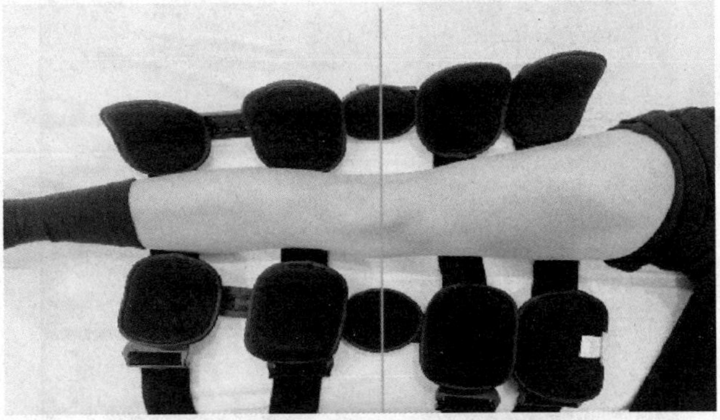

图 2-31 角度调节卡盘对准膝关节

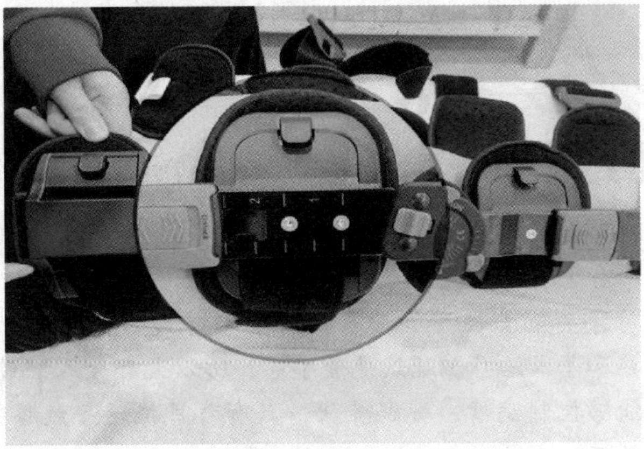

图 2-32 通过长度调节键调整支具长短

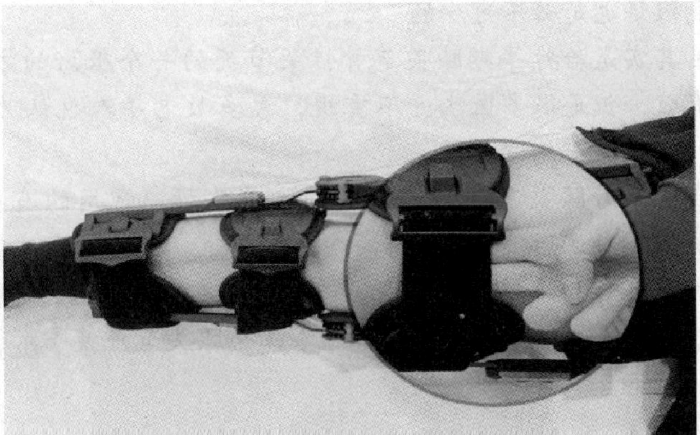

图 2-33 魔术贴绑带调节松紧度

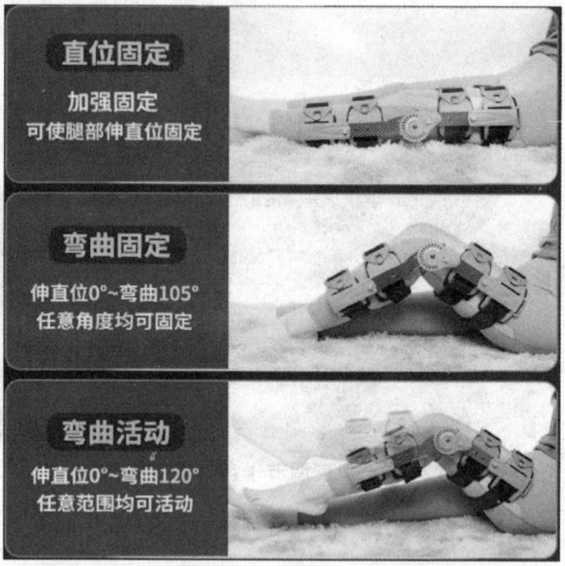

图 2-34　膝关节可调节支具角度调节范围示例

知识链接

膝关节骨性关节炎的治疗方法

目前国内外针对膝关节骨性关节炎多采用金字塔式的阶梯治疗，包括功能锻炼、支具辅助、药物对症和手术治疗。既然是金字塔，所以大部分人经过保守的功能锻炼、支具、药物等治疗能够控制病情，缓解症状，只有盲目拖延导致膝关节磨损增生较为严重者才需要手术治疗。

功能锻炼主要是通过增强膝关节周围肌肉的力量，改善关节活动度，从而缓解或者消除关节的疼痛，越是早期的老年人越有效；即使是膝关节骨性关节炎的后期甚至是手术以后，功能锻炼也是必不可少的。

佩戴矫形支具其实是治疗早期膝关节骨性关节炎的一个很好的方法，通过支具来改变力线，简单有效，但是很多医生并不重视，大多数老年人也认为小题大做，或者是感觉不好意思，故很少人愿意使用。

药物治疗是我国治疗膝关节骨性关节炎的主要手段，常用的有中药的内服外用、非甾体抗炎药、关节腔内注射玻璃酸钠等。

手术治疗针对保守治疗无效的老年人，手术方案的选择因病情而异，包括关节镜下关节清理手术、截骨手术、单髁置换手术及人工全膝关节置换手术等。

技能操作

膝关节可调节支具佩戴技术

一、操作规程

流程		操作步骤	备注
操作前准备	核对评估	(1) 站在床前，身体前倾，微笑面对老年人，核对医嘱，对照床头卡核对老年人姓名、床号 (2) 评估老年人的全身一般情况、疾病症状 “吴奶奶好，我是您的护理员，您今天感觉怎么样？昨晚睡眠怎样？最近胃口如何？大小便正常吗？” “睡眠不是很好，右膝盖还有些痛。” “奶奶是因为右膝盖有些痛，睡眠比较浅，还是完全睡不着呢？” “能睡着，睡眠比较浅。” “奶奶，除了右膝盖疼，还有哪些不舒服吗？” “没有。” (3) 评估上下肢体活动情况 (4) 评估右下肢皮肤情况 “奶奶，我看看您右下肢的皮肤情况，右膝关节、大腿、小腿、脚踝等部位的皮肤都挺好的。”	
	工作准备	(1) 环境准备：房间干净、整洁，空气清新、无异味 (2) 护理员准备：着装整齐，用七步洗手法洗净双手 (3) 物品准备：大小合适的膝关节可调节支具 (4) 老年人准备：平卧位，着贴身、柔软、合体的裤子	
	沟通解释	向老年人讲解佩戴膝关节可调节支具的目的，以取得配合 “吴奶奶好，为了缓解膝关节的疼痛、促进膝关节的康复，医生让您佩戴膝关节支具，等会儿我帮您佩戴好吗？”	态度和蔼，语言亲切
操作过程	穿膝关节可调节支具	(1) 协助老年人取床上平卧位 (2) 将支具展开放于患腿下，角度调整器对准膝关节 (3) 调整大腿及小腿支架的长度 (4) 扣上绑带，调整绑带的松紧度，以两指为宜 (5) 遵医嘱调节合适的角度 “吴奶奶，我现在为您穿戴支具，这个松紧度合适吗？这个角度合适吗？” (6) 协助老年人起床活动 协助老年人侧身起床，过程要缓慢，在床边坐起后，待无眩晕等不适时，用手支撑床沿在床边站立，稍后再走动 “奶奶，我现在协助您侧身起床，头晕吗？我们在床边坐一会儿，适应一下，您有哪里不舒服就告诉我。”	(1) 佩戴支具位置要准确，松紧度适宜 (2) 支具角度的调节应严格遵医嘱

续 表

流程		操作步骤	备注
操作过程	脱膝关节可调节支具	(1) 询问今天老年人穿戴支具的感受，协助老年人上床，取平卧位，解开绑带 “吴奶奶，今天戴支具的感觉还好吗？按照医嘱，我们今天佩戴的时间已经够了，我现在协助您脱支具。” (2) 为老年人取下支具 (3) 检查膝关节内外侧、大腿、小腿等部位的皮肤有无潮湿、压红、破溃等情况 “奶奶，我现在为您检查一下腿部的皮肤情况。”	(1) 支具佩戴的时间应严格遵医嘱 (2) 应注意观察膝关节内外侧、大腿、小腿等部位有无皮肤受损情况
操作后	整理、记录	(1) 协助老年人恢复舒适体位，整理好床单位 (2) 整理用物 (3) 洗手，记录本次膝关节支具佩戴的时间、皮肤情况、老年人反应等情况	
注意事项		(1) 佩戴支具位置要准确，松紧要适宜，支具佩戴过紧会导致血液循环较差，应及时调整 (2) 支具调节的角度与佩戴时间应严格遵医嘱执行，佩戴时间过长易产生依赖，进而影响膝关节的稳定性及灵活性 (3) 使用过程中如出现下肢疼痛、麻木、肿胀加剧等情况，需要注意是否压迫伤口 (4) 如出现过敏性皮疹等不适，及时就医，谨遵医嘱	

二、操作风险点

1. 下肢疼痛、麻木、肿胀等：与支具佩戴得太紧，导致血液循环较差有关。

2. 局部皮肤损伤：特别是膝关节内外侧、大腿、小腿等部位的皮肤易发生压力性损伤，与支具佩戴的松紧度不适、局部汗液刺激等有关。

3. 下肢肌肉萎缩：与佩戴支具的时间太长有关。

三、操作关键点

1. 膝关节可调节支具佩戴的位置要正确，角度调整器应对准膝关节。

2. 佩戴膝关节可调节支具的松紧度以两指为宜。

3. 支具调节的角度与佩戴时间应严格遵医嘱执行。

4. 支具佩戴期间，应注意观察膝关节内外侧、大腿、小腿等处有无皮肤压迫。

单元5　关节置换术后康复训练

案例导入

张爷爷，76岁，于1个月前不慎摔倒，伤及左髋部，当即疼痛难忍，不敢活动。无昏迷、心悸，无恶心、呕吐，诊断为“左侧股骨颈骨折”入院。15天前行“左侧全髋关节置换术”。医生让张爷爷出院后进行关节活动训练，请护理员遵医嘱对其进行关节活动训练。

学习目标

1. 掌握关节置换术后功能障碍的表现和关节置换术后功能训练的原则。

2. 熟悉关节置换术功能训练的适应证和禁忌证。

3. 了解关节功能锻炼方法新进展。

4. 能正确地进行髋关节功能锻炼。

5. 能识别关节功能锻炼的操作风险点和操作关键点，体现节力原则，具有爱伤意识。

关节置换术是指用人造关节通过外科手术植入人体内，以代替患病关节的功能，减轻疼痛，达到维持关节功能的目的。临床上人工关节置换术主要用于终末期关节疾病。髋关节置换术是人工关节置换术中最常见的手术之一，随着医疗技术的不断进步，陆续出现了肩关节、肘关节、腕关节、膝关节、踝关节、手指关节和脚趾关节等关节置换术。由于老年人术后可能会存在疼痛、假体松动、栓塞病、感染、异位骨化等功能障碍及并发症，做好术前、术后的康复指导工作十分重要。手术后的康复指导主要目的是训练和加强关节周围肌群的力量，达到重建关节稳定性的作用，改善置换后关节的活动范围，保证重建关节的良好功能。

一、关节置换术后功能障碍的表现

关节置换术后功能障碍是指因关节活动范围减少或运动无力，而不能满足正常功能需要的情况，主要表现为患侧关节力量不足、关节活动度受限、肌力减退、关节功能障碍，通过功能锻炼则可获得缓解。

二、关节置换术后功能训练的原则

1. 无痛原则

出现运动疼痛时，可改为助力运动或被动运动。

2. 循序渐进

运动强度由小到大，动作由简单到复杂，时间由短到长。

3. 观察反应

注意观察对象有无不良反应，如头晕、心悸，若出现不适，暂停锻炼。

4. 锻炼顺序

当同一肢体术后关节均需活动度锻炼时，一般可按照从大关节到小关节，从近端向远端的顺序逐个关节或数个关节一起训练。

5. 主动参与

鼓励照顾对象主动参与，可采取多种不同的训练方式，以增加训练的趣味性。

6. 避免损伤

训练中应注意避免损伤及其他意外伤害。

三、关节置换术后功能训练的适应证和禁忌证

1. 适应证

（1）髋关节置换术

主要适用于以下疾患导致髋关节功能严重丧失、伴有严重疼痛且通过严格保守治疗不能缓解的老年人。

①关节炎：骨性关节炎、类风湿关节炎。

②缺血性坏死：骨折、脱位性坏死、特发性坏死。

③骨折或脱位：髋臼骨折、股骨近端骨折或髋脱位等。

④其他：髋关节不稳定、畸形、强直性脊柱炎、骨肿瘤。

（2）全膝关节置换术

适应证包括严重的关节疼痛、不稳、畸形等所致膝关节功能缺损或残疾，经保守治疗无效者。

①膝关节的各种炎症性关节炎：骨性关节炎、类风湿关节炎。

②部分创伤性关节炎。

③骨肿瘤等。

2. 禁忌证

①全身感染败血病、神经源性疾病。

②膝关节炎周围肌肉瘫痪、局部和全身关节的任何活动性感染。

四、关节置换术后功能训练的方法

关节置换术后功能训练包括髋关节、膝关节的关节功能训练。

知识链接

上下肢关节康复器

持续被动运动仪（CPM）又被称为持续被动运动机，或连续关节被动活动仪。它通过模拟人体自然运动，使关节按照预设好的角度和速度，进行持续的被动运动。

在使用过程中，不需要老年人相关部位的肌肉用力，但可以使运动的关节得到反复锻炼。CPM是一种新的生物学概念，即在连续被动活动作用下加速关节软骨以及周围的韧带和肌腱的愈合和再生。

持续被动运动仪具有以下特点：

1. 促进局部血液循环。
2. 促进关节代谢和营养。
3. 促进关节软骨及周围组织的修复。
4. 刺激骨原细胞向关节软骨分化。
5. 保持关节活动度，防止纤维挛缩和松懈粘连。

技能操作

髋关节置换术后康复训练

髋关节是人体所有关节当中最深、最凹陷的关节，是比较典型且相对完整的凹形与球形相结合的关节结构。整个上半身加上胯骨的重量，全部都由髋关节支撑。髋关节一旦受损，对人们的生活会造成很大影响，髋关节的锻炼包括髋关节前屈、后伸、内收、外展。

一、操作规程

流程		操作步骤	备注
操作前准备	核对评估	（1）站在床前，身体前倾，微笑面对老年人，核对医嘱，对照床头卡核对老年人姓名、床号 （2）评估老年人的意识状态及配合程度。意识障碍、配合差者，采用被动锻炼方式进行功能锻炼。意识清楚、配合好者，采用主动锻炼方式进行功能锻炼 （3）评估下肢肌力。肌力0~2级者以被动锻炼为主，再以护理员协助的方式进行；3级以上者可采用主动活动锻炼方法 “张爷爷好，我是您的护理员，您现在感觉怎么样？有没有感到髋关节疼痛或者有什么不舒服的地方？” “没有不舒服。” “现在，我来给您做髋关节置换术后康复训练，有助于防止关节的粘连，为后期关节活动做准备，治疗过程中如有任何的不适，请您及时反馈，可以吗？” “好的。”	过程中如老年人出现疼痛应立即停止
	工作准备	（1）环境准备：房间干净、整洁，空气清新、无异味 （2）护理员准备：着装整齐，用七步洗手法洗净双手，戴口罩 （3）物品准备：软枕、T形枕 （4）老年人准备：卧位，着宽松衣物	
	沟通解释	（1）向老年人讲解训练的目的以取得配合 “您好，张爷爷，为了提高您的运动能力，现在开始髋关节置换术后康复训练，可以吗？” （2）再次核对房间号、床号、姓名、性别 （3）请老年人放轻松，不要紧张	态度和蔼，语言亲切
操作过程	训练过程	手术当天 （1）老年人取仰卧位，抬高整个下肢或垫薄枕至足跟，在髋关节无旋转的情况下，取轻度外展位（20°~30°），在双腿之间安放避免髋内收的T形枕 （2）踝泵运动：老年人有节奏地进行踝关节的屈、伸运动，在屈	（1）正常髋关节活动度：屈曲0°~125°，伸展0°~15°/30°，内收、外展0°~45°，内旋、外旋0°~45°

续 表

流程		操作步骤	备注
操作过程	训练过程	曲位和背伸位各停留5秒 (3) 踝旋转：活动踝部先向另一足方向转，再向相反方向外转，每组5个 (4) 髋关节被动活动：老年人取仰卧位，护理员或家属一手握住踝关节，双手同时往头顶方向推至髋关节屈曲，再恢复至起始位。每组10个，手术当天要求做2组	注意：髋关节被动活动屈曲不超过90° (2) 被动活动肩关节时，避免活动范围过大 (3) 操作过程随时观察病情变化及与老年人沟通有无不适。如有各种管路，需妥善固定，以免脱出
		手术后一周 (1) 股四头肌等长收缩：老年人取仰卧位，绷紧大腿前侧肌肉，将膝盖往下压紧床面，保持10秒，再缓慢放松，每组10个，上、下午各2组 (2) 直腿抬高训练：老年人取仰卧位，患侧下肢在伸膝状态下，将大腿抬离床面20~30厘米，终末端保持5秒，再恢复至起始位，每组10个，上、下午各2组 (3) 桥式运动：老年人取仰卧位，双膝下肢屈膝90°，缓慢将臀部从床面抬离，终末端保持5秒，再恢复至起始位，每组10个，上、下午各2组	训练过程中老年人出现疼痛应立即停止
操作后	整理、记录	(1) 协助老年人恢复舒适体位，整理好床单位 (2) 整理用物。洗手，记录本次锻炼情况 (3) 操作后严密监测老年人生命体征、活动部分的皮温和颜色改变，以及关节活动度、疼痛或运动质量的改变 (4) 评定治疗反应，必要时调整训练方案	
注意事项		(1) 被动锻炼时，护理员动作要轻柔。用力适度，每个动作都每组10个，上、下午各2组，根据照护对象的体力适当调整 (2) 锻炼过程中，要注意观察活动部位的皮温、颜色、关节疼痛与否，如局部红肿、疼痛应该暂停锻炼 (3) 护理员辅助训练时应注意关键部位，如各关节部位 (4) 鼓励主动训练，训练过程中应注意保护关节，防止损伤	

二、操作风险点

1. 关节活动范围过大导致损伤：老年人意识不清时，被动活动肢体超出了其所能承受的范围。

2. 关节活动范围不足：护理员未掌握各关节的活动范围或担心活动范围过大导致损伤，不敢进行大范围的关节活动。

三、操作关键点

1. 操作时应遵循循序渐进的原则，与肌力训练同步进行。

2. 关节活动时要达到老年人能够承受的最大角度后维持数秒。每个动作可重复10~40次，每天2~3次。

3. 每个关节要进行全方位的关节活动，遵循节力原则，动作轻柔，防止动作粗暴。

单元6　穿戴假肢训练

案例导入

周奶奶，61岁，3个月前因车祸意外导致左侧肢体截肢，心理上一度接受不了，非常自卑，也曾自暴自弃。养老院举办“让截肢老年人重新站起来”活动，周奶奶似乎看到了光明，希望能参与到此活动中来。请护理员指导周奶奶穿戴假肢训练。

学习目标

1. 掌握截肢老年人的康复训练的条件和康复训练的原则。

2. 能为老年人正确地进行假肢的穿脱。

3. 能识别穿戴假肢训练的操作风险点和操作关键点，体现节力原则，具有爱伤意识。

截肢是将已失去生存能力、危及老年人生命安全或已失去生理功能的肢体切除，以挽救老年人生命，其中经关节平面的截肢称为关节离断。通过残肢训练和安装假肢以代偿失去肢体的功能，提高老年人的生活质量，使其早日重返家庭，回归社会。

一、截肢老年人康复训练的条件

残肢成熟定型是最基本的条件，此时残肢已无肿胀，皮下脂肪减少，残肢肌肉不再继续萎缩，临时假肢连续应用2周以上残肢无变化，接受腔与残肢适配良好，不需要再修改接受腔。

二、截肢老年人康复训练的原则

1. 保持合理的残肢体位

保持合理的残肢体位，避免发生关节挛缩，尤其是下肢穿戴假肢后残肢体位的摆放。

2. 残肢皮肤的护理

截肢术后残肢的皮肤应保持清洁、干燥，防止皮肤擦伤、汗疹。

3. 循序渐进

运动强度由小到大，动作由简单到复杂，时间由短到长。

4. 主动参与

鼓励老年人主动参与，可采取多种不同的训练方式，以增加训练的趣味性。

5. 避免损伤

训练中应注意避免损伤及其他意外伤害。

知识链接

假肢技术

假肢也称“义肢”，是供截肢者使用以代偿缺损肢体部分功能的人造肢体，有上肢假肢和下肢假肢。多用铝板、木材、皮革、塑料等材料制作，其关节采用金属部件，现在假肢多使用钛合金和碳素纤维材料。

随着人类寿命的延长和临床医学、康复医学的发展，对假肢矫形器的技术要求越来越高，假肢矫形器是康复医学、康复工程的一部分，假肢矫形器装配更需要由老年人、临床医生、假肢矫形器师、康复师等构成的团队协作完成。只有这样，假肢矫形器的研制和应用才能继续发展，继续提高。

假肢的主要功能是帮助老年人恢复正常四肢的功能及形态。对于因截肢而造成的肢体缺损的病患，安装假肢能够在一定程度上补偿其残损肢体的功能，进而减轻其功能障碍，提高生活质量及生活独立性。

技能操作

穿戴和使用假肢的训练

一、操作规程

流程		操作步骤	备注
操作前准备	核对评估	（1）站在床前，身体前倾，微笑面对老年人，核对医嘱，对照床头卡核对老年人姓名、床号 （2）评估老年人的意识状态及配合程度。意识障碍、配合差者，采用被动锻炼方式进行功能锻炼。意识清楚、配合好者，采用主动锻炼方式进行功能锻炼 （3）评估下肢肌力。肌力 0~2 级者以被动锻炼为主，由护理员协助的方式进行；3 级以上者可采用主动活动锻炼方法 “周奶奶好，我是您的护理员，您现在感觉怎么样？有没有感到截肢疼痛或者有什么不舒服的地方？” “没有不舒服。” “现在，我来给您做假肢的穿脱训练，有助于您恢复一定的生活自理和工作能力，训练过程中如有任何的不适，请您及时反馈，可以吗？” “好的。”	训练过程中，如老年人出现疼痛应立即停止

续 表

流程		操作步骤	备注
操作前准备	工作准备	(1) 环境准备：房间干净、整洁，空气清新、无异味 (2) 护理员准备：着装整齐，用七步洗手法洗净双手，戴口罩 (3) 物品准备：假肢矫正具 (4) 老年人准备：坐位或卧位，着宽松衣物	
	沟通解释	(1) 向老年人讲解穿戴和使用假肢训练的目的以取得配合 “您好，周奶奶，为了提高您的生活自理能力，现在开始穿戴假肢训练，可以吗？” (2) 再次核对房间号、床号、姓名、性别 (3) 请老年人放轻松，不要紧张	态度和蔼，语言亲切
操作过程	假肢训练	(1) 索控式上肢假肢使用训练 ①屈肩控制动作：屈肩控制动作是以残侧患肢肩部前屈和健侧肩部相对运动形成的。动作范围小，可与屈臂动作合力控制开手 ②提肩控制动作：屈肘机构的开锁动力源是残肢侧的肩部上提运动。在残侧肩上提时，健侧肩部必须保持静止，作为牵引索一端的支点，当残侧提肩时产生移位 ③上臂屈曲控制动作：上臂残肢的前屈运动是操纵上臂假肢的主要动力源，老年人前屈上臂时，肩部应该保持相对静止，才能形成操纵假肢的牵引位移 ④上臂伸展控制动作：由上臂的后伸与同侧肩部的前屈结合形成，该动作作为操纵屈肘的动力源，也可用这个动作控制假手的张开 ⑤前臂旋前、旋后控制动作：前臂残肢的旋前旋后控制用于采用特性铰链的腕离断假肢的控制，还可控制旋转机构，将前臂的旋前、旋后动作作为开手的动力源 (2) 假肢穿脱训练 ①大腿假肢穿脱训练：穿假肢时，老年人取坐位，假肢接受腔和大腿残肢要涂抹滑石粉，再用丝绸布将残肢包裹上，将接受腔阀门打开，站立位，将假肢垂直插入接受腔，将丝绸布的尾端从接受腔底部的孔内拉出，使残肢完全伸入接受腔，与接受腔全面接触，然后盖上阀门，拧紧。穿好后，老年人平行站立，检查假肢穿着是否合适，如有不适，需要重新穿戴。脱假肢时，老年人取坐位，将接受腔的阀门打开取下假肢即可 ②小腿假肢穿脱训练：穿假肢时，残肢端先套上一层薄的尼龙袜套，然后再套上软的接受腔套，为便于穿上假肢，要在软接受腔的外面再套上一层薄的尼龙袜套，然后将残肢穿入接受腔，同时要求残肢和接受腔全面接触，站立让残肢到位即可。脱假肢时，双手握住假肢，同时用力向下拽，将残肢拉出即可 (3) 下肢假肢使用训练 ①站立平衡训练：老年人站立于平行杠内，开始时先用双手扶杠反复练习侧方重心转移，体会假肢承重的感觉和用假肢负重的控制方法。然后，练习双手不扶杠的患侧负重、单腿平衡等	训练过程中要告诉老年人假肢的功能、能做什么、不能做什么。因人而异制订康复计划，由易到难，培养老年人坚持训练的毅力，发挥老年人特长，使老年人熟练掌握操纵假肢方法

续 表

流程		操作步骤	备注
操作过程	假肢训练	②步行训练：开始步行训练时在平行杠内进行，要求平行杠的长度在 6 米以上。在平行杠一侧放置姿势矫正镜，用于观察训练时的姿势。另外需要助行器，如手杖、腋杖、助行支架。 a. 假肢迈步训练：将假肢退后半步，使假肢负重，在假肢脚尖触及地面的状态下，将重心移向健侧肢体，迈出假肢，使足跟落在健肢足尖前面；为使膝关节保持伸直位，臀大肌要用力收缩，防止打软腿，让老年人注意体会用力屈曲残肢使小腿摆出和膝关节伸展时的感觉。 b. 健肢迈步训练：将健肢后退半步，使健肢完全承重，将重心移向假肢侧，腰部挺直迈出假肢，迈步距离尽量大些，提起假肢根部，使脚尖部位负重，弯曲假肢膝关节。健肢迈步训练的重点是通过大幅度地迈出健肢来伸展截肢侧的髋关节，老年人要注意掌握假肢后蹬时的感觉。 c. 交替迈步训练：借助手杖或在平行杠内进行交替迈步训练，残肢要向正前方摆出。此外在假肢支撑期中，要使骨盆在假肢上方水平移动，若能保持骨盆水平，上体就不会向假肢侧倾斜。因此，尽量使双脚之间的步宽尽量减少 ③上下台阶步行训练：上台阶训练时，健侧先上，假肢轻度外展迈向台阶，接着健肢迈上更上一层；下台阶训练时，假肢先下，躯干稍向前弯曲，重心前移，接着健肢下一台阶 ④上下坡道步行训练：上下坡道训练分直行和侧行，基本方法相似，侧行较为安全。上坡时健肢迈出一大步，假肢向前跟一小步，身体稍向前倾，为了防止脚尖触地，假肢膝关节屈曲角度稍大，残端压向接受腔后壁；下坡时先迈假肢，防止假肢膝关节部位突然折屈，注意残端后伸，假肢迈步步幅要小，迈出健肢时，假肢残端应压向接受腔的后方，健肢在前尚未接触地面时，不能将上体的重心从假肢移走 ⑤跨越障碍物训练：跨越障碍物时，假肢承重，健肢先跨越，然后健肢承重，身体稍前倾，假肢腿膝关节屈曲，带动假肢跨越	
操作后	整理、记录	（1）协助老年人恢复舒适体位，整理好床单位 （2）整理用物。洗手，记录本次锻炼情况 （3）操作后严密监测老年人生命体征、活动部分的皮温和颜色改变以及关节活动度、疼痛或运动质量的改变 （4）评定训练反应，必要时调整训练方案	
注意事项		（1）保持适当的体重，体重增减超过 3 千克就会引起接受腔的过紧或过松，使接受腔变得不适合。体重越大耗能越大，因此保持适当的体重是非常重要的 （2）防止残肢肌肉萎缩，预防残肢肌肉萎缩是十分重要的，但是残留部分肌肉容易被忽略，就会引起持续性萎缩，对截肢的接受腔不利 （3）防止残肢肿胀及脂肪沉积 （4）保持残肢皮肤和假肢接受腔清洁，防止残肢端皮肤发生红肿、肥厚、角化、溃疡等。残肢套袜要经常清洗，接受腔也要经常清洗，保持残端皮肤清洁干燥	

二、操作风险点

1. 假肢穿戴问题：老年人因穿戴不娴熟，稳定性能差，存在安全问题。

2. 关节活动问题：在假肢穿戴训练过程中，老年人出现各种原因导致的关节、肌肉疼痛，应立即停止训练。

三、操作关键点

1. 操作时应遵循循序渐进的原则，与肌力训练同步进行。

2. 操作前老年人选择合适的假肢，使残肢完全在接受腔。

思政课堂　　思维导图

模块三　认知功能障碍康复服务技术

课程十　认知症康复环境应对

扫码查看

课程资源

案例导入

孙奶奶来到某综合服务中心求助：她表示家中罹患认知症的老伴不幸遭遇了中风，左脚行动不便，平衡力差，站立需要搀扶或固定物件支撑。子女工作忙，与其分开居住，照顾老伴这一重担落在孙奶奶一人身上，老伴的穿衣、洗澡、做饭等问题成为重重难题，对于自己来说也是一个巨大的挑战，她还曾在搀扶老伴时跌倒受过伤。自己深感无助，希望能得到护理员的帮助。请护理员帮助孙奶奶及其老伴改善居家环境。

学习目标

1. 掌握认知症老年人居室空间布局适老化设计要素。
2. 掌握从“视、听、嗅”三个方面调整认知症老年人的居住环境。
3. 熟悉认知症老年人容易出现的居家安全问题及解决措施。
4. 能及时发现居住环境中存在的问题并进行改造设计，为老年人创造宜居环境。

一、认知症老年人容易出现的居家安全问题及解决措施

认知症老年人在日常照护中，许多问题往往容易被我们忽视，如误吸和误服、跌倒、走失、自伤、烫伤、激越行为。

1. 误吸和误服

①认知症老年人由于疾病本身特点及随着年龄的增加，咽喉部位的知觉功能减退，协调功能不良，吞咽反射降低，减弱了异物进入气道的反射性动作，容易发生误吸和误服。

②解决措施：选择合适的食物，食物要切碎，易于老年人咀嚼和吞咽；进食不宜过快、过急；进食后，保持坐位或半卧位30分钟以上；进食过程中不要与老年人交谈，避免引起误吸、咳嗽等不适；将不可食用的物品放置在隐蔽处；加强药品管理，防止发生药物误服。

2. 跌倒

①认知症老年人由于反应迟缓，肢体协调功能减弱，视力、听力下降，平衡功能减退，思维紊乱，兴奋、冲动、易激惹等原因，很容易跌倒，各种不安全的设备也是引起老年人摔伤的危险因素。

②解决措施：稳定情绪，满足其合理需求；居住设施、设备应便于老年人行动；居家环境整洁、舒适、安全标志醒目。

3. 走失

①认知症老年人因记忆功能受损，尤其是中、重度认知症老年人，定向力出现障碍，外出找不到住所，叫不出亲人的名字，甚至忘记自己的姓名、年龄等，因此单独外出容易迷路或走失。

②解决措施：加强对老年人的管理，避免老年人单独外出；家属要在老年人衣兜内放置“名片”，写清老年人姓名、疾病、家庭住址、联系电话等，一旦老年人迷路，便于被人发现、送回。

4. 自伤

①认知症老年人心理脆弱，丧失自理能力，为了不给家人增加负担，很容易发生自伤、自杀事件，而有的老年人则会受抑郁、幻觉或妄想的支配，下意识地出现自伤、自杀行为。

②解决措施：照护者及家人要进行全面照顾，严密观察，随时发现可疑动向，及时排除老年人可能自伤、自杀的危险因素，保管好利器、药物等危险品。

5. 烫伤

①认知症老年人由于感觉知觉减退、反应迟钝、行动不便等在使用热水袋时容易引起烫伤，陪护人员对热水袋使用知识的缺乏也是重要原因之一。

②解决措施：洗澡前调节好水温；使用热水袋温度不得超过50℃，外加布套；不要让失智老年人独自去倾倒热水；应避免失智老年人饮用、进食高温饮食；管理好吸烟火种。

6. 激越行为

①对于认知症老年人而言，由于脑细胞的死亡和认知功能的逐渐下降，老年人的记忆力、判断力、控制力发生紊乱，这些都使其对环境产生错觉，出现幻觉以及激越行为等症状。

②解决措施：不应表现出厌烦情绪，而应耐心倾听、引导；了解老年人的兴趣和爱好，鼓励其参加喜欢的活动或体育运动；做好老年人生活环境的安全管理工作，引导老年人学会控制情绪，或鼓励其以语言的方式表达或发泄情绪。

二、认知症老年人居室空间布局适老化设计要素

1. 门厅

门厅在住宅中所占面积虽然不大，但使用频率较高。老年人外出或回家时，往往要在门厅完成许多动作，例如换鞋、穿衣、拿钥匙、转换轮椅等。因此，门厅的各个功能须安排得紧凑有序，保证老年人的动作顺畅、安全。

2. 起居室

起居空间是老年人进行家庭活动（如待客、与家人交流）和休闲娱乐（如种植、健身、欣赏室外景观）的主要场所。在设计时，应符合老年人作为“社会人”的心理需求，展示其兴趣爱好和活动能力，并促进老年人和亲友以及外界环境之间的交流（图3-1）。

3. 厨房

细致周到的厨房设计是老年人实现自主生活的基础。对于基本能够自理的老年人来说，做饭、吃饭是日常的主要活动之一，在厨房中停留的时间也相对较长。厨房空间设计的重中之重是确保老年人能够安全、独立地进行操作活动；要做到省力、高效，支持老年人完成力所能及的活动，从而使老年人获得自主生活的信心（图3-2）。

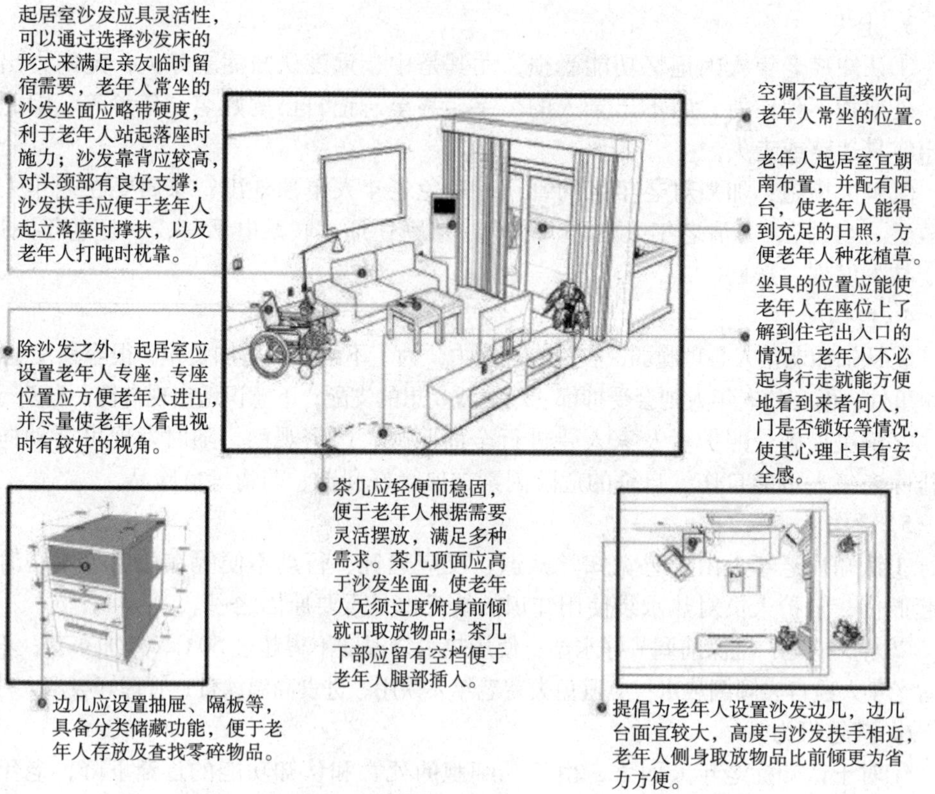
起居室沙发应具灵活性，可以通过选择沙发床的形式来满足亲友临时留宿需要，老年人常坐的沙发坐面应略带硬度，利于老年人站起落座时施力；沙发靠背应较高，对头颈部有良好支撑；沙发扶手应便于老年人起立落座时撑扶，以及老年人打盹时枕靠。
空调不宜直接吹向老年人常坐的位置。
老年人起居室宜朝南布置，并配有阳台，使老年人能得到充足的日照，方便老年人种花植草。
坐具的位置应能使老年人在座位上了解到住宅出入口的情况。老年人不必起身行走就能方便地看到来者何人，门是否锁好等情况，使其心理上具有安全感。
除沙发之外，起居室应设置老年人专座，专座位置应方便老年人进出，并尽量使老年人看电视时有较好的视角。
茶几应轻便而稳固，便于老年人根据需要灵活摆放，满足多种需求。茶几顶面应高于沙发坐面，使老年人无须过度俯身前倾就可取放物品；茶几下部应留有空档便于老年人腿部插入。
边几应设置抽屉、隔板等，具备分类储藏功能，便于老年人存放及查找零碎物品。
提倡为老年人设置沙发边几，边几台面宜较大，高度与沙发扶手相近，老年人侧身取放物品比前倾更为省力方便。

图 3–1　起居室的设计要点

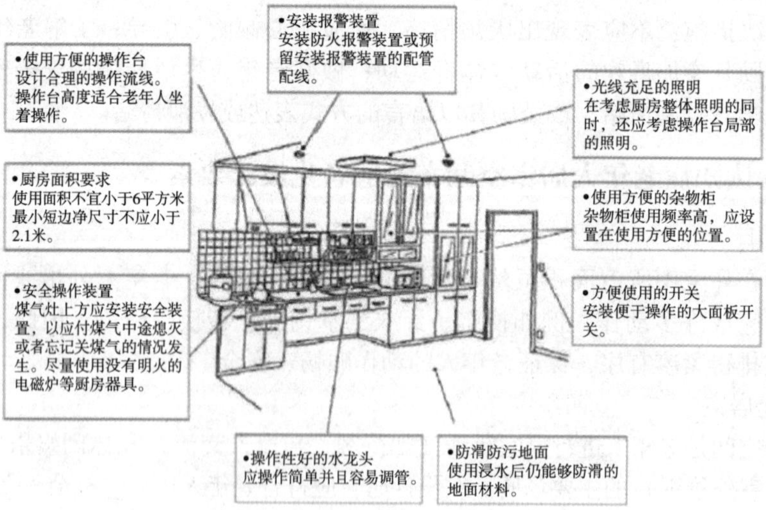
•安装报警装置
安装防火报警装置或预留安装报警装置的配管配线。
•使用方便的操作台
设计合理的操作流线。操作台高度适合老年人坐着操作。
•光线充足的照明
在考虑厨房整体照明的同时，还应考虑操作台局部的照明。
•厨房面积要求
使用面积不宜小于6平方米
最小短边净尺寸不应小于2.1米。
•使用方便的杂物柜
杂物柜使用频率高，应设置在使用方便的位置。
•安全操作装置
煤气灶上方应安装安全装置，以应付煤气中途熄灭或者忘记关煤气的情况发生。尽量使用没有明火的电磁炉等厨房器具。
•方便使用的开关
安装便于操作的大面板开关。
•操作性好的水龙头
应操作简单并且容易调管。
•防滑防污地面
使用浸水后仍能够防滑的地面材料。

图 3–2　厨房的设计要点

4. 卧室

老年人怕冷喜阳，卧室宜布置在南向，使光线能尽量照射到床上。卧室在老年人住宅中除了常规的睡眠功能外，往往还会加进许多其他活动（如阅读休闲、看电视、做家务等）。尤其对于卧床老年人而言，卧室更成为日常生活的主要场所。

5. 阳台

阳台之所以在老年人的日常生活中不可或缺，在于其不但是老年人晒太阳、锻炼健身、休闲娱乐以及收存杂物的场所，更为老年人培养个人爱好，展示自我，与外界沟通搭建了平台（图 3-3）。

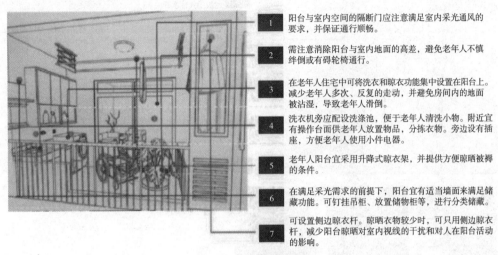

1 阳台与室内空间的隔断门应注意满足室内采光通风的要求，并保证通行顺畅。
2 需注意消除阳台与室内地面的高差，避免老年人不慎绊倒或有碍轮椅通行。
3 在老年人住宅中可将洗衣和晾衣功能集中设置在阳台上。减少老年人多次、反复的走动，并避免房间内的地面被沾湿，导致老年人滑倒。
4 洗衣机旁应配设洗涤池，便于老年人清洗小物。附近宜有操作台面供老年人放置物品，分拣衣物。旁边设有插座，方便老年人使用小件电器。
5 老年人阳台宜采用升降式晾衣架，并提供方便晾晒被褥的条件。
6 在满足采光需求的前提下，阳台宜有适当墙面来满足储藏功能。可钉挂吊柜、放置储物柜等，进行分类储藏。
7 可设置侧边晾衣杆。晾晒衣物较少时，可只用侧边晾衣杆，减少阳台晾晒对室内视线的干扰和对人在阳台活动的影响。

图 3-3 阳台的设计要点

6. 餐厅

餐厅在老年人的日常生活中使用频率较高，一日三餐是老年人生活中十分重要的组成部分。除备餐、吃饭外，老年人往往还会利用餐桌的台面进行一些家务、娱乐活动，例如择菜、打牌等。因此，餐厅成了一个与起居室同等重要的公共活动场所（图 3-4）。

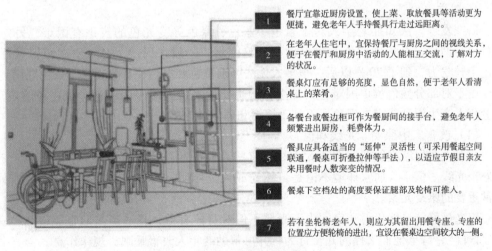

1 餐厅宜靠近厨房设置，使上菜、取放餐具等活动更为便捷，避免老年人手持餐具行走过远距离。
2 在老年人住宅中，宜保持餐厅与厨房之间的视线关系，便于在餐厅和厨房中活动的人能相互交流，了解对方的状况。
3 餐桌灯应有足够的亮度，显色自然，便于老年人看清桌上的菜肴。
4 备餐台或餐边柜可作为餐厨间的接手台，避免老年人频繁进出厨房，耗费体力。
5 餐具应具备适当的"延伸"灵活性（可采用餐起空间联通，餐桌可折叠拉伸等手法），以适应节假日亲友来用餐时人数突变的情况。
6 餐桌下空档处的高度要保证腿部及轮椅可推入。
7 若有坐轮椅老年人，则应为其留出用餐专座。专座的位置应方便轮椅的进出，宜设在餐桌边空间较大的一侧。

图 3-4 餐厅设计要点

7. 卫生间

卫生间是老年人住宅中不可或缺的功能空间，其特点是设备密集，空间有限，使用频率高，容易出现安全隐患。老年人如厕、入浴时，发生跌倒、摔伤等事件的频率很高，突发疾病的情况较为多见。因此，在设计时，为老年人提供一个方便、安全的卫生间环境是非常重要的。我们将卫生间按照使用功能划分为如厕、洗浴、盥洗、更衣等几个区域。如厕区域的设计要点如图 3-5 所示。

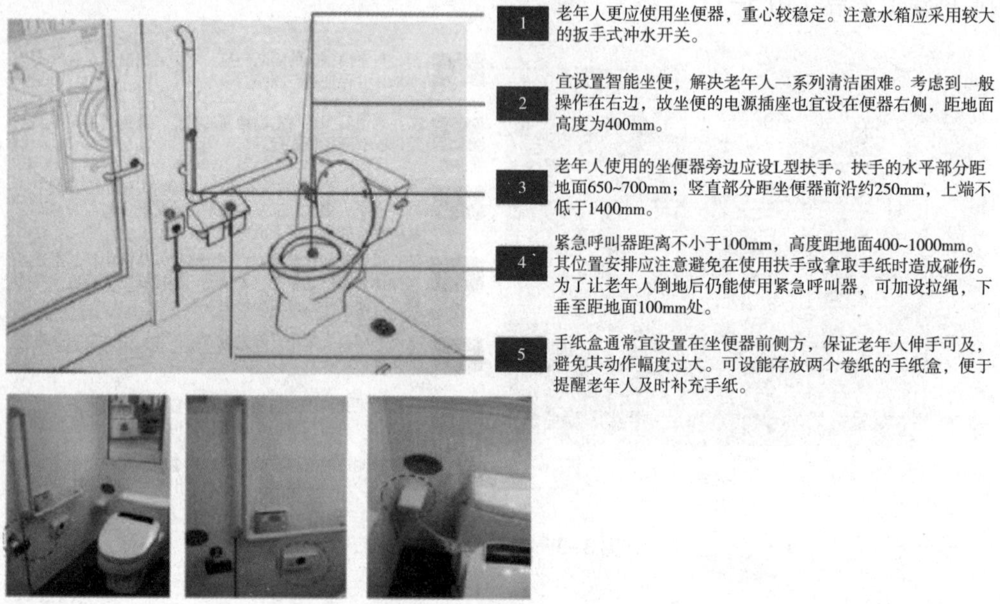
1
老年人更应使用坐便器，重心较稳定。注意水箱应采用较大的扳手式冲水开关。
2
宜设置智能坐便，解决老年人一系列清洁困难。考虑到一般操作在右边，故坐便的电源插座也宜设在便器右侧，距地面高度为400mm。
3
老年人使用的坐便器旁边应设L型扶手。扶手的水平部分距地面650~700mm；竖直部分距坐便器前沿约250mm，上端不低于1400mm。
4
紧急呼叫器距离不小于100mm，高度距地面400~1000mm。其位置安排应注意避免在使用扶手或拿取手纸时造成碰伤。为了让老年人倒地后仍能使用紧急呼叫器，可加设拉绳，下垂至距地面100mm处。
5
手纸盒通常宜设置在坐便器前侧方，保证老年人伸手可及，避免其动作幅度过大。可设能存放两个卷纸的手纸盒，便于提醒老年人及时补充手纸。

图 3-5　卫生间设计要点

三、从“视、听、嗅”三个方面调整认知症老年人的居住环境

1. 视觉

研究发现，认知症老年人对于紫色、蓝色、绿色等冷光色的辨识有困难，另外，随着年龄增长，对各项颜色的辨识也会日趋困难。一般来说，六七十岁在辨识黄色、青色上较吃力，到了 70 岁以后，很多人无法区别黄色和白色，青色也常与黑色混淆。

由于对部分颜色辨识困难，再加上视力退化，不适当的照明或色彩很容易使认知症老年人产生混乱或亢奋现象，不利于情绪和病情的控制。

（1）改善家中照明、光线和色彩

一般人对居家光线及照明不太重视，有些人还特地做了厚重窗帘，摒除室内所有的外来光线。但是，居家环境不论是自然光或人工照明，对认知症老年人而言，都是非常重要的康复元素。

阳光最好能自然投射到房间内，光照不但对身体有益，且适当光照也能缓和“黄昏症候群”，降低他们失控的亢奋行为，并可帮助老年人改善睡眠，规律作息。

但光线过强，对认知症老年人也可能产生过度刺激。因此，窗户可使用布帘或百叶窗，避免阳光直射室内，只要保持柔和的光线即可。

室内照明最好采用高照度的间接照明，尽量使光线平均分布，以免造成阴影。对认知症老年人来说，不论是自然人影、物体阴影或叠影，都易引起他们的妄想、幻觉，造成亢奋等情绪失控现象。

另外，为配合室内陈设或自然光线的变化，建议将家中固定的灯座改为可自由调整亮度及光照方向的工作灯，可以视老年人坐着或活动的方向而灵活调整。灯泡的选择也应注意，白炽灯易产生热能、温度较高，且紫外线强，建议室内照明以荧光灯为主。

（2）模拟认知症老年人的视觉疲态

如果不知如何正确地帮认知症老年人挑选家具及颜色，可先行测试：即分别在白天自然光线充足及晚上打开照明的情况下，戴上浅黄色镜片的眼镜（例如太阳眼镜），模拟认知症老年人眼中的颜色变化；以此来布置居家环境和色彩，可较好地符合老年人需要。

专家指出，居家环境应多选择认知症老年人看得清楚的鲜明色或对比色，即以暖色系为宜，如黄色、橘色、红色，墙面和地板最好选对比色，以帮助提升老年人对环境的辨识力，促进认知症老年人的空间认知。

值得注意的是，适宜的色彩能有效改善照明，避免阴影和灰暗面产生；因此，墙面壁纸和家具的花色最好不要太复杂，压花、线条和各式图案最好少用，否则，认知症老年人易眼花缭乱，导致视觉混乱，影响情绪。

2. 听觉

认知症老年人怕噪声，噪声不但容易影响他们的情绪，也会引发幻听。为避免环境嘈杂，家中尽量加强门、窗及房间的隔音效果，将家人因生活起居不同，彼此干扰的可能性降至最低。

当然，居家环境的选择常受限于经济条件，未必能尽如人意，但如果能选择，老年人最好避免选择车水马龙的马路边或嘈杂的菜市场、商场旁的住所。居家的空间也要注意动静分离，老年人房间可安排在边间，与其他房间不适合面对面开门，对开的房间不但容易引起老年人混淆、走错，且开、关门的噪声易干扰他们。

地板和墙壁的材质可尽量选用吸音材料，以降低残音或回音。家里的空调、冷气、时钟等机械设备发出的噪声虽然低沉，仍应设法降低，或尽量隔离在室外，以防持续的噪声影响认知症老年人。

3. 嗅觉

每个家都有自己的味道，但“家”的味道是什么？每个人对家的记忆或许不同，但是对认知症老年人而言，家中的气味是他们分辨自己归属的重要线索。根据研究，人的嗅觉比视觉、听觉更容易传送到脑部，气味可以直接刺激脑部的记忆及感情反应；因此，家居布置也不可忽略嗅觉的安排。

每个年代的人对气味的感受都不同，这和每个人的生活背景有关。在家中，尤其在认知症老年人房间，不妨为他们进行芳香疗法：选择老年人喜欢的气味，或选用精油、熏香，以供老年人在家辨识或记忆自己的房间。此外，芳香疗法具有提神、安定情绪、降低攻击性、提升免疫力的效果。

思政课堂　　思维导图

课程十一　老年人常见的心理问题及应对

扫码查看
课程资源

案例导入

李爷爷，男，60岁，任行政机关领导多年。今年退休后与老伴住一起，他每天就是看看电视、种种花草，时间长了，渐渐感到时间过得很慢。早上起床后感到没什么事情可做，十分无聊。心里有一种说不出的失落感，常叹气、闷闷不乐。老伴发现他不像以前那么开朗了，问他有什么烦心事，劝他去公园散步，但他都不感兴趣。他说不知道怎么安排生活，觉得自己老了，无用了。最近，饭量也小了，身体也没以前好了。针对李爷爷的问题，请护理员采取针对性措施。

学习目标

1. 掌握老年人心理健康的维护与促进方式。
2. 掌握老年人常见的心理问题及护理措施。
3. 熟悉老年人常见的心理变化。
4. 能及时发现老年人异常心理情绪，并及时处理。

一、老年人常见的心理变化

1. 衰老感

衰老感会使人意志衰退、情绪消沉，甚至使老年人生理功能降低、心理衰老以及发生新的疾病，老年人主观上产生的无用感，即自己意识到自己老了。产生衰老感的原因有很多。首先是身心状态的变化，感知能力下降，如由健步如飞变得步履蹒跚，头发由黑变白，由精神饱满变得气力衰弱等；其次是生活、工作及社会环境的改变，如退休赋闲后变清闲，与子女分居，亲人朋友的离世等；最后是周围的人把自己奉为老年人，处处被当作老年人看待。

2. 孤独寂寞

老年人孤独的主要原因是退休在家，离开了工作岗位和长期相处的同事，整日无所事事，孤单凄凉之情油然而生；儿女分开居住，缺朋少友，社交活动少；丧偶或离异。老年人最怕孤独，孤独使老年人处于孤立无援的境地，很容易产生“被遗弃感”，继而使老年人对自身存在的价值表示怀疑、绝望。

3. 空虚无聊

退休不久或对退休缺乏足够心理准备的老年人，他们从紧张有序的工作与生活状态突然转到松散、无规律的生活状态，一时很难适应，经常感到时间过得很慢，度日如年，从而感到烦躁不安。这种恶劣的心境如果长期持续下去，不但会加速衰老，还可能使老年人患抑郁症，产生自杀的念头，给老年人的身心健康造成极大的威胁。

4. 情绪多变

老年期是人生旅途的最后阶段，也是人生的“丧失期”，如丧失工作、丧失权力和地位、丧失亲人等，容易使老年人的情感趋于低沉，这与他们的历史经历和现实境遇的对比是分不开的。另外，由于大脑和机体的衰老，老年人往往产生不同程度的性情改变，如说话啰唆、情绪易波动、主观固执等，少数老年人则变得很难接受和适应新生事物，怀旧观念强，甚至对现实抱有对立情绪，不接受新事物。老年人的性情改变，常常拉大了他们与后辈、与现实生活的距离，导致社会适应能力缺陷。

5. 健忘

老年人的健忘主要表现为近事记忆障碍，也叫近事遗忘。也就是说，老年人遗忘的主要是近期发生的事情，比如新接触的事物或是新学习的知识，特别是对人名、地名、数字等没有特殊定义的东西都忘得特别快。但是，对于很多陈年旧事却记忆犹新，描述起来绘声绘色，活灵活现，只有发生大脑器质性疾病时，远事记忆才会出现问题，即出现远事遗忘。

6. 话多

老年人精力、体力下降，对许多事情心有余而力不足，常借助语言来表达自己以引起他人的注意，求得心理的平衡；子女很少在身边，为了排除寂寞，只好借助于唠叨；老年人总是喜欢谈论陈年往事，炫耀以往的辉煌，也是为了得到心理上的慰藉，以填补现实生活的空虚。

7. 睡眠失调

老年人的睡眠失调是老年人脑功能自然衰退的征兆。其睡眠失调的主要表现：夜晚睡眠少，睡眠质量差，表现为入睡困难、睡眠浅、易惊醒，白天没精神、嗜睡，或者是黑白颠倒等。老年人睡眠失调是老年人脑功能自然衰退的征兆，与老年人的心理健康有很大的关系。

二、老年人心理健康的维护与促进

当老年人遇到负性生活事件时，护理人员应进行干预，避免消极的应对方式，从而达到健康的心理状态。

1. 帮助老年人树立正确的健康观

老年人往往对自己的健康状况持消极评价，对疾病过分担忧，不能实事求是地评价自己的健康状况。过度担心自己的疾病和不适，会导致神经性疑病症、焦虑、抑郁等心理问题，而加重疾病和躯体不适，加速衰老，对健康十分不利；只有树立正确的健康观，正确认识衰老和对待疾病，才能采取适当的求医行为，顽强地与疾病抗争，促进病情稳定和康复。只要老年人能保持乐观、豁达，养成良好的生活方式，积极进行身心保健，是完全可以达到健康老年化的。

2. 提倡健康向上的生活态度

让老年人正确认识一个人从幼到老、从盛到衰的自然过程是必然的规律。真正的衰老是心理上的颓废。采取健康向上的生活态度，才能预防心理衰老。要坚持有规律的生活起居，适当进行有氧活动，使全身各系统的功能状态都能得到良好改善。

知识链接

保持心理健康的五个要点

一个中心，是指以健康为中心。

两个要点，是指潇洒一点，糊涂一点。

三个忘记，是指忘记年龄，忘记疾病，忘记恩怨。

四个有，是指有个老伴、有个老窝、有点老底、有几个老友。

五个要，是指要掉、要俏、要笑、要跳、要聊。

3. 帮助老年人保持乐观的情绪

乐观情绪可以使人体免疫力增强，使身心调节到最佳状态。要提醒老年人善于控制自己的情绪，自觉做到坦然处理各种不愉快甚至悲哀痛苦的事件，努力使不良情绪得到及时排遣和调节；要开导他们知足常乐，有豁达开朗的心胸，养成包容、体谅、自我安慰、自我调节的健康心理习惯。

4. 延缓老年人认知功能的老化

指导老年人勤用脑、科学用脑、做适量的脑力劳动。使脑细胞不断接受信息刺激，对于延缓脑的衰老和脑功能的退化非常重要。有研究表明，对老年人的视、听、嗅、味、触的器官进行适当的刺激，可增进其感、知觉功能，提高记忆力、智力等认知能力，减少老年期痴呆的发生。

三、老年人常见的心理问题及护理措施

1. 离退休综合征

离退休综合征是指老年人在离退休后不能适应新的社会角色、生活环境和生活方式的变化而出现的焦虑、抑郁、悲哀、恐惧等消极情绪或因此产生偏离常态行为的一种适应性障碍。主要是由于老年人退休后不能很好地进行角色转换，也就是不能很快地从工作状态转换到休闲状态。

（1）培养兴趣爱好

老年人离退休以后，空闲时间增加，日久就会觉得空虚、寂寞，老年人可根据自己的特点和条件，积极参加各种社会活动，培养广泛的兴趣爱好，如垂钓、种植、养花、养宠物或鸟类、集邮、阅读、弈棋、练书法、绘画等。这些爱好既可丰富生活色彩，激发对生活的兴趣；同时，对大脑又是一种具有积极意义的休息。

（2）丰富社交生活

很多老年人一旦离退休后，整天待在家里，不愿外出，这极不利于其身心健康。因此，老年人应积极融入社会生活中去，多交朋友，多走亲访友，积极参加各种集体

活动。在与他人的交往中，可以交流思想，抒发感情，相互安慰鼓励，交流生活经验。这样，可使老年人感到生活充实，心情愉快。

（3）鼓励老有所为

离退休老年人不要把离退休当成自己人生的终点，要看作是人生的一个新起点。离退休后，要根据自己的实际情况，寻找适合自己的工作，做一些力所能及的事情，也可积极参加社会公益活动或社会福利事业。这样既可减轻无用感、孤独空虚感，使老年人真正感到老有所用，内心充实，心情愉快；又可发挥自己的余热，继续为社会做贡献。

（4）坚持老有所学

坚持适量的脑力劳动，脑细胞经常接受神经信息的刺激，从而使其功能经常保持活跃状态，对延缓脑的衰老和脑功能退化具有重要意义。研究发现，对老年人的听、视、味、触的器官进行适当的刺激，可增进他们的感觉、知觉功能和提高他们的记忆力、智力，延缓躯体功能和心理功能的衰退。

2. 空巢综合征

“空巢”是指老年人家庭中无子女或子女成人后相继离开家庭，形成老年人独守空房、缺乏交流的情况，特别是老年单身家庭，西方国家称为“空巢”现象。空巢综合征是指老年人处于“空巢”环境中，由于人际疏远而产生被疏离、舍弃的感觉，出现孤独、空虚、寂寞、伤感、精神萎靡、情绪低落等一系列情感、心理和躯体不适的综合征。

（1）提前做好计划和心理准备

只有积极正视“空巢”，才能有效防止其带来的家庭情感危机，使老年人产生安全感，适应社会和生活环境。

（2）调整心态积极应对“空巢”

老年人把子女长大离家看作自己抚养的成就，把独立生活当作锻炼自己社会适应能力的机会，从而战胜空巢综合征。

（3）子女多关心

子女要充分认识到老年人在生理上和心理上可能出现的问题，做到心中有数，有的放矢地为父母做些事情，经常与父母进行思想交流。如果子女离家太远，要创造条件常回家看看，给予父母更多的精神慰藉。

（4）必要的心理和药物治疗

当老年人出现身体不适、情绪低落、心情不佳时，要及时主动寻求帮助，特别是有严重焦虑不安或失眠的老年人，可以在医生的指导下进行心理和药物治疗。

3. 焦虑

焦虑是个体感受到威胁时产生的一种紧张的、不愉快的情绪状态，表现为紧张、不安、急躁、失眠等，但无法说出明确的焦虑对象。适度的焦虑有益于个体更好地适应变化，有利于个体通过自我调节保持身心平衡等。但持久过度的焦虑则会严重影响个体的身心健康。通常老年焦虑患者有以下 3 种心理状态：①担心生命；②担心丧失生活和工作能力；③担心家庭经济及子女。

（1）提供安全和舒适的环境

为老年人创造安静无刺激性的环境。室内光线要柔和，减少噪声，将其安置在舒适的房间，避免干扰，卧室及床单位要简单、安全；严重惊恐发作时，设专人看护，遵医嘱用药。

（2）心理护理

认同老年人的感受：以和善、真诚、理解的态度对待老年人，承认老年人的感受，充分理解老年人的焦虑心态，协助老年人认识存在的问题，消除其心理压力。

鼓励老年人表达自己的情绪感受：在与老年人交流时，应音调柔和、语速减慢、字句简明，使他们感受到被尊重，并学习自我表达，提升其自我价值感以帮助老年人认识自己的焦虑，发现其心理问题。

与老年人共同探讨压力源，协助解决问题。

4. 抑郁

抑郁是一种以持续的情绪低落为特征的情感性心理障碍，是老年人常见的精神疾患之一。抑郁症多在60岁以后发病，有的人虽然会在青壮年时发病，但进入老年期后常加重或发作次数增多。老年期抑郁症的发病原因迄今未明，但与社会-心理因素和老年自身各方面功能减退有关。

（1）心理护理

护理人员应为老年人提供宽松、保密的环境，平等、热情地接纳老年人，鼓励其主动对亲人、朋友敞开心扉，向他们诉说自己的痛苦，以得到感情上的支持。帮助他们解决现实的困难，倾听他们的痛苦，在精神上给予鼓励和安慰，树立战胜挫折的信心，明确生活的意义，增强自我防卫能力和对环境的适应能力。

（2）社会支持

研究发现，家人、朋友、同事的社会支持可缓冲心理压力，从而起到预防或减轻抑郁的作用。护理员应经常与老年人谈心，了解密切朋友关系，提倡老年夫妻之间关心、尊重。通过社会支持，可以改变老年人的不良认知，提高其适应能力，有助于改善人际关系。

（3）提高生活情趣，杜绝自杀行为

为老年人制订切实可行的日程安排，如按时起床、适当的体育锻炼、读书看报、做饭、午休、找朋友聊天等。由老年人自己坚持，护理员和家人监督执行。在护理过程中，向亲属、朋友等了解老年人有无自杀言行，做好预防工作。

（4）药物护理

5-羟色胺再摄取抑制剂对老年期抑郁症有一定的疗效。三环类抗抑郁药虽然疗效尚可，但副作用较大，特别对老年人，不良反应更明显，应引起重视。

5. 老年丧偶后心理障碍

进入老年期后，伴随老年人生理功能的老化，其心理防御和心理适应能力也相应减退。一旦遭遇配偶亡故等强烈的生活事件，难以重新建立心理活动的平衡，持续下去就会引发包括抑郁症在内的各种精神疾患，加重原有的躯体疾病，甚至导致死亡。有资料报道，在近期内失去配偶的老年人因心理失衡而导致死亡的人数是一般老年人死亡的7倍。因此，了解丧偶老年人的心理状态，进行有效的心理干预，使他们尽快摆脱丧偶带来的心理障碍，是护理员的重要职责。

（1）心理支持

在刚刚得知配偶去世的消息后，老年人可能会出现情感休克。护理员要通过语言和非语言行为陪伴在老年人身旁，对老年人进行安慰，使老年人感到并非独自面对不幸。在安慰老年人的同时，还要帮助他料理家务、处理后事，提醒老年人的饮食起居，保证其得到充分的休息。

（2）鼓励发泄

应允许并鼓励丧偶的老年人反复地哭泣、诉说回忆，或鼓励其用写日记等形式寄托自己的哀思，这对老年人的心理健康是非常有益的。传统的观念把哭泣看作是软弱的表现。所以，有的老年人痛失伴侣后，在外人面前强忍悲伤，不便表露，这样会使其感到更加压抑或消沉。

（3）转移注意力

过度悲哀会使人心身憔悴。所以，在照顾好老年人饮食起居的同时，应建议老年人读读书，同时还做一些有利于他人的力所能及的事。这样，不仅可以缓解紧张、焦虑的情绪，而且可以防止因悲哀诱发的其他身心问题。

（4）调整生活方式

应该帮助老年人重整生活方式，让老年人与子女、亲友重新建立和谐的依恋关系，使老年人感受到虽然失去了一个亲人，但家庭成员间的温暖与关怀依旧，感到生活的连续性，也有安全感，从而使他们尽快走出丧偶的阴影，投入新的生活。

（5）广泛培养爱好，增加社交活动

帮助老年人采取有效的心理调适方法，如到公园散步、聊天、小跑、练气功、打太极拳、种花、养鸟、下棋等，使老年人能摆脱痛苦，稳定情绪，而且可以拓展自己的生活圈，交知心朋友，尽快走出丧偶后的心理阴影。

思政课堂　　思维导图

课程十二 认知功能促进

扫码查看
课程资源

单元 1 记忆力训练

案例导入

王奶奶，70岁，是一位退休的高中数学老师，刚退休时，王奶奶身体健康，经常参加社区活动，将家务料理得井井有条。8年前，老伴发现王奶奶的性格和行为开始有些异常，经常会手上抓着钥匙却四处寻找钥匙；东西经常随处乱放，如把电视机遥控器放进冰箱里；下楼忘了关煤气、刚吃过饭却说没吃；去菜场买菜走到楼下却不知道自己要干什么；等等。请问王奶奶出现这些行为的原因是什么？作为养老护理员你应该如何做？

学习目标

1. 掌握防止老年人记忆力减退的方法。
2. 熟悉老年人记忆减退的表现。
3. 能为认知障碍老年人进行正确的记忆力训练。
4. 具有爱心、耐心、责任心。

一、老年人记忆减退的表现

记忆减退是指识记、保存、再认和回忆普遍减退，临床上比较多见，早期往往表现为回忆减弱，特别是对日期、年代、专有名词、术语、概念等的回忆发生困难，可表现为远记忆和近记忆的减退，有的可表现为由近而远的记忆减退。记忆减退主要见于神经衰弱、脑动脉硬化及其他大脑器质性损害的老年人，也见于许多正常的老年人。

二、防止老年人记忆力减退的方法

1. 集中一事法

把注意力集中在想要记住的事情上，然后赋予它特定的意义。比如老年人可以尝试记住广告歌诀，因其常伴随喧闹、艳丽的背景播出，多数押韵，还伴有音乐，有助于记忆。把枯燥无味的事物简单地组织起来能帮助记忆，比如杂乱无章的货单，老年人可将其内容分门别类，以减少所记事项的整体数量。

2. 记忆训练法

老年人可以把人名、面孔、事件等按照一定的思考模式进行编码。平时可设立一个“毋忘我区”，编写“须做事项清单”，也可以把要支付的账单放在大门附近等。另外，多玩玩猜字谜，多阅读、辩论，同样有助于老年人增强记忆。

3. 健身益脑法

平时多进行适度的体育锻炼，可以让头脑保持强健。因为健身有助于健脑。从事有氧运动能将更多血液输送到脑部，带进更多的氧和葡萄糖，可以增强脑功能，避免记忆力衰退。

4. 调剂饮食法

老年人必须保证每天的营养摄入。当老年人处于低血糖状态时，记忆力会受损。全谷类食物、豆类、花生、芝麻、水果、蔬菜及海产品，含有丰富的葡萄糖，可以给大脑提供所需能量；豆类与绿色蔬菜富含叶酸，能增强记忆。

5. 睡眠休息法

睡眠可提高记忆力。晚上睡觉使得第一晚的记忆得到巩固，大脑会把某些信息定期地进行清除，适当的休息对学习非常必要。睡眠可让大脑有时间去为记忆编码，也可以纾解精神压力。

6. 应激记忆法

就短期而言，精神压力能促进记忆的恢复，因为这是一种生存机制。但精神压力持续数小时之后，海马状突起耗用葡萄糖的量就会减少四分之一，大脑可用来储存记忆的能量也相应减少。长期处在紧张状态下可导致大脑的永久性变化。

7. 生活悠闲法

老年人日常生活中多一点悠闲，多关心家人与朋友，培养兴趣爱好，热爱生活，积极生活，自然就会发现生活中有许多美好而值得记忆的事，这些都对增强记忆力有好处。若是长期承受巨大的精神压力，记忆力就会下降。所以，把生活节奏放慢些，可使思维清晰很多。

8. 双手共用法

为了增强记忆，习惯用右手的人，到了中老年时不妨改用左手写字或做生活琐事，让另一半大脑的传导束完成它并不熟悉的工作，这样对增强记忆也很有效。

三、认知症老年人记忆力训练

对于认知症老年人来说，目前包括药物治疗法和非药物治疗法。药物疗法可以延缓老年人的记忆力衰退；非药物疗法包括音乐疗法、游戏疗法、怀旧疗法，下文主要介绍非药物疗法。

非药物疗法可以通过维持长期记忆、提高逻辑推理能力、提高即时记忆能力、训练其延迟记忆能力等方面进行记忆训练，多陪老年人看旧时照片，回忆过去，鼓励他们讲述自己的故事来加深其过往记忆，通过引导老年人分类和回忆图片、短语或物体来提升其逻辑推理的能力。通过记住数字、询问日期、重述电话号码、反复说出某些物品的名称，以及进行时间间隔后反复回忆的方式，来促进即时记忆能力的提高。着重于老年人、照护环境与家庭的相互作用。

技能操作

记忆力训练

流程		操作步骤	备注
步骤1	操作前评估	评估老年人身体情况及病情，确定可以实施训练	
步骤2	工作准备	提供有助于训练的安静的环境；准备好需要训练的物品 （1）环境准备：房间干净、整洁，空气清新、无异味 （2）护理员准备：着装整齐，用七步洗手法洗净双手，戴口罩 （3）准备好有趣的图案和道具，吸引老年人注意力	
步骤3	进行沟通	与老年人进行沟通，告知其训练目的，取得老年人配合	态度和蔼，语言亲切
步骤4	制订计划	针对老年人个体差异，了解老年人的病情、性格、爱好。对出现认知障碍的类型进行评估，根据评估结果选择有针对性的训练方法	有的老年人空间记忆出现障碍；有的老年人数值记忆出现障碍等
步骤5	进行训练	以年轻时喜欢唱歌，患有轻度认知障碍的王奶奶为例 （1）选择吸引王奶奶的物品，如读数卡，在王奶奶心情平静的时候，进行认读 “王奶奶，今天我们买鞋花了9块钱，买香蕉花了10块钱，那总共是多少钱呢?” （2）进行一些简单问题的重复提问 “王奶奶，您今天穿的衣服真好看，是什么颜色的呢?” （3）王奶奶喜欢唱歌，可以播放奶奶喜欢的歌曲 “王奶奶，这首歌真好听，您可以教教我吗?”	态度和蔼，语言亲切 注意老年人反应及沟通
步骤6	效果评价	每次训练后，针对老年人的训练效果进行评估。对于效果比较好的可以持续为其进行训练，对于效果不明显的根据情况进行分析，改变训练方法	
步骤7	记录	每次训练后要做好记录，对效果不明显的根据情况进行分析改变训练方法 如××年××月××日，老年人在××地××时间，进行了××游戏训练，达到了××效果	

续 表

流程	操作步骤	备注
注意事项	（1）训练过程中注意观察老年人情况，如有异常立即停止 （2）可以采用道具作为辅助增加老年人兴趣 （3）训练方法从简单到复杂，不断增强老年人信心才可以取得更好的效果 （4）每日做到定时训练，不断重复加强效果 （5）在训练过程中要有耐心和爱心，让老年人感觉亲切愿意配合 （6）条件允许的情况下可利用现代教学手段和方法 （7）训练过程中不断对老年人进行鼓励	

单元2　注意力训练

案例导入

李爷爷，72岁，退休前是一名工程师，平日里喜欢阅读和下棋。近半年来，护理员发现李爷爷的记忆力和注意力似乎不如从前。最开始是偶尔忘记钥匙放在哪里，后来发展到在读报纸时难以集中注意力，读了几段就忘了前面的内容，甚至在下棋时也常常走神，无法像以前那样深思熟虑。现入住养老院，请护理员为李爷爷进行注意力训练。

学习目标

1. 掌握老年人认知障碍注意力训练的方法。
2. 能为认知障碍老年人进行正确的注意力训练。

老年人认知障碍注意力训练的方法主要有以下几种。

需要护理员、老年人及其配偶（子女）共同完成以下训练。

1. 凝视训练

在黑板画红点由上到下，由大到小排列，老年人按顺序注视护理员以及老年人配偶对其进行心理暗示，使其感觉红点逐渐变大，嘱咐老年人尽量延迟眨眼时间，更换注视红点大小，以眼睛疲劳为休息标准，每天训练2次，每日由小组成员做好评价记录，出院后由其配偶记录。

2. 冥想训练

每日入睡与晨起时冥想5分钟，安静放松平躺，缓慢、深吸气想象温暖阳光穿过全身，努力协调呼吸，使老年人感觉舒畅，集中精力，由护理员在旁指导完成。

3. 舒尔特方格训练

以5阶为例，在1张有25个方格的表中将1~25位数字顺序打乱填写，由老年人以最快速度按1~25顺序指读，护理员计时，每天2次，记录老年人每次指读时间及结果，若有进步给予表扬。

知识链接

专注力训练——舒尔特方格

· 初级 ·

方法：
按顺序数出1~9
并指出数的位置
计时所用时间

标准：
初阶：160~120秒
中阶：120~90秒
高阶：90~30秒

9	6	3
2	4	8
1	5	7

· 中级 ·

方法：
按顺序数出1~25
并指出数的位置
计时所用时间

标准：
初阶：160~120秒
中阶：120~90秒
高阶：90~30秒

25	5	9	13	23
19	24	17	2	1
20	16	3	6	4
14	8	10	7	18
22	11	15	21	12

· 高级 ·

方法：
按顺序数出1~64
并指出数的位置
计时所用时间

标准：
初阶：160~120秒
中阶：120~90秒
高阶：90~30秒

32	53	28	14	49	27	51	54
34	2	52	25	62	50	3	12
7	29	15	63	1	8	55	4
13	43	30	56	47	24	33	35
11	31	42	61	36	48	60	21
44	6	9	46	38	37	45	64
58	5	41	17	10	59	18	16
20	57	19	26	40	23	39	22

1. 身体坐直，保持眼睛与表格的距离30~35cm，视点自然放在表格的中心；用眼睛的余光来看其他的数字，在所有字符全部清晰入目的前提下，按顺序找全所有数字。注意不要顾此失彼，因找某个字符而对其他字符视而不见；也不要一行或一列地扫视。在用手指点数字的时候，视点不要跟随手指移动。

2. 尽量减少眨眼次数，尽量不要转动眼球。

3. 用秒表或手机计时，只要有进步就对老年人表扬、鼓励、激发老年人的成就感和乐趣。

4. 复述法

由护理员或者老年人配偶念一组 5 个或 6 个数字组成的数据，老年人复述，每天 2 次，每次 10 分钟，记录结果。

5. 寻物游戏法

老年人配偶或护理员将生活用品放置在一起，由其念出用品名词，老年人找出，根据其反应能力，增快念名词的语速，每天 2~3 次，每次 10 分钟。

6. 天女散花法

取 30 个颜色不同、大小适中的彩球混合，再由护理员分次将其抛上，事后由老年人说出落球数量，其配偶记录每次进步并给予肯定表扬。

7. 看图训练

用平板电脑选择一幅老年人喜爱的图片，进行看图说话，利用图中意境唤起老年人对过去生活的回忆，每天 2 次，每次 5 ~ 10 分钟，记录结果，引导老年人发散性思维。

单元 3　思维训练

案例导入

李奶奶的女儿最近特别苦恼，向老年社区服务中心求助：李奶奶 2 个月前放在桌上的东西用完了，她非常笃定地说是自己昨天放的。记忆经常出现混乱，现实和梦境相结合，远期和近期记忆相结合。明明没发生过的事情她非说发生过，还跟她一起经历过。请问护理员应该如何为李奶奶进行训练？

学习目标

1. 掌握老年人认知障碍思维训练的方法。
2. 能为认知障碍老年人进行正确的思维训练。

对于老年人认知障碍思维训练的方法并不统一，关键还是要根据老年人的认知功能的情况来选择难度，每次的训练时间不宜过长，但贵在坚持，反复操练，对于延缓老年人认知障碍及思维下降会有很明显的帮助。

思维训练可以提升逻辑联想、思维的灵活性能力、分析和综合能力、理解表达能力、社会适应能力等，通过益智类玩具，对图片、实物、单词作归纳和分类，益智问答，简单的家庭消费账目计算等方式训练大脑的上述能力。

具体方法如下。

1. 排列数字

给老年人 3 张数字卡片，由小到大顺序排列，然后每次另给 1 张数字卡，请他根据数字大小，插进自己已排好的 3 张卡片中。

2. 选择训练

借助道具对老年人进行提问。

3. 讲话训练

陪老年人一起看老照片、回忆往事、鼓励讲述自己的故事；帮助老年人熟记所居住的环境、周围的人、最近进行的活动、新近发生的国内外大事和时间；采用记数字、询问日期、重述电话号码、回忆之前出示的钢笔、眼镜、钥匙等物品名称……可利用记忆辅助物，也可利用视、听等设备，如录音、录像配合训练。每日活动安排要从简单到复杂进行训练，或将整个练习分为若干小部分，一步一步训练。

4. 训练推理

从工具、动物、植物、食品等内容中，随便指出一项如食品，让老年人尽量多地说出与食品有关的东西。

5. 训练分类

给老年人一张列有 30 项物品名称的清单，并告知这 30 项物品分别属于食品、家具、衣服三类中的一类，要求老年人进行分类。

6. 引导训练

给老年人纸和笔，纸上写有一个简单动作的步骤，如刷牙，将牙膏放在牙刷上，取出牙膏和牙刷等，问老年人孰先孰后。回答正确后，再让其分析更复杂的动作，如油煎鸡蛋，补自行车内胎等，让老年人自己说出或写出步骤，如漏了其中某一步或几步，可以问其这一步应该放在哪里。

7. 其他

例如动脑筋游戏、谜语、小组讨论及时事评论等；其他文字游戏，如记名字和配对游戏。虽然这些活动未必能够改善记忆力，但有助于老年人提升自信、发散思维。

技能操作

思维训练

一、操作规程

流程		操作步骤	备注
步骤 1	操作前评估	评估老年人身体情况及病情，确定可以实施训练	
步骤 2	工作准备	（1）环境准备：房间干净、整洁，空气清新、无异味 （2）护理员准备：着装整齐，用七步洗手法洗净双手，戴口罩 （3）准备好辅助道具	
步骤 3	进行沟通	与老年人进行沟通，告知其训练目的，取得老年人配合	态度和蔼，语言亲切

续 表

流程		操作步骤	备注
步骤 4	选择训练	护理员："李奶奶，这里有三样东西，您能告诉我其中不一样的东西是什么吗？" （1）羊、马、桌子 （2）金鱼、带鱼、羊肉 （3）书、笔、树 （4）柜子、椅子、电冰箱 （5）苹果、梨、火车 如果老年人在 3 分钟之内回答不出问题或者没有反应，可给予提示，如仍回答不出则告诉老年人答案。中度老年认知障碍者可以用图片代替	切记护理员不要心烦，要耐心、细心
步骤 5	归类训练	护理员："李奶奶，下面我说两样东西，请您告诉我他们都是属于什么类的或者有什么共同的地方？" （1）萝卜、菜花 （2）写字台、书柜 （3）电冰箱、洗衣机	态度和蔼，语言亲切 注意老年人反应及沟通
步骤 6	整理、记录	整理用物，记录训练、反应	
注意事项		（1）个性化设计：根据老年人的具体认知水平、兴趣和健康状况设计训练计划，避免一刀切的训练模式 （2）适度难度：训练内容应从简单到复杂，逐步增加难度，避免一开始就过于复杂导致挫败感，同时也防止训练过于简单而失去挑战性 （3）安全优先：确保训练环境安全，避免任何可能导致跌倒、碰撞或其他伤害的因素	

二、操作风险点

1. 疲劳。老年人可能更容易疲劳，因此在训练中应安排适当的休息时间，避免长时间连续训练。

2. 健康考量。考虑老年人的健康状况，如有心血管疾病、高血压、糖尿病等慢性疾病，训练强度和类型需适当调整，避免加重健康问题。

三、操作关键点

1. 社交互动。将思维训练与社交活动结合，如小组游戏、讨论等，既能提高训练效果，又能促进老年人的社交参与。

2. 多元化训练。结合多种类型的思维训练，如记忆力、注意力、逻辑推理、语言能力和问题解决能力等，以全面提升认知功能。

3. 持续性和规律性。思维训练应持续进行，形成规律性的习惯，避免间歇性的训练导致效果不明显。

4. 正面反馈。给予老年人积极的反馈和鼓励，帮助他们建立自信，保持训练的积极性。

5. 结合生活方式。鼓励健康的生活习惯，如规律作息、均衡饮食、适量运动和社交活动，这些都是支持认知健康的重要因素。

单元 4　定向力训练

案例导入

张爷爷，初次症状发作是有一天和老伴一起去买菜时，不记得回家的路，回家后也认不出家里的门，以为是别人家。护理员询问其老伴得知，张爷爷偶尔会出现不知道今天是何年何月何日，也不清楚自己在何地的症状。请护理员为张爷爷进行定向力训练。

学习目标

1. 掌握老年人认知障碍定向力训练的方法。
2. 能为认知障碍老年人进行正确的定向力训练。

定向训练方法是一种综合认知功能的康复方法。所谓定向力训练包括时间、地点、人物的辨别能力。指导时护理员最重要的是引导老年人产生正向的行为改变。因此，应尽可能随时纠正或提醒老年人正确的时间、地点的概念，使老年人减少因定向力错误而引起的恐慌和不安。

定向力训练的目标：让老年人知道训练的必要性，需要合作接受治疗，维持自尊，建立自信，透过视、听、触觉感官的使用与环境维持联系，控制大小便，人际交往，正确地辨认他人，参与出院计划的拟订等。

具体的训练方法如下。

1. 家庭训练

（1）训练板学习

可在家中使用纸卡片、写字板或家用黑板等（作为真实定向训练板），记录和学习当天的信息，不断地用正确的方法反复提示定向信息，使老年人的大脑不断地接受刺激信息，使其定向能力提高。训练板可以随时擦写，每天实时更新训练板上的内容，保持它的正确性，使老年人不断接受正确、有效的刺激。

（2）功能治疗

可以综合训练老年人的认知功能。如对有图像背景辨认障碍的老年人，设法选用易于被看见和辨认的物体，放在老年人易于看得见的地方；也可以改变方法，如进食时教会老年人转动碟子，将食物转到其看得见的一侧，或将颜色鲜艳的标签放在袖口，以便其穿衣时找到等。

2. 医养机构训练

在医养机构里老年人的房间应有大而明显的标志，在床单位放置个人熟悉的所有用品，如毛毯、家族照片，可以让老年人确认自己的床单位，因为每个人都需要有属于自己的空间。夜间房间的灯仍开着，可以减少老年人夜间的不安。

大指针的时钟有助于老年人对时间定向力的认识，以日期为分页的日历也有助于老年人的时间定向力训练，给老年人提供报纸可刺激老年人对新近发生事件的兴趣。

建议将定向力训练融入日常生活中，选择老年人与之有感情的、感兴趣的时间、地点、人物的常识性记忆进行训练和强化，可以获得事半功倍的效果。

单元 5　计算力训练

案例导入

许奶奶早在患病初期，就发生了一系列看似“平平无奇”的变化，但并未引起其本人和家人的重视。许奶奶原本是一名会计，但患病后计算和推理能力都下降了，连100以内的加减法都算不出来。后来被诊断为阿尔茨海默病。请护理员为许奶奶进行计算力训练。

学习目标

1. 掌握老年人认知障碍计算力训练的方法。
2. 能为认知障碍老年人进行正确的计算力训练。

根据老年人情况选择难度等级，循序渐进，优先进行简单的算术运算。一般可模拟购物场景，学习算术法则来进行训练，训练时要保持耐心，给予老年人信心。

具体方法如下。

①可以让护理员念一串不按顺序排列的数字，每次增加一位。念完后立即让老年人复述直至不能复述为止。

②可以让老年人在书上做一些计算题。从易到难，锻炼认知障碍老年人的注意力。平时可以让老年人多打一些太极拳。这样能够使老年人的视觉和听觉都调动起来。

③可以将筷子分为两堆，让老年人比较哪堆多，哪堆少；或让老年人计算购买简单日用品的花费，锻炼他们的计算能力。

技能操作

计算力训练

一、操作规程

名称		详细介绍	备注
游戏项目	加减法运算	（1）用物准备：准备一副扑克，随机打乱，或者准备一些随机数字的纸条。再准备一个秒表或计时器 （2）操作步骤 ①减法运算：一位老年人给出一个起始数字，比如102，另一位老年人随机抽出一张扑克牌或一个数字卡，比如6，然后心算102-6，再给出答案96，同时计时。最后看看谁算得又快又准 ②加法运算：一位老年人随机抽取2张或3张数字卡片，逐渐增加张数。依次放在桌上，放完后，开始计时，另一位老年人心算出这几个数字的和，然后给出答案，看谁算得又快又准	实际操作时，确保卡片上的数字可以被老年人看清，应根据老年人的实际表现进行调整。因为主要目的是锻炼老年人的心算能力，所以提醒老年人只能进行心算，不能借助纸、笔或计算器来算，每位老年人应独立完成心算，不能互相帮助
	心算	（1）操作步骤：这项活动需要老年人做一些简单的算术应用题。可以在网上下载一些简单的应用题，一人念题，另一人进行心算，最终将答案说出或写出来。若对答案有异议，可以在算完之后，再审一遍题，两人讨论一下，取得一致答案后，再进行下一题 （2）活动示例 ①老王有5个苹果和3个桃，老李有6个梨和4个苹果，那么他们共有几种水果？各有几个？ 正确答案：有3种水果，分别为苹果9个，梨6个，桃3个 ②老王有600元，老张有450元，老张借给老王230元，那么他们分别还有多少钱？ 正确答案：老王有830元，老张有220元	因为这项活动主要锻炼老年人的心算能力，所以只能说出或写下结果，不能记录题目内容，也不能把计算的过程写在答题纸上。考虑到老年人的听力、反应能力和记忆力可能没有年轻人那么好，所以念题时声音要足够大、速度适当放慢
	逢“7”便过	操作步骤：这项活动需要至少两位老年人，可以面对面坐，或者人多的话，大家可以围成一圈。从第一名老年人开始，从1开始轮流报数到100，每人报一个数，凡是数到数字里有“7”或“7”的倍数，就拍一下手并说“过”，下一名老年人则跳过这个数字继续报数。每个人有两秒钟时间报数或拍掌，反应超过两秒或者反应错误的就算失败。失败的话可以选择唱歌、跳舞、讲笑话、读绕口令等来“复活”	大家报数的声音要确保互相都能听得清
注意事项		（1）鼓励老年人多去参与日常生活中有关数字的活动或事情 （2）由于老年人多合并许多慢性病，如高血压、糖尿病等，而这些疾病均会使神经功能衰退加速，所以老年人应按医嘱服药控制相关疾病	

二、操作风险点

1. 安全性。确保训练环境安全，避免使用尖锐或易碎的训练材料，特别是在进行实物操作时。

2. 疲劳。由于老年人可能容易疲劳，训练中应安排短暂的休息时间，避免长时间连续训练。

三、操作关键点

1. 个性化训练。考虑到老年人的计算能力和健康状况各不相同，训练应该个性化，根据个人的能力和兴趣设计，避免一刀切的训练方案。

2. 逐步增加难度。开始时应从简单的算术问题入手，如加减法，然后逐步过渡到乘除法，甚至分数和小数计算，确保训练内容随时间逐渐增加难度。

3. 结合日常生活。尽可能将计算训练与日常生活情境结合，如购物时计算价格，做饭时测量配料，这样可以提高训练的实用性和参与度。

4. 使用熟悉的工具。如果老年人在使用计算器或电子设备方面有困难，可以先使用他们熟悉的工具，以增强信心。

5. 鼓励与支持。提供积极的反馈，鼓励老年人，即使他们犯错也要保持耐心，避免批评，创造一个无压力的学习环境。

单元 6　感知觉功能训练

案例导入

李爷爷，男，67 岁，患糖尿病 6 年。1 年前右眼看远处物体时出现叠影，近 2 个月右眼视力下降到只能感觉到眼前手在移动，左眼视力也明显下降，视物呈毛玻璃状。初步诊断老年性白内障。李爷爷担心会失明成为家人的拖累。请护理员针对老年人目前存在的主要护理问题指导李爷爷的日常生活。

学习目标

1. 掌握老年人感知觉功能训练的方法。
2. 能为老年人进行正确的感知觉功能训练。

一、老年人感知觉功能训练的方法

1. 加强全身心功能的锻炼和保健

因为人体的各感觉系统之间是相互联系、互相影响的，并且与脑的高级中枢和全身性的老化进程相互联系。如果某一感觉系统明显老化，就会直接或间接影响其他感觉系统的功能，使整个机体的功能受到损害，从而加速全身性老化的进程，所以，要注意加强全身心功能的锻炼和保健。

2. 发挥自己的主观能动性

感知觉功能的降低会对老年人的生活质量产生一定的影响。尽管如此，人的活动能力不一定完全由生理功能决定。有些老年人由于某些原因失去某种生理器官的功能，但他们能正确认识，以愉快的心情、坚强的意志、美好的愿望和执着的追求去对待生活，发挥自己的主观能动性，将不利因素转化为有利因素，发挥自己的潜力，弥补自己的缺陷。

3. 采取积极的训练措施

实际上我们保持和控制身体平衡是一个“感知觉动作”的技能，需要学习和训练，需要一些认知过程的参与。例如，多感官认知功能的整合，视觉动作能力，空间感，空间试探能力，自我感觉记忆力，注意力，以及执行功能。因此，采取积极的训练措施有助于延缓老年人感知觉功能退行性的变化。

二、多感官认知训练方法

1. 挑战视觉系统的训练要点

老年人可以取坐位或立位，面对一个移动目标（例如自己移动的食指），保持头部不动、眼球在动；或面对一个固定目标（墙上的挂钟或图画），保持头部在动、眼球不动；头部和眼球往不同方向移动。

2. 挑战内耳系统的训练要点

老年人可以取坐位或立位，面对一个固定目标（墙上的挂钟或图画），旋转头部；前后运动（点头）；头部斜向移动。

3. 注意力训练要点

老年人可以坐位或立位，用自己的双手训练自己的注意力。注意力的提高，可有效减少摔倒的机会。

4. 挑战本体感觉系统的训练要点

以躺—坐—双脚站立—单脚站立—走动—跑动—跳动形式，进行视觉和内耳功能训练；综合以上所有练习方法和因素，分别睁眼和闭眼做动作。

思政课堂

思维导图

扫码查看
课程资源

课程十三 活动功能维护

单元 1 手工活动训练

案例导入

马爷爷，72 岁，现入住养老院，25 岁开始在年画厂上班，一直从事刻板制画工作至退休。马爷爷患有阿尔茨海默病、陈旧性脑梗死、脑萎缩、高脂血症、高血压、脂肪肝。马爷爷最近血压较高，有波动，大部分时间不认识老伴，有走失史；没有时间变化观念，情绪变化快；看到纸张就会不由自主地开始画画。请护理员正确指导马爷爷进行手工活动。

学习目标

1. 了解老年人手工活动的目的。
2. 能正确指导老年人进行手工活动。
3. 树立劳动光荣、劳动有益的理念，热爱劳动。

老年人手工活动是指根据老年人活动功能情况，有针对性地选择一些手工活动项目，教老年人进行手工活动训练，以缓解和改善其肌力、脑力及关节功能的康复方法。

一、手工活动的目的

第一，通过手工活动，锻炼老年人的手部功能，恢复手指运动功能和灵活性，提高老年人对手部活动的调控能力，达到改善生活自理能力的目的。

第二，通过手工活动，促进老年人手眼协调，能综合性发挥老年人躯体、心理认知和情绪的多种因素的作用，转移老年人注意力，放松精神，提高记忆力。

第三，通过手工活动对手部功能进行训练，有助于延缓大脑功能衰退，预防认知障碍的发生。

第四，通过参与手工制作过程，使老年人在作品完成后得到满足感，增加自信，调节情绪。

二、手工活动的分类

手工活动种类繁多，主要分类有刺绣类、编织类、涂鸦绘画类、书法乐器类、纸工艺类、陶泥类、园艺创作类、旧物改造类、日常生活类、印染类、雕刻类等。下面介绍几种常见的手工活动项目。

1. 树叶、粮食粘贴画

（1）物品准备

各类树叶、粮食、胶水、白纸。

（2）活动方法

护理员准备好物品摆在活动室桌子上。若老年人各方面条件允许，还可以与护理员一起外出捡各种树叶，准备粮食。护理员教老年人制作方法，一边示范，一边和老年人一起动手制作粘贴画。

2. 纸工艺类

（1）物品准备

旧报纸、卡纸。

（2）活动方法

护理员准备好卡纸、旧报纸，先教老年人将旧报纸叠成长条，然后一边示范，一边教老年人将纸条不断互相叠压，编织成小篮子或其他工艺作品。

3. 橡皮泥制作类

（1）物品准备

彩色橡皮泥。

（2）活动方法

护理员准备好彩色橡皮泥，先教老年人橡皮泥作品的制作方法，然后一边示范，一边和老年人制作出橡皮泥手工作品。

技能操作

指导老年人进行手工活动

一、操作规程

流程		操作步骤	备注
操作前准备	工作准备	（1）环境准备：房间整洁、空气清新、温湿度适宜、光线明亮 （2）护理员准备：着装整齐，了解老年人身体状况、生活习惯、爱好等 （3）物品准备：涂鸦彩笔、画纸等活动用具 （4）老年人准备：排尽二便，着宽松衣物	
	沟通评估	（1）告知老年人进行的活动内容，以取得老年人的配合 “马爷爷好，我是您的护理员小孙，您还记得我吗?” “记得，小孙。” “爷爷今天精神状态很好！我听说爷爷以前在年画厂工作，今天下午 3 点在活动大厅有手工涂鸦的活动，活动过程大概 30 分钟，爷爷有兴趣参加吗?” “有。” （2）评估老年人一般情况（如生命体征、意识及认知等）及配合程度 “爷爷，在活动之前我们先来活动活动身体好吗?” “好的。” “爷爷，我们把手慢慢抬起来，握拳，很好，爷爷的双手很有力气。”	态度和蔼，语言亲切

续 表

流程		操作步骤	备注
操作前准备	沟通评估	"我们现在来做个游戏，跟着我的口令：大拇指、示指、中指、无名指、小指。爷爷手指的灵活性也特别棒，最近血压保持得也很好。" (3) 询问老年人有无其他需求，是否可以开始 "爷爷，您在活动前需要去卫生间吗?" "不需要。"	
操作过程	实施活动	(1) 讲解手工活动的步骤和注意事项 "各位爷爷奶奶好，欢迎参加今天的手工涂鸦活动，在你们面前有彩笔和画纸，大家可以选择自己喜欢的动物图案和画笔，为我们的小动物们画上漂亮的衣服吧。" "在涂画的过程中需注意，尽量涂在画线区域内，这样最后的效果会更好。" (2) 示范操作方法 "现在我先给大家示范一下，熊猫的眼睛是黑色，选择黑色的彩笔涂满眼睛，涂在眼睛区域内，按照这样的方法，继续涂满其他区域，大家明白了吗?" (3) 指导老年人进行涂鸦 "爷爷，您选择了小鸭子的图案，小鸭子是什么颜色呀?" "黄色。" "对啦，爷爷真棒，那现在爷爷看一看哪支画笔是黄色。" "是的，那现在用黄色的画笔，涂好小鸭子的身体。"	活动过程中，需观察老年人的反应，及时鼓励老年人
操作后	整理、记录	(1) 活动总结 "谢谢大家的配合，今天在大家的画笔下，小动物们都穿上了美丽的衣服，大家可以把作品带回去，我们可以帮大家贴在墙上。" (2) 询问老年人活动感受，预约下一次活动时间 "爷爷奶奶今天玩儿得开心吗? 对我们有什么意见和建议都可以告诉我，以便下次改进。" "开心。" "明天下午同一时间，还在这里，有折纸活动，感兴趣的爷爷奶奶，明天可以过来参加。" (3) 整理用物，记录活动的效果及需要改进的方面	
注意事项		(1) 选择活动用具时要符合老年人的特点，同时保证安全 (2) 安排活动时间得当，应避开老年人休息时间 (3) 老年人在活动中出现厌烦或身体不适等情况应立即停止，协助其休息并及时报告	

二、操作风险点

1. 误食道具：对于阿尔茨海默病老年人，有可能会误食画笔等活动道具。

2. 道具伤人或自伤：对于阿尔茨海默病老年人，可能会拿起画笔、剪刀等活动道具伤人或自伤。

三、操作关键点

1. 生理上：相对于年轻人，老年人动作迟缓，手脚协调灵活性降低，思维反应速度降低。活动中需要按照老年人的节奏和能力开展。

2. 心理上：老年人需要得到肯定、鼓励，需要关心和关注。活动中尽量发挥他们的能力，满足他们的自尊、自信需求，多鼓励与肯定。

3. 注意避开老年人休息时间安排手工活动。

4. 活动过程中注意随时观察老年人的状态，遇有不适时，应立即停止，协助老年人休息。

单元2　娱乐游戏活动训练

案例导入

张爷爷，80岁，现入住养老院。10年前确诊高血压病、糖尿病，1年前确诊阿尔茨海默病，张爷爷入住后常常不记得护理员的姓名，忘记按时服药和就餐，甚至忘记过去熟悉的食物，生活中的物品经常指东说西，词不达意，不知年月日，不认识自己房间号，需要护理员提醒。请护理员正确指导张爷爷进行娱乐游戏活动。

学习目标

1. 掌握娱乐游戏活动的分类。
2. 了解老年人娱乐游戏活动的作用。
3. 能正确指导老年人进行娱乐游戏活动。
4. 正确认识游戏的作用，避免沉迷于游戏。

一、娱乐游戏活动的作用

1. 使老年人保持良好的情绪

娱乐游戏活动的欢乐氛围容易消除老年人其他负面情绪，增进自信，起到稳定心态的作用。

2. 增长知识健脑

老年人通过参与益智类娱乐游戏活动，从中不断学习新知识，可提高老年人创作、学习的能力。许多老年人在空闲时，通过进行一些发明创造、文学创作、集邮或剪报，来满足自己的爱好和兴趣。在这些活动中，他们既满足了心理需求，又使大脑得到锻炼，增长知识。

3. 增进身体健康

老年人参与适度的体育类娱乐游戏活动可起到锻炼身体、增强体质、延缓衰老的作用。

4. 缓解孤独，预防阿尔茨海默病

游戏还能帮助老年人缓解孤独感，结交朋友。在进行游戏的过程中，大脑通过处理手眼协调的工作能得到提高，因此适当的游戏活动可以预防阿尔茨海默病等脑部疾病。

5. 缓解精神压力

现代社会工作生活节奏较快，很多人因专注于自己的事业而忽视了对老年群体的关爱。而游戏则可以丰富老年人的退休生活，排解其不利情绪。

二、老年人过度玩娱乐游戏的影响

1. 对生理的影响

老年人长时间端坐，会影响血液循环，引发心血管病，还会引起颈椎疼痛、关节酸痛、耳鸣、头晕；手机屏幕的辐射会导致各种眼科疾病，眼角膜容易脱落。因此，老年人上网了解信息和娱乐是可以的，但要有节制，且应尽量避免刺激惊险的内容。

2. 对精神的影响

适当游戏可以多少缓解老年人的精神压力，排解孤独的负面情绪，但过度依赖网络反而会让老年人远离现实，远离他最需要的亲情。

三、娱乐游戏活动的分类

1. 根据年龄分类

低龄老年人活动（适合体力、精力充沛的老年人）、中龄老年人活动（适合活动能力尚可、无肢体功能障碍的老年人）和高龄老年人活动（适合年老体迈的老年人）。

2. 根据功能分类

学习型、娱乐型、社交型、休息型、治疗型等。

3. 根据参与活动积极性分类

积极被动型（如看比赛、表演等）、消极被动型（如睡懒觉）、积极能动型（如参加比赛、表演等）、消极能动型。

4. 根据参与人数分类

个案活动、小组活动、集体活动等。

下面介绍几个常见的娱乐游戏活动。

（1）个案活动——弹琴练习

①物品准备：钢琴。

②活动方法：护理员将有钢琴演奏基础的老年人送至钢琴室或活动厅，鼓励老年人进行钢琴演奏练习。在老年人同意的情况下，护理员也可以和老年人一起选择曲目，跟着节奏一起演唱。

（2）小组活动——猜词游戏

①物品准备：猜词纸条、自制小花等小礼物。

②活动方法：护理员组织老年人围坐成一个圈，先带领老年人做手指操热场，然后讲清楚游戏规则，猜词人不能看纸条，由护理员描述纸条上的内容，但不能说出纸条上的字，请老年人来猜纸条上的词语；或者护理员不能说话，而用肢体语言描述纸条内容，让老年人猜纸条上的词语。猜中的老年人可以获得礼物。

技能操作

示范、指导老年人进行娱乐游戏活动

一、操作规程

流程		操作步骤	备注
操作前准备	工作准备	(1) 环境准备：房间整洁、空气清新、温湿度适宜、光线明亮 (2) 护理员准备：着装整齐，了解老年人身体状况、生活习惯、爱好等 (3) 物品准备：小礼品、套圈等活动用具 (4) 老年人准备：排尽二便，着宽松衣物和防滑鞋	
	沟通评估	(1) 告知老年人进行的活动内容，以取得老年人的配合 “张爷爷好，我是您的照护员小孙，您还记得我吗？” “记得。” “爷爷今天精神状态很好哦，今天下午 3 点在活动大厅有套圈赢奖品的活动，活动过程大概 30 分钟，爷爷有兴趣参加吗？” “有。” (2) 评估老年人一般情况（如生命体征、意识及认知等）及配合程度。 “爷爷，在活动之前我们先来活动活动身体好吗？” “好的。” “爷爷，我们把手慢慢抬起来，握拳，很好，爷爷的双手很有力气。” “我们现在来做个游戏，试一试单脚站立，换一只脚，很好，爷爷最近血压保持得也很好。” (3) 询问老年人有无其他需求，是否可以开始 “爷爷，您在活动前需要去卫生间吗？” “不需要。”	态度和蔼，语言亲切
操作过程	实施活动	(1) 讲解套圈活动的步骤和注意事项 “各位爷爷奶奶好，欢迎参加今天套圈赢奖品活动，在你们面前有很多小礼品，有牙膏、洗衣粉、洗手液等，礼品很丰富，大家可以用手中的圈，套取你喜欢的礼品，每人有三次机会，套中即可领走奖品，距离礼品一米的位置有一条线，大家不能踏过这条线哦。” (2) 示范 “现在我先给大家示范一下，大家瞄准自己看中的奖品，扔套圈，如果套中，奖品就归您了。大家明白了吗？” (3) 指导老年人进行活动 “爷爷，我们有五次机会，我们先扔一个，试一试手感？” “好的。” “对啦，爷爷真棒，第一次就套中了一管牙膏。” “还有四次机会。”	活动过程中，需观察老年人的反应，及时鼓励老年人

续 表

流程		操作步骤	备注
操作后	整理、记录	(1) 活动总结 “谢谢大家的配合，今天大家都收获满满，这些礼品大家都可以领回去哦。” (2) 询问老年人活动感受，预约下一次活动时间 “爷爷奶奶今天玩得开心吗？对我们有什么意见和建议都可以告诉我，以便下次改进。” “开心。” “明天下午同一时间，还在这里，有“你画我猜”活动，感兴趣的爷爷奶奶，明天可以过来参加。” (3) 整理用物，记录活动目的、效果及需要改进的方面	-
注意事项		(1) 选择的娱乐游戏活动要充分考虑老年人的能力 (2) 安排活动时间得当，应避开老年人休息时间 (3) 老年人在活动中出现厌烦或身体不适等情况应立即停止，协助其休息并及时报告	

二、操作风险点

1. 跌倒。肢体幅度比较大，在进行活动时，老年人可能会站不稳，有发生跌倒的可能性，所以操作前要评估老年人的平衡能力，确认老年人的身体情况适合参加活动。

2. 道具伤人或自伤。对于阿尔茨海默病老年人，可能会拿起活动道具伤人或自伤。

三、操作关键点

1. 生理上：相对于年轻人，老年人动作迟缓，手脚协调灵活性降低，思维反应速度降低。活动中需要按照老年人的节奏和能力开展。

2. 心理上：老年人需要得到肯定、鼓励，需要关心和关注。活动中尽量发挥他们的能力，满足他们的自尊、自信需求，多鼓励与肯定。

3. 注意避开老年人休息时间安排娱乐游戏活动。

4. 活动过程中注意随时观察老年人症状，遇有不适时，应立即停止，协助老年人休息。

单元 3 健身康复操活动训练

案例导入

王爷爷，76 岁，现入住养老院，2 型糖尿病史 12 年，口服降糖药控制血糖；高血压病史 10 年，口服降压药物治疗，血压、血糖控制良好；2 年前突发脑梗死，入住养老院半年，王爷爷现右侧肢体偏瘫，肌张力低下，下肢能屈膝、伸髋，左侧肢体活动尚可。请护理员指导王爷爷开展健身康复操活动。

学习目标

1. 掌握常见的老年人健身康复操及做法。

2. 了解健身康复操的作用。

3. 能组织和指导老年人开展健身康复操活动。

一、健身康复操的作用

健身康复操是可以达到老年人健身或康复目的的肢体运动。健身康复操可以让老年人感到精神愉悦，心情舒畅，从而增强老年人体质，提高免疫力。针对性的健身康复操练习可提高老年人的心肺功能、身体柔韧性等。

1. 全身运动，让身体充满活力

健身操的动作简单易学，老年人轻轻松松便能掌握，且能让跳操者的全身都能得到协调锻炼。在跳健身操时，老年人的头、颈、双肩、背部、腰部、腹部、四肢及各关节、韧带、全身肌肉均能得到锻炼。此外，跳健身操对人体的血液循环、呼吸系统、内分泌、神经系统有着良好的刺激作用。经常跳健身操，能让老年人的全身都得到有效锻炼，让身体充满活力。

2. 预防骨质疏松，增强骨骼功能

一般的运动方式，只能锻炼到局部肌肉和关节。而健身操却能让锻炼者在伸臂、屈腿、耸肩等各个动作中，将全身肌肉调动起来，让各个关节得到锻炼，能够有效增强肌肉的力量，让骨骼变得强健，达到预防骨质疏松的效果。

3. 塑造形体，保持健康身材

塑造形体并不是年轻人的专属权利，对老年人来说，保持良好体态、维持健康身材同样重要。健身操虽然运动强度不大，但属于有氧运动，能达到中等以上运动量，能够帮助消耗多余脂肪。

4. 调节大脑，改变精神状态

健身操是一种娱乐锻炼两不误的运动方式。老年人在音乐伴奏下舞动，能够调节大脑皮层的功能，调整大脑中兴奋与抑制的关系，愉悦老年人的身心。经常跳健身操还能改善老年人失眠多梦、烦躁不安等症状，促进老年人身心健康、精神状态向更好的方面发展。

二、常见的老年人健身康复操及做法

1. 健肺操

肺活量是衡量人体身体素质、检测生命体征的一个重要指标。健肺操可以通过胸廓牵拉、挤压以促进气体交换，也能有效增加老年人的肺活量，既可提高肺功能，又能促进支气管炎、肺气肿等慢性肺部疾病的康复。

（1）转体压胸

老年人取站立位，两臂下垂，两脚间距同肩宽。吸气，上身缓慢地向右后方转动，右臂随之侧平举并向右后方伸展，然后左手平放于左侧胸前向右推动胸部，同时呼气。向左侧转动时，动作相同，方向相反。

（2）伸展胸廓

老年人站姿同上。吸气，两臂经体侧缓慢向上方伸展，尽量扩展胸廓，同时抬头挺胸，呼气时还原。

(3) 双手挤压胸

老年人站姿同上。双手放于胸部两侧，深吸气，然后缓慢呼气，同时双手挤压胸部，上身前倾，吸气时还原。

(4) 抱双膝压胸

老年人取直立位，两脚并拢。深吸气，然后缓慢呼气，同时屈膝下蹲，两臂抱膝，大腿尽量挤压腹部及胸廓，以协助排除肺中的气体，吸气时还原。

(5) 交叉抱胸

老年人取坐位，两脚自然踏地。深吸气，然后缓慢呼气，同时两臂交叉抱于胸前，上身稍前倾，呼气时还原。

(6) 抱单膝压胸

老年人体位同上。深吸气，然后缓慢呼气，同时抬起一侧腿，两臂抱住小腿，并向胸部挤压，吸气时还原，两侧交替进行。

以上“健肺操”可以依次做完，并重复5~8次。年老体弱者也可选其中2~3套做，并重复10~15次。每天做2~3遍。

2. 卒中康复操

卒中老年人在康复期可进行以下训练，有助于恢复四肢功能。

(1) 老年人坐在椅子上，两脚分开，与肩同宽，双手握拳，放在大腿上。头部慢慢向左、右侧转各5~10次。接着头部向上、向下转动各5~10次。

(2) 双手握拳，向前平伸，上半身慢慢向前倾斜，双拳尽可能接触地面。接着上半身还原，双拳上举，上半身向后仰，重复5~10次。然后上半身向右转动，再向左转动，重复5~10次。

(3) 两臂和背部向前伸展，上半身稍微向前倾斜，准备站起，然后还原，重复5~10次。

(4) 臀部离开椅子，站起，但双腿仍保持弯曲的姿势，重复5~10次。

三、健身康复操训练的注意事项

①要了解自己有没有不适合锻炼的疾病，如肾肝疾病、严重的心脏病、糖尿病等。准备学老年健身操者最好先询问医生的意见，在专业人士的指导下进行锻炼。

②要选择适合自己的健身内容。首先弄清楚想要达到什么目的，是减肥还是强壮，是增宽肩部还是减细腿部等。在健身操编排中，无论是动作的形式、练习的部位、完成的力度、要求的节奏，还是负荷大小，都根据健身操的性质来决定。

③练健身操要尤其重视鞋的问题。要选择一双适合自己的旅游式运动鞋，鞋底的前部应柔软，有较好灵活性、弯曲性及吸收跳跃动作的冲击力。一双质地优良的鞋子可以避免老年人在锻炼过程中受到伤害。

④在健身操的训练中，应始终保持沉着、松弛、稳定的精神状态。避免由于情绪过激在运动中对老年人的身体产生不好的影响。

⑤运动过程要注意补水。训练中出汗，会大量损耗体内液体，从而使老年人的气力、速度、耐力等都有所减弱。

技能操作

组织和指导老年人开展健身康复操活动

一、操作规程

流程		操作步骤	备注
操作前准备	工作准备	(1) 环境准备：房间整洁、空气清新、温湿度适宜、光线明亮、地面平坦开阔 (2) 护理员准备：着装整齐，了解老年人身体状况、生活习惯、爱好等 (3) 物品准备：音响等活动用具 (4) 老年人准备：排尽二便，着宽松衣物和防滑鞋	
	沟通评估	(1) 告知老年人进行的活动内容，以取得老年人的配合 “爷爷好，我是您的照护员小孙，爷爷还记得我吗?” “记得，小孙。” “爷爷今天精神状态很好哦，今天我们在一楼有健身康复操的活动，活动过程大概 30 分钟，爷爷有兴趣参加吗?” “有。” (2) 评估老年人一般情况（如生命体征、意识及认知等）及配合程度 “爷爷，在活动之前我们先来活动活动身体好吗?” “好的。” “爷爷，我们把手慢慢抬起来，握拳，很好，爷爷的双手很有力气。” “我们现在来做个游戏，试一试单脚站立，换一只脚，很好，爷爷最近血压保持得也很好。” (3) 询问老年人有无其他需求，是否可以开始 “爷爷，您在活动前需要去卫生间吗?” “不需要。”	态度和蔼，语言亲切
操作过程	实施活动	(1) 带领老年人做热身活动 “各位爷爷奶奶好，欢迎参加今天健身康复操活动，我们先做一个热身活动。” (2) 示范健身康复操的做法 “现在我先给大家示范一下，健身操共分为两部分，第一部分拍腿训练，第二部分拍手训练，大家明白了吗?” (3) 指导老年人进行健身康复操 “爷爷奶奶，我们跟着视频和音乐一起拍打身体。” (4) 每次活动后做 5~10 分钟的放松活动	活动过程中，需观察老年人的反应，及时鼓励老年人

续 表

流程		操作步骤	备注
操作后	整理、记录	（1）活动总结 “谢谢大家的配合，今天大家表现得都很棒。” （2）询问老年人活动感受，预约下一次活动时间 “爷爷奶奶今天玩得开心吗？对我们有什么意见和建议都可以告诉我，以便下次改进。” “开心。” “明天下午同一时间，还在这里，有‘你画我猜’活动，感兴趣的爷爷奶奶，明天可以过来参加。” （3）整理用物，记录活动目的、效果及需要改进的方面	
注意事项		（1）应在与老年人家属或医护人员确认老年人身体状况允许的前提下开展健身康复操锻炼 （2）安排活动时间得当，应避开老年人休息时间 （3）老年人在练习健身康复操时要掌握好运动时间，避免运动过量 （4）老年人在活动中出现厌烦或身体不适等情况应立即停止，协助其休息并及时报告	

二、操作风险点

1. 跌倒：肢体幅度比较大，在进行活动时，老年人可能会站不稳，有发生跌倒的可能性，所以操作前要评估老年人的平衡能力，确认老年人的身体情况适合参加活动。

2. 肌肉拉伤：运动前未作热身运动或动作幅度过大导致肌肉拉伤。

三、操作关键点

1. 量力而行，循序渐进。

2. 选择适合老年人的健身操难度级别。

3. 跳健身操时间适中，穿合身透汗的衣服。

4. 及时补充水分。

5. 做好热身运动和伸展。

单元 4　使用简易健身器材进行运动

案例导入

金爷爷，74 岁，现入住养老院。2 型糖尿病史 8 年，口服降糖药控制血糖；高血压病史 12 年，口服降压药物治疗，血压、血糖控制良好，生活基本能自理。请护理员指导金爷爷使用简易健身器材进行活动。

学习目标

1. 掌握使用简易健身器材的操作要点及风险因素。

2. 熟悉老年人使用简易健身器材进行运动的意义。

3. 能正确指导老年人使用简易健身器材进行活动。

4. 践行全民健身计划，树立正确的健康观念。

人到老年，肌肉会发生退化性变化，表现为肌肉的弹性、力量、耐力、控制力减弱等老化症状。老年人使用健身器材运动能增加肌肉组织力量，提高身体素质；有助于降低血压和胆固醇水平，降低患心脏疾病、2 型糖尿病的风险，帮助抵抗慢性疾病等。

一、健身器材的种类

1. 太空漫步机

太空漫步机（图 3-6），操作简单、动作省力，前后迈步即可，很受老年人欢迎。该器械可增强人体下肢活动能力，改善髋关节的灵活性；增强心肺功能，提高人体的平衡能力和协调能力。但是该器械易拉伤腰肌，因此，老年人在进行“太空漫步”时，最适宜的摇摆幅度为45°左右，最佳频率为 3~4 秒/次。

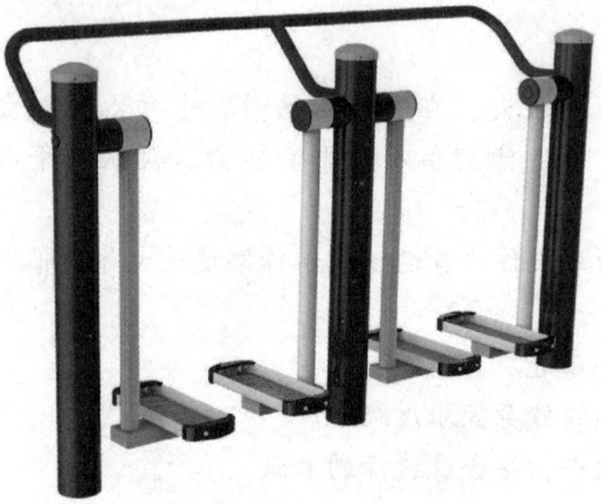

图 3-6 太空漫步机

2. 扭腰器

扭腰器（图 3-7）是老年人喜爱的健身器材之一，可增强腰腹部肌肉力量，提高身体的柔韧性和灵活性。扭腰器的大圆盘可 360° 旋转，老年人在使用时要特别小心，旋转幅度不要超过 180°，每 3~4 秒完成一次为宜，扭转速度要缓慢、动作要轻柔，手一定要扶住栏杆，旋转速度过快或旋转角度过大都容易造成腰椎的扭伤。

3. 上肢牵引器

上肢牵引器（图 3-8）作用类似于到医院接受牵引治疗，主要锻炼老年人的上肢和肩背部肌肉，增强肩到手臂腕部的肌肉力量，改善肩关节的灵活性，扩大肩关节的活动范围，增强肩关节周围肌肉及韧带的柔韧性。老年人可站于牵引器下方，两臂向上伸直，双手分别抓握手柄，两臂互为阻力，相互对抗，同时用力，垂直上下交替拉动，重复进行。但手劲不足的老年人最好不要进行此项运动，应选用其他拉伸器材运动。

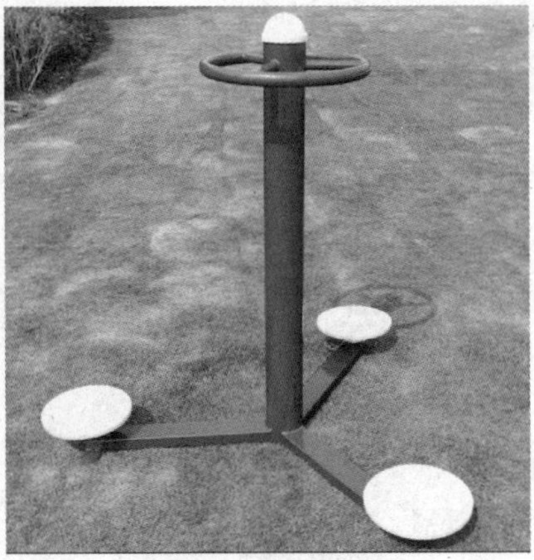

图 3-7　扭腰器

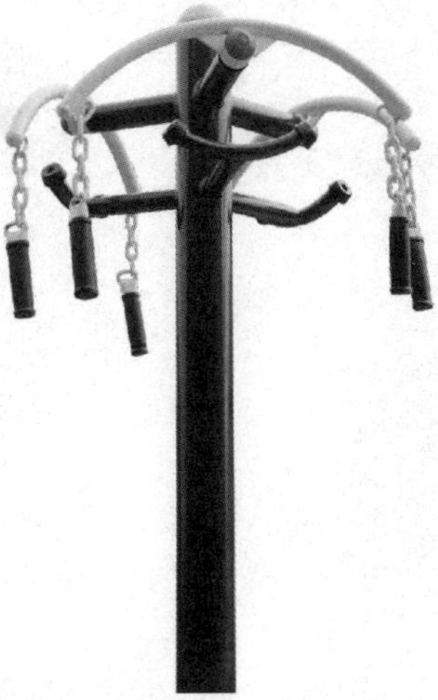

图 3-8　上肢牵引器

4. 健骑机

健骑机（图 3-9）能增强老年人心肺功能，提高上肢、腰腹、背部和颈部肌肉力量和四肢协调能力，缓解四肢和腰背酸痛，适合有颈肌和腰肌劳损的老年人。老年人使用时坐在座椅上，双手握紧手柄，两眼平视，两脚踏牢踏板，克服自身重量，向下蹬踏，身体上移，同时双手向后拉，做双臂伸缩运动。锻炼时动作要和缓，不要用力过猛，否则可能引起肌肉拉伤或脊柱不适。

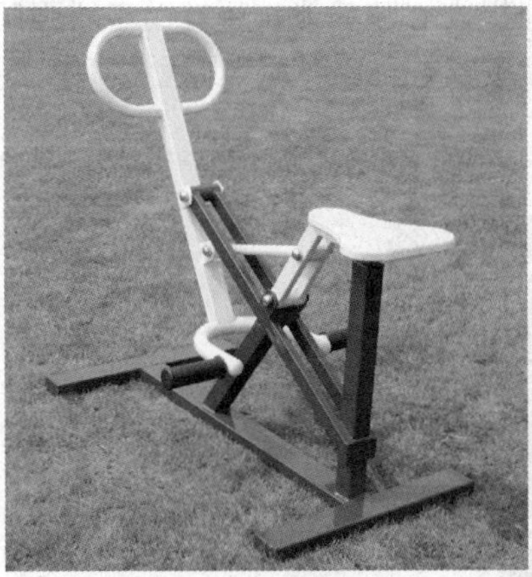

图 3-9　健骑机

5. 太极推揉器

太极推揉器（图 3-10）又叫太极轮或肩关节训练器，可供两个人同时使用。使用时双手平摊在两个转盘上，手臂发力转动轮子。顺时针与逆时针交叉运动能有效提高老年人的身体协调性，舒展肩部肌肉，锻炼上肢关节的灵活性和柔韧性，增强肩、肘、腕等部位的活动能力以及小脑的协调性，在运动时控制呼吸频率能有效提高心肺功能。

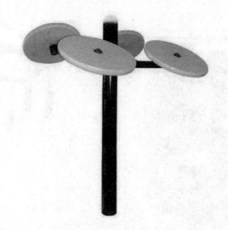

图 3-10　太极推揉器

6. 腰背按摩器

腰背按摩器（图 3-11）能增强老年人腰背部肌肉力量，按摩背部可刺激很多穴位，疏经络通气血，促进局部血液循环，提高人体抗病能力。老年人练习腰（背）部时，手握扶手，腰（背）部在按摩轮上反复移动，锻炼时可适当加力，可缓解疲劳、调节神经系统。

7. 健身车

健身车（图 3-12）几乎不需要任何技术，坐上去就能锻炼，还能自由发挥骑行速度。老年人可通过健身车上的电子表观察运动时的速度、时间、心率等数据，利用健身车进行锻炼不仅能有效地提高心肺功能，还有助于增强腿部肌肉、减肥，全面提高身体素质，对行动不便、体质较弱的老年人尤其适用。

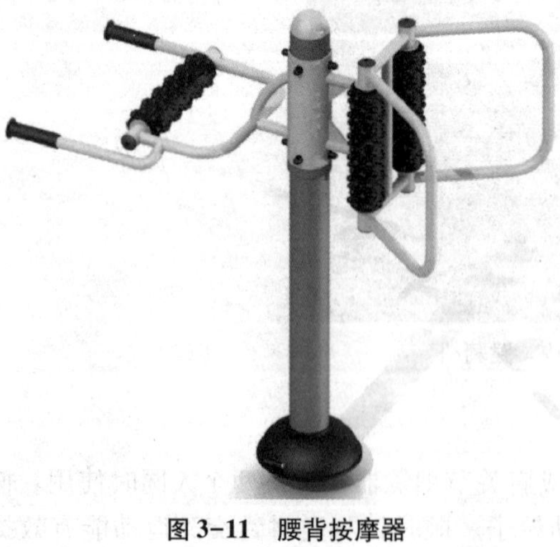

图 3-11　腰背按摩器

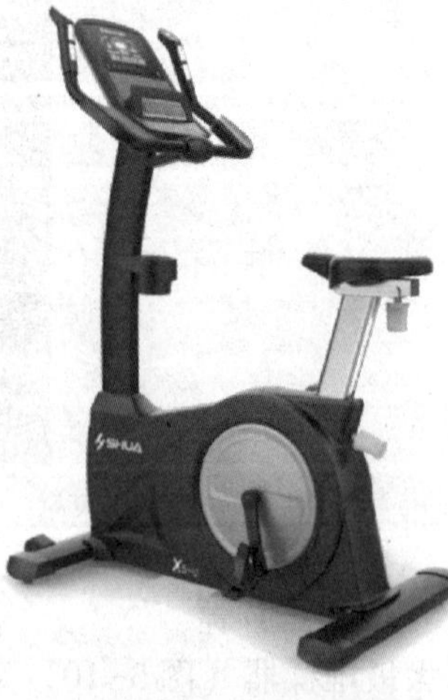

图 3-12　健身车

8. 划船机

划船机（图 3-13）锻炼全程都是坐姿运动，而且运动的轨迹是横向的，在运动过程中能够减少自重对关节的冲击，避免受伤，非常适合老年人日常锻炼使用。划船时身体每一个屈伸动作需要约 84%的肌肉群参与运动，每次划桨的划臂动作可以很好地锻炼到背部肌肉，有效活动脊椎各个关节，帮助增强弹性和韧性，提升心肺功能和身体素质，减少疾病的发生。

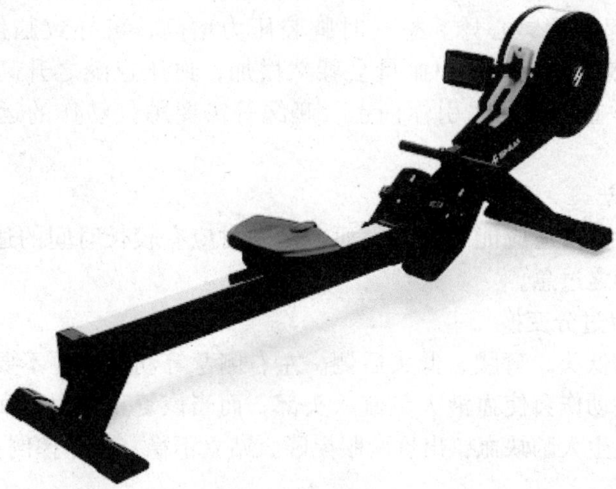

图 3-13　划船机

二、老年人使用健身器材的注意事项

1. 运动前检查

老年人运动前应做全面的身体检查，以了解自己的健康状况及各脏器功能，听从医生建议，合理选择运动项目和适宜的运动量。

2. 选择适宜的全身性运动

老年人宜选择全身性的体育活动，避免某一肢体或是器官负荷过重，尽量避免过度用力，还应避免易让血压骤然升高的动作，如突然前倾、低头朝下、弯腰动作过猛等。

3. 运动前准备

准备活动就是一个过渡的过程。运动前做准备，对老年人来说非常有必要。通过运动前的一系列准备活动，可以渐渐调动身体的兴奋度，排除身体器官上的惰性。

4. 劳逸结合

运动与休息要安排适当，根据身体反应、外界环境和条件的变化不断进行调整。

5. 遵守正常生活规律

运动期间要遵守正常的生活规律，保证充足的睡眠，注意锻炼期间的饮食和营养，饮食以易消化及维生素丰富、低脂肪食物为主，要控制热量、糖及盐的摄入量，禁烟、酒。

三、老年人锻炼的禁忌

1. 忌激烈竞赛

老年人参加运动，重在参与、健身，不能争强好胜或与别人争高低。激烈竞赛不仅会使老年人的体力难以承受，而且还会因碰撞、摔倒等发生意外。

2. 忌负重憋气

部分老年人患有肺气肿，用力憋气可能导致肺泡破裂而发生气胸。憋气还会加重心脏负担，引起胸闷、心悸。憋气时胸腔压力增高，可导致脑供血减少，头晕，甚至发生晕厥。憋气完毕，回心血量会骤然增加，血压也随之升高，容易发生脑血管意外。因此，举重、拔河、引体向上、爬绳等需要憋气动作的运动项目，老年人不宜参加。

3. 忌急于求成

老年人对体力负荷适应能力差，因而在运动时应有较长时间的适应阶段，一定要循序渐进，切忌操之过急。

4. 忌头部位置过分变换

老年人不宜做低头、弯腰、低头后侧、左右侧弯等动作，更不要做头向下的倒置动作，原因是这些动作会使血液大量流入头部，而当恢复正常时，血液会快速流至躯干和下肢，容易发生大脑缺血，出现两眼黑矇、站立不稳，甚至摔倒、晕厥。

5. 忌晃摆旋转

老年人协调性差，平衡能力弱，腿部肌力不足，肢体移动迟钝，像溜冰、荡秋千及各种旋转动作均应避免，否则容易发生危险。

6. 忌快速的运动锻炼

老年人由于心肌收缩力减弱，血管弹性下降、管腔狭窄，血液阻力增大，导致心脏负担加大，且呼吸系统功能减弱，肺活量和通气量减少，导致供氧不足。对于患高血压病的老年人，快速运动会促使脉搏加快、血压升高，容易导致心脑血管意外。

技能操作

指导老年人使用简易健身器材进行运动

一、操作规程

流程		操作步骤	备注
操作前准备	工作准备	（1）环境准备：户外气候适宜，场地平坦安全 （2）护理员准备：着装整齐，了解老年人身体状况等 （3）物品准备：水杯、毛巾等，并检查健身器材是否完好，可否正常使用 （4）老年人准备：排尽二便，着合适衣物和防滑鞋	

续 表

<table>
<tr><th colspan="2">流程</th><th>操作步骤</th><th>备注</th></tr>
<tr><td>操作前准备</td><td>沟通评估</td><td>(1) 告知老年人进行的活动内容，以取得老年人的配合
“爷爷好，我是您的照护员小孙，爷爷还记得我吗？”
“记得，小孙。”
“爷爷今天精神状态很好哦，今天外面天气也不错，大家都在外面活动，爷爷有兴趣一起去健身吗？我带您去练习太空漫步，大概30分钟，爷爷有兴趣参加吗？”
“有。”
(2) 评估老年人一般情况（如生命体征、意识及认知等）及配合程度
“爷爷，在活动之前我们先来活动活动身体好吗？”
“好的。”
“爷爷，我们把手慢慢抬起来，握拳，很好，爷爷的双手很有力气。”
“我们现在来做个游戏，试一试单脚站立，换一只脚，很好，爷爷最近血压保持得也很好。”
(3) 询问老年人有无其他需求，是否可以开始
“爷爷，您在活动前需要去卫生间吗？”
“不需要。”</td><td>态度和蔼，语言亲切</td></tr>
<tr><td>操作过程</td><td>实施活动</td><td>(1) 带领老年人做热身运动，如伸展、弯腰等
“爷爷，我们在运动前先做一下热身运动，舒展身体。”
“好的。”
(2) 根据老年人的身体状况选择适宜的健身器材，分步为老年人示范器材的使用方法，重点强调使用的注意事项，确保老年人明确
“爷爷，根据您的身体情况，我们今天使用太空漫步机进行锻炼，我先给您介绍一下使用太空漫步机的注意事项。太空漫步机使用时要抓紧，保持平衡。动作不宜太快，幅度不宜过大，如果双腿大幅前后劈开，很容易引起损伤。也不能双腿同时向前、向后，以免跌伤，您听明白了吗？”
(3) 协助老年人使用健身器材进行锻炼，过程中应注意保护老年人的安全。观察老年人的状况，若出现异常情况应立即停止活动
“爷爷，您双手握住横杆，扶稳后分别踩到踏板上，保持身体平衡，膝关节伸直，以髋关节为轴双腿像走路一样前后摆动。”
“您双腿迈开约60°时顺势回摆、交替摆动，您保持每分钟50~60次的速度，不要过快。”
(4) 活动结束后，带领老年人完成10分钟的整理运动
“爷爷，特别棒，要领您掌握得特别到位，已经运动15分钟了，我们休息一下，做一个放松运动，深呼吸，慢慢舒展身体。”</td><td>活动过程中，需观察老年人的反应，及时鼓励老年人</td></tr>
<tr><td>操作后</td><td>整理、记录</td><td>(1) 活动结束后，询问老年人使用器材锻炼的感受
“爷爷，今天锻炼的感觉怎么样？累吗？”
“不累。”
“那您有什么意见和建议吗？”</td><td></td></tr>
</table>

续 表

流程		操作步骤	备注
操作后	整理、记录	“没有。” “那您明天愿意来继续锻炼吗?” “愿意。” “好的爷爷，明天见。” (2) 整理用物，记录活动目的、效果及需要改进的方面	
注意事项		(1) 锻炼时间以30~60分钟为宜 (2) 健身前做热身运动，健身后做整理运动 (3) 健身器材使用过程中，要注意观察老年人的情况，确保安全 (4) 体育锻炼要循序渐进，持之以恒	

二、操作风险点

1. 损伤骨骼：一旦骨骼密度降低，很容易造成骨折或者骨裂，不仅如此，骨骼密度降低也会导致慢性骨骼疾病，比如骨质疏松症、关节炎等，这些问题对老年人造成了极大的困扰。为保证骨骼健康，不能健身过度。

2. 损伤心脏：在运动过程中，我们的心率会发生变化，运动强度越高，心脏搏动就越剧烈。这是由于身体在运动时候释放大量肾上腺素引起的。虽然坚持合理的运动会增强心肺功能，但运动过度很可能会导致心肌结构（永久性）改变，造成心律失常，甚至引起猝死。为了生命安全，健身过度不可取。

3. 肌肉拉伤：当肌肉强烈快速的收缩或过度拉长，超出其承受能力时，会导致肌肉撕裂或断裂。

三、操作关键点

1. 运动前一定要做热身运动，否则，突然加大运动量，心脏难以承受。心脏就像一个泵，供血不足，就可能发生意外。运动前要做充分的热身活动，热身运动就是让心脏和各个器官有一个接受和准备的过程。

2. 运动要规律且不过量，要循序渐进。这几个字虽然简单，对远离猝死却非常重要。建议每天至少运动1次，每次连续运动不少于30分钟，每周运动不少于5天。

3. 运动后不宜马上蹲坐休息，应做整理活动。运动以后，特别是剧烈运动以后，应该做整理活动。否则，可能因为马上停止运动而出现意外。因为立即蹲坐休息会使下肢血液回流，影响正常血液循环，加深肌体疲劳，严重时产生重力休克甚至猝死。因此，每次运动结束后应调整呼吸节奏，步行甩臂，促使四肢血液回流入心脏，以利还清“氧债”，并加快恢复体能，消除机体疲劳。

单元5　使用简易康复器材进行活动

案例导入

王爷爷，76岁，现入住养老院8个月。2型糖尿病史10年，口服降糖药控制血糖；

高血压病史 15 年，口服降压药物治疗，血压、血糖控制良好；王爷爷现右侧肢体活动不灵，右侧手臂有轻微挛缩，无法正常伸直，左侧肢体活动尚可，下肢能屈膝、伸髋。请护理员正确指导王爷爷使用简易康复器材进行活动。

学习目标

1. 熟悉常用的简易康复器材使用方法。
2. 了解简易康复器材的作用。
3. 能正确指导老年人使用简易康复器材进行活动。

一、康复器材概述

康复器材主要目的是帮助老年人开展被动运动和日常活动，属于促进康复的设备。康复器材多以不锈钢、铁、塑料、木材为材料，通过机加、焊接、注塑等生产工艺做成需要的零件，最后由不同零件拼装而成，设计趋向智能化。康复器材可以满足老年人日常上下肢被动活动，定时电动翻身护理床可以满足日常翻身，电动轮椅可以满足行走、站立等活动。护理员借助于一些器材对老年人肢体功能做被动运动或手法训练，老年人也可以利用器材进行自主训练或在护理员的指导下进行训练等。

二、简易康复器材的作用

①可以刺激肌肉运动，使肌肉拉伸、压缩，增加肌力，增加关节的活动度，减少痉挛。
②能使肌肉得到拉伸，可促进静脉回流，改善血液循环。
③能起到保持或恢复肢体活动能力，增强四肢协调能力的作用。
④提高老年人的平衡能力、协调性和敏捷性，预防骨质疏松症。
⑤通过正确的模式刺激肌肉运动，达到刺激神经的目的。
⑥促进新陈代谢、血液循环及肠蠕动，防止深静脉血栓形成和泌尿系统感染的发生。
⑦改善手脚灵活度，增强肌肉力量，改善心血管系统功能。
⑧调节老年人心态与情绪，提高其对生活的信心与热情。

三、常用的简易康复器材及使用方法

1. 滚筒（图 3-14）训练
（1）用途
①抑制患侧上肢屈肌痉挛。
②诱发患侧上肢出现分离运动。
③改善上肢各关节活动度。
（2）注意事项
①掌握动作要领。
②治疗者要认真矫正错误的动作模式，防止出现代偿。
③运动速度要缓慢。

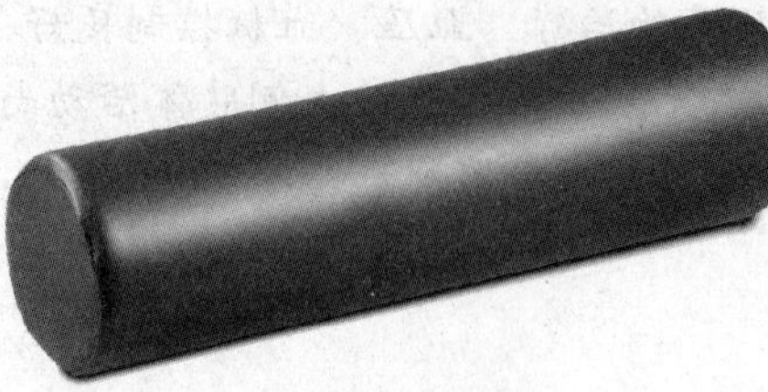

图 3-14　滚筒

2. 木钉训练（图 3-15）

（1）用途

①练习患侧上肢支撑，提高上肢近端控制能力，抑制患侧上肢屈肌痉挛。

②提高手指的精细动作（包括伸手、握放的综合训练）。

③训练躯干旋转，缓解躯干痉挛。

④改善肩关节活动范围。

（2）注意事项

①臀部不得离开凳面。

②健手从患侧取木钉时重心向患侧上肢转移。

③患侧足始终不得离开地面。

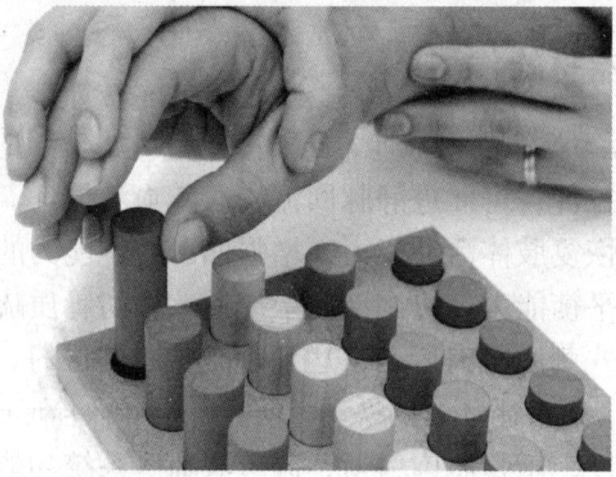

图 3-15　木钉训练

3. 扶球训练

（1）用途

①改善肩胛带的迟缓状态。

②改善上肢肩肘腕关节的稳定性。

③促进上肢的控制能力。

④改善腕的屈伸及灵活性。

（2）注意事项

强调全身放松状态。

4. 肩抬举训练器（图 3-16）

（1）用途

①训练上肢抬举功能，诱发分离运动。

②通过在抬举两端负重，还可以进行抗阻运动，增强上肢的肌力和耐力。
③改善关节活动度。
（2）注意事项
避免代偿动作。

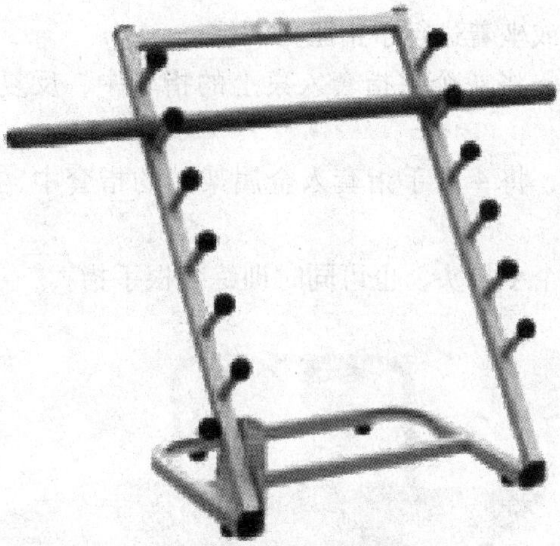

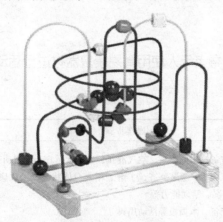
图 3-16　肩抬举训练器

5. 上肢协调能力训练器（手指）（图 3-17）
（1）用途
①训练上肢的稳定性。
②训练上肢的协调性。
③提高上肢的日常活动能力。
（2）使用方法
①将练习器放在平坦的桌面上。
②手指捏住木珠，沿曲线架移动，以锻炼手指活动能力。

图 3-17　上肢协调能力训练器（手指）

6. 重锤式手指肌力训练桌（图 3-18）

（1）用途

①用于手指屈伸肌抗阻肌力训练。

②改善手指关节活动范围。

（2）使用方法

①老年人可以站立或坐着进行手指肌力训练。

②练习者手心向上，将 4 个手指套入桌上的指套中，反复做向上拉动、握拳、放松运动。

③练习者手心向下，将 4 个手指套入金属架端的指套中，反复顺绳索方向向下拉起重锤再做放松运动。

④练习者可训练一个手指头，也可同时训练多根手指。

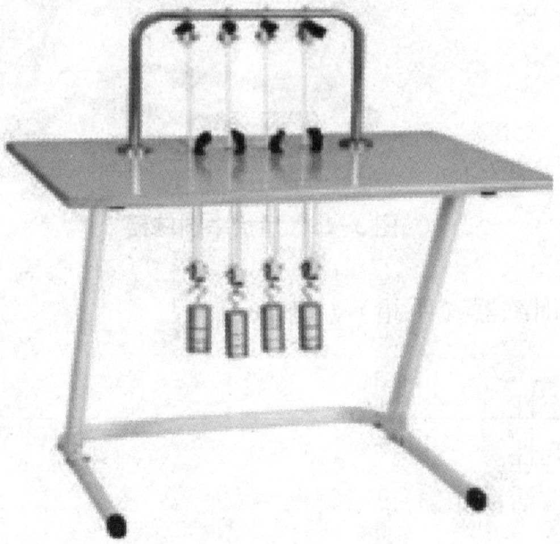

图 3-18　重锤式手指肌力训练桌

技能操作

指导老年人使用简易康复器材进行活动

一、操作规程

流程		操作步骤	备注
操作前准备	工作准备	（1）环境准备：房间整洁、空气清新、温湿度适宜、光线明亮 （2）护理员准备：着装整齐，了解老年人身体状况、以往康复器材的使用情况、活动能力等 （3）物品准备：木插板等活动用具 （4）老年人准备：排尽二便，着合适衣物和防滑鞋	

续 表

流程		操作步骤	备注
操作前准备	沟通评估	(1) 告知老年人进行的活动内容，以取得老年人的配合 “爷爷好，我是您的照护员小孙，您还记得我吗?” “记得，小孙。” “爷爷今天精神状态很好哦，根据康复训练师的康复计划，我今天协助您完成木插板的训练，活动过程大概 30 分钟，爷爷可以一起和我完成吗?” “可以。” (2) 评估老年人一般情况（如生命体征、意识及认知等）及配合程度 “爷爷，在活动之前我们先来活动活动身体好吗?” “好的。” “爷爷，我们把手慢慢抬起来，握拳，很好，爷爷的双手很有力气。” “爷爷最近血压保持得也很好。” (3) 询问老年人有无其他需求，是否可以开始 “爷爷，您在训练前需要上卫生间吗?” “不需要。”	态度和蔼，语言亲切
操作过程	实施活动	(1) 根据老年人身体状况选择适宜的康复器材，分步为老年人示范使用方法，重点强调使用的注意事项，确保老年人明确 “爷爷，我们今天训练的是木插板，我们根据木插板的颜色，选择相同颜色的木棒，插在相同颜色的木桩里。” “我先示范一遍给您看，这个木棒是红色，我们要插在红色的木桩里，用力插紧。” (2) 协助老年人使用康复器材训练，过程中要注意保护老年人的安全，观察老年人的状况，若出现异常情况立即停止 “爷爷，您手里的木棒是什么颜色呀?” “黄色。” “那您看看黄色的木桩在哪里？用力插进去。很棒!”	(1) 康复训练时间以 30~40 分钟为宜 (2) 活动过程中，需观察老年人的反应，及时鼓励老年人
操作后	整理、记录	(1) 活动结束后询问老年人使用康复器材的感受 (2) 记录本次康复训练的情况，安排下次训练 (3) 询问老年人活动感受，预约下一次活动时间 “爷爷今天玩得开心吗？对我们有什么意见和建议都可以告诉我，以便下次改进。” “开心。” “明天下午同一时间，还在这里，有‘你画我猜’活动，您感兴趣的话，明天可以过来参加。” (4) 整理用物，记录训练目的、效果及需要改进的方面	
注意事项		(1) 选择适合老年人的康复器材进行训练，量力而行，因人而异 (2) 康复器材使用过程中，要注意观察老年人的情况，确保安全 (3) 康复训练要循序渐进、持之以恒	

二、操作风险点

道具伤人或自伤。对于阿尔茨海默病老年人，可能会拿起活动道具伤人或自伤。

三、操作关键点

1. 选择适合老年人的康复器材进行训练，量力而行，因人而异。

2. 康复器材使用过程中，要注意观察老年人的情况，确保安全。

3. 康复训练要循序渐进、持之以恒。

4. 注意避开老年人休息时间安排娱乐游戏活动。

5. 活动过程中注意随时观察老年人症状，遇到不适时，应立即停止，协助老年人休息。

单元6 音乐、园艺类活动训练

案例导入

杨爷爷，82岁，现入住养老院。杨爷爷原是高中音乐教师，10年前确诊高血压病，8个月前确诊阿尔茨海默病。杨爷爷入住后常常不记得护理员的姓名，不认识自己的儿子和孙子，经常看到工作人员后乱称呼，但经常会寻着老年大学教室发出的音乐而找到音乐教室，直到下课都迟迟不愿意回房间，在房间里也经常拿着桌子当琴键弹唱。请护理员引导杨爷爷参与音乐活动训练。

学习目标

1. 熟悉音乐、园艺疗法对老年人的作用。

2. 演唱国歌、红歌等，增强老年人的国家认同感和爱国情怀。

一、音乐疗法

有计划地运用音乐来改善一些失智老年人在智能、身体及社交方面的不足。科学家认为，听音乐有助于刺激失去的记忆，甚至是能修复部分受损的认知功能，且利于增强身体机能。可以选择老年人感觉熟悉又愉快的音乐，鼓励老年人跟着音乐一起唱歌，拍手、点头、摇动乐器都可以，但要注意不要强迫他们。如果某些音乐让他们感觉悲伤，则应停止播放。

二、园艺疗法

园艺疗法，是通过人与植物亲密接触，进行栽培、照护、收获等园艺劳动，经历新生的希望、成长的期待、丰收的喜悦等情感体验，获得身体、心理、精神、社会关系积极改变的一种治疗方法。园艺劳动是一项有益身心健康的综合活动，不仅能锻炼身体的各个部位，增加大脑与肢体的活动，而且能调节人的情绪，给人的精神带来某种寄托和安慰。

三、音乐、园艺疗法的作用

1. 改善记忆力

例如音乐疗法所采用的听音乐、唱歌、演奏乐器、记述歌词等活动形式，能刺激大脑的各个部位，增加大脑的血流量，增进大脑营养供给，强化大脑活性，起到缓解失智症状、抑制失智症发展的作用。

2. 舒缓情绪

参加园艺、娱乐等活动可以消除失智老年人的不安与紧张情绪，放松心情。

3. 强身健体

参与手工制作、植物栽培等活动可以锻炼失智老年人的身体、手部精细动作、手眼协调等，起到延缓失智发生、发展的作用。

4. 提高自信

参与音乐学习、植物种植、游戏等活动，能让老年人看到自己的进步。成果收获和效果的反馈，可让老年人体验到成就感，从而对自己的能力提升产生信心。

5. 增强社交

参加各种集体活动可以增加老年人的社交能力，帮助其收获友谊、增加活力。

技能操作

引导老年人参与音乐活动

一、操作规程

流程		操作步骤	备注
操作前准备	制订计划	（1）评估：全面了解及系统评估失智老年人近期的身心情况、失智状况等 （2）制订计划：根据失智老年人的身体情况、失智程度、音乐适应能力等情况制订适合的短期活动计划	
	工作准备	（1）环境准备：房间整洁、空气清新、温湿度适宜、光线明亮、环境温馨 （2）护理员准备：着装整齐，全面了解老年人身体状况、生活习惯、爱好等，熟悉将要进行活动的流程 （3）物品准备：音响、大字体曲谱等活动用具 （4）老年人准备：排尽二便	
	沟通评估	（1）告知老年人进行的活动内容，以取得老年人的配合 “爷爷好，我是您的照护员小孙，您还记得我吗？” “记得，小孙。”	态度和蔼，语言亲切

续 表

流程		操作步骤	备注
操作前准备	沟通评估	“爷爷今天精神状态很好哦，今天下午3点在活动大厅有您最爱的合唱活动，活动过程大概30分钟，爷爷有兴趣参加吗?” “有。” (2) 评估老年人一般情况（如生命体征、意识及认知等）及配合程度 “爷爷，在活动之前我们先来玩几个小游戏好吗?” “好的。” “爷爷，您还记得我们今天中午吃的什么吗?” “西红柿炒蛋，其他不记得了。” “没关系，爷爷记住一个已经很棒了。” “那爷爷最喜欢哪首歌?” “《没有共产党就没有新中国》。” (3) 询问老年人有无其他需求，是否可以开始 “爷爷，您在活动前需要去卫生间吗?” “不需要。”	
操作过程	实施活动	(1) 清晰地讲解音乐活动的流程，确保老年人能明白 “各位爷爷奶奶好，欢迎参加今天音乐合唱活动，经过我们之前的统计，大家最感兴趣的曲目是《没有共产党就没有新中国》，我们今天合唱的曲目就是这首耳熟能详的歌，接下来呢，第一段由爷爷们唱，第二段由奶奶们唱，最后一段大家一起合唱，明白了吗?” (2) 根据计划开展音乐活动 “现在我先播放一遍音乐，大家先熟悉一下。” “好，现在我们开始合唱，我先起第一句：没有共产党就没有新中国……”	(1) 活动过程中，需观察老年人的反应，及时鼓励老年人 (2) 每天开展活动不超过2次，每次活动时间以30~40分钟为宜
操作后	整理、记录	(1) 活动总结 “谢谢大家的配合，今天大家表现得都很棒，我们合唱活动圆满结束。” (2) 询问老年人活动感受，预约下一次活动时间 “爷爷奶奶今天玩得开心吗？对我们有什么意见和建议都可以告诉我，以便下次改进。” “开心。” “明天下午同一时间，还在这里，合唱的歌曲是《五星红旗迎风飘扬》，感兴趣的爷爷奶奶，明天可以过来参加。” (3) 整理用物，记录活动目的、效果及需要改进的方面	
注意事项		(1) 设计音乐活动时要充分考虑失智老年人的喜好、经历等特点，遵循循序渐进的原则 (2) 安排活动时间得当，应避开老年人休息时间 (3) 老年人在活动中出现厌烦或身体不适等情况应立即停止，协助其休息并及时报告	

二、操作风险点

1. 跌倒：在进行活动时，老年人可能会站不稳，有发生跌倒的可能性，所以操作前要评估老年人的平衡能力，确认老年人的身体情况适合参加活动。

2. 道具伤人或自伤：对于阿尔茨海默病的老年人，可能会拿起活动道具伤人或自伤。

三、操作关键点

1. 老年人需要得到肯定、鼓励，需要关心和关注。活动中尽量发挥他们的能力，满足他们的自尊自信需求，多鼓励与肯定。

2. 注意避开老年人休息时间安排娱乐活动。

3. 活动过程中注意随时观察老年人症状，遇有不适时，应立即停止，协助老年人休息。

单元 7　家务活动训练

案例导入

于爷爷，78 岁，现入住养老院。10 年前确诊高血压病，6 个月前确诊阿尔茨海默病。于爷爷入住后常常不记得护理员的姓名，拿的东西随手就忘，还经常埋怨别人拿走他的东西，在护理员收拾房间卫生时，到处跟着帮忙，一会儿拿抹布，一会儿拿拖把，还逢人就问是否需要洗衣服。请护理员指导于爷爷进行简单家务劳动。

学习目标

1. 熟悉家务活动的目的及注意事项。

2. 了解家务活动的种类。

3. 能指导老年人进行简单家务劳动。

一、家务活动的种类

做家务是性价比最高的运动，尤其适合老年人。跑步、登山等运动固然有很多好处，但幅度过大的运动，会使一些老年人感到不适，剧烈运动还可能对关节造成损伤。做家务的活动强度虽然不如跑步等，但也有一定的锻炼效果。

现代人的健康问题主要来源于吃动不平衡，任何骨骼肌收缩引起的高于基础代谢水平能量消耗的活动，都有益于身体健康。做家务就是身体活动的一种，很适合抽不出整块时间去锻炼的人。

日常家务可分为重型和轻型两种：轻型家务——洗碗、抹桌子、晾衣服、做饭、熨烫衣服、擦拭灰尘等；重型家务——拖地、擦地板、擦洗玻璃窗纱、搬煤气罐、洗车、搬家具等。

二、家务活动的目的

1. 预防阿尔茨海默病

做饭可以对大脑产生一种良性刺激。将菜切成丝、片、丁等不同形状，把握放调料的量和先后顺序，属于精细操作，相当于日常认知功能训练，能降低老年人患阿尔茨海默病的风险。

注意事项：炒菜时油烟过大对身体有害，甚至可能增加患肺癌的风险。建议烹饪全程开抽油烟机，开窗通风，做完饭后要继续开 10~20 分钟，避免油烟残留。

2. 愉悦心情

打扫房间能刺激大脑内的神经递质，促进多巴胺、去甲肾上腺素的分泌，增加幸福感，缓解焦虑抑郁等不良情绪。此外，整理衣柜、书柜等家务，还能很好地锻炼上肢。舒适整洁的家居环境，更容易让人感到心情舒畅。

3. 加强心肺功能

重型家务的活动量很大，可以促进血管健康，还能充分锻炼心肺功能，改善肌肉张力，消耗多余热量。

注意事项：搬重物时，不要直接弯腰搬起，应先蹲下身，挺直背部，拿好重物，再用腿部力量站立起来，做到“弯腿不弯腰”。老年人应尽量避免搬重物、登高清扫等家务。

技能操作

指导老年人进行家务活动训练

一、操作规程

流程		操作步骤	备注
操作前准备	工作准备	（1）环境准备：房间整洁、空气清新、温湿度适宜、光线明亮 （2）护理员准备：着装整齐，了解老年人身体状况、生活习惯、爱好等 （3）物品准备：碗筷勺、食材、案板、菜刀等用具 （4）老年人准备：着合适衣物和防滑鞋	
	沟通评估	（1）告知老年人进行的训练内容，以取得老年人的配合 “爷爷好，我是您的照护员小孙，您还记得我吗？” “记得，小孙。” “爷爷今天精神状态很好哦，爷爷听说您年轻的时候是星级大厨，我们下周有厨艺大赛，获胜者有丰厚奖品哦，爷爷愿意参加吗？” “很久不做，都忘了。” “别担心，我今天下午协助您练习。” “好的。”	态度和蔼，语言亲切

续 表

流程		操作步骤	备注
操作前准备	沟通评估	(2) 评估老年人一般情况（如生命体征、意识及认知等）及配合程度 “爷爷，那我们先来活动活动身体好吗?” “好的。” “爷爷，我们把手慢慢抬起来，握拳，很好，爷爷的双手很有力气。” “爷爷最近血压保持得也很好。” (3) 询问老年人有无其他需求，是否可以开始 “爷爷，您在活动前需要去卫生间吗?” “不需要。”	
操作过程	实施活动	(1) 指导老年人洗净双手，协助老年人准备好食材，协助老年人用手将案板放在防滑垫上 “爷爷，我们先把手洗干净，食材我已经准备好了。” (2) 指导老年人用手固定食材或使用固定器具将食材固定在案板上 “我协助您把黄瓜固定在案板上，您把黄瓜切成片。” (3) 指导老年人切菜 “爷爷，黄瓜片切得很好，很均匀。”	活动过程中，需观察老年人的反应，及时鼓励老年人
操作后	整理、记录	(1) 将所有用具放回原处，收拾干净厨房 (2) 询问老年人活动感受，预约下一次活动时间 “爷爷，您今天表现得特别棒，您有哪里不满意吗？对我们有什么意见和建议都可以告诉我，以便下次改进。” “开心，没有不满意。” (3) 整理用物，记录本次训练时间、效果及老年人的反应，如有异常情况及时报告	
注意事项		(1) 与老年人一起讨论家务活动中的计划安排及家务活动中的安全问题 (2) 指导老年人从事家务活动时正确地分配和保存体能，注意劳逸结合 (3) 必要时改造家居环境	

二、操作风险点

肌肉酸痛：老年人长时间维持同一个姿势或重复做同一个动作，如长时间弯腰擦地、洗碗、切菜等，容易使部分肌肉出现酸痛、劳损。

三、操作关键点

1. 建议做家务注意劳逸结合：建议老年人“混搭”家务，例如，晾完衣服后，擦一个房间的地板，然后再去洗碗。持续做一种家务时，可以每10~15分钟休息一会儿，伸个懒腰、活动一下颈椎、听一首歌等，不要逼着自己一次性做完，使身体、心理负担都减小。

2. 保持正确的姿势：洗碗、洗衣服时水池较低，老年人长时间不良姿势会诱发腰椎间盘突出或腰肌劳损等。建议保持背部挺直，脊柱伸展，并且隔一段时间活动一下身体。在做家务时，不要突然发力扭转身体，以免腰肌受损；在搬沙发、箱子等重物时，切勿直接弯腰搬起，应先下蹲，挺直背部，拿好重物，用腿部力量直立起来，做到“弯腿不弯腰”。

3. 做好防护措施：做菜时会产生烟雾，对老年人的鼻、眼、咽喉黏膜有强烈的刺激性，可能会诱发呼吸系统疾病；长期吸入油烟，还会增加患肺癌的风险。建议烹饪全程开着抽油烟机，还可以围围裙、戴帽子和口罩，隔离污染物。

思政课堂　　思维导图

参考文献

[1] 张绍岚，何小花．疾病康复［M］．2 版．北京：人民卫生出版社，2014.

[2] 谢家兴．康复护理常规与技术［M］．北京：人民卫生出版社，2022.

[3] 人力资源社会保障部教材办公室．养老护理员（中级）［M］．北京：中国劳动社会保障出版社，2020.

[4] 谭美青，姜日进，张志勤．老年人长期照护实用手册［M］．北京：化学工业出版社，2023.

[5] 王玉龙．康复功能评定学［M］．3 版．北京：人民卫生出版社，2018.

[6] 宋为群，孟宪国．康复医学［M］．4 版．北京：人民卫生出版社，2019.

[7] 桑德春，贾子善．老年康复学［M］．北京：北京科学技术出版社，2016.

[8] 倪朝民．神经康复学［M］．3 版．北京：人民卫生出版社，2018.

[9] 燕铁斌．物理治疗学［M］．3 版．北京：人民卫生出版社，2018.